AF398155

TABLE DES VOLUMES
ET LISTE DES COLLABORATEURS

Les volumes publiés sont indiqués par un *

Octave DOIN ET FILS, Éditeurs, 8, place de l'Odéon, Paris.

ENCYCLOPÉDIE SCIENTIFIQUE

Publiée sous la direction du Dr TOULOUSE

BIBLIOTHÈQUE DE NEUROLOGIE ET DE PSYCHIATRIE

Directeur : **Dr TOULOUSE**

Médecin en chef de l'Asile de Villejuif
Directeur du Laboratoire de Psychologie expérimentale
à l'École des Hautes Études.

Le but de cette Bibliothèque est d'apporter au médecin un inventaire raisonné et toujours renouvelé de nos connaissances en Neurologie et en Psychiatrie. Ces deux parties de la médecine, séparées dans l'enseignement français, ne forment en réalité qu'une seule et même matière, la pathologie du système nerveux. Leur réunion dans une Bibliothèque aidera à mieux comprendre ces deux ordres de faits qui s'éclairent vivement par leur juxtaposition : ils ne sont d'ailleurs que les deux aspects des mêmes connaissances.

Ce rapprochement qui s'est fait depuis longtemps dans l'instruction médicale de la plupart des pays étrangers est nécessaire. Un neurologiste non suffisamment informé en psychiatrie sera toujours d'une éducation incomplète. On le comprend surtout aujourd'hui, où l'élément psychique est reconnu par tous comme prépondérant dans l'hystérie, la neurasthénie et ce groupe si envahissant des affections qu'on a appelées les psycho-névroses.

En outre, il semble que la neurologie ne puisse être bien comprise que si on la rapproche, par tous ses côtés, de la pathologie générale. Les mêmes processus morbides, les infections, les troubles de la nutrition, les traumatismes, les tumeurs agissent ici et là ; et partout éveillent des réactions analogues, qui sont en définitive plutôt des syndromes que des entités. Cet esprit nouveau et réellement fécond inspire à des degrés divers les conceptions de cette pathologie.

Il n'est pas utile d'insister auprès des médecins pour faire remarquer la compétence et la notoriété scientifique des neurologistes et aliénistes éminents qui ont bien voulu accorder à cette œuvre l'appui de leur collaboration.

Voilà les principaux caractères de cette Bibliothèque, qui d'autre part se recommande à l'attention des médecins par son mode de publication. Chaque chapitre de cette pathologie du Système nerveux, où les maladies les plus récemment étudiées sont décrites avec soin, constitue un volume qui, susceptible d'être réimprimé selon les besoins, peut ainsi être tenu au courant plus facilement que s'il était incorporé dans un gros ouvrage.

Cette bibliothèque, qui est une section de l'*Encyclopédie scientifique*, comprend 20 volumes, dont chacun est un chapitre d'un vaste traité de Pathologie nerveuse ; par son ensemble, elle représentera un ouvrage de près de 8 000 pages. Le lecteur sera de la sorte assuré de posséder sur la matière un exposé détaillé de nos connaissances neurologiques au commencement du xxe siècle.

Les volumes sont publiés dans le format in-18 jésus, cartonnés ; ils forment chacun 400 pages environ avec ou sans figures dans le texte. Le prix marqué de chacun d'eux, quel que soit le nombre de pages, est fixé à 5 francs. Chaque volume se vend séparément.

Voir, à la fin du volume, la notice sur l'ENCYCLOPÉDIE SCIENTIFIQUE, pour les conditions générales de publication.

ENCYCLOPÉDIE SCIENTIFIQUE

PUBLIÉE SOUS LA DIRECTION

du Dr TOULOUSE, Directeur du Laboratoire à l'École des Hautes Études.

Secrétaire général : H. PIÉRON.

—

BIBLIOTHÈQUE DE NEUROLOGIE ET DE PSYCHIATRIE

Directeur : Dr TOULOUSE

—

L'HYSTÉRIE

8.R
2442 (97)

DU MÊME AUTEUR

A LA MÊME LIBRAIRIE

Hypnotisme et suggestion. *Hystérie. Psychonévroses. Neurasthénie. Psychothérapie.* 3e édition, avec figures dans le texte. 1 volume in-8 de 800 pages. . . . . **10 fr.**

De la suggestion et de ses applications à la thérapeutique. 3e édition très augmentée, avec figures dans le texte. 1 volume in-18 jésus de 600 pages, broché **6 francs** ; cartonné toile. **7 fr.**

Neurasthénies et Psychonévroses, in-8, de 80 pages. **2 fr.**

L'Hypnotisme et la suggestion *dans leurs rapports avec la Médecine légale,* in-8 de 102 pages. . . . . **2 fr.**

Conception du mot hystérie. *Critique des doctrines actuelles,* in-8 de 48 pages. . . . . **1 fr. 50**

Doctrine de l'aphasie. *Conception nouvelle,* in-8 de 28 pages, avec figures. . . . . **1 fr.**

De la suggestion dans l'état hypnotique. *Réponse à M. Paul Janet,* in-8 de 16 pages. . . . . **0 fr. 50**

En collaboration avec le docteur SIMON.

Recueil de faits cliniques 1883-1886, 1 volume in-8 de 250 pages. . . . . **4 fr.**

L'HYSTÉRIE

DÉFINITION ET CONCEPTION — PATHOGÉNIE
TRAITEMENT

PAR

Le Dʳ H. BERNHEIM

PROFESSEUR HONORAIRE
A LA FACULTÉ DE MÉDECINE DE NANCY

PARIS

OCTAVE DOIN ET FILS, ÉDITEURS

8, PLACE DE L'ODÉON, 8

1913

Tous droits réservés.

PRÉFACE

Quelques-unes de ces pages ont déjà paru dans
diverses de mes publications. Je les réunis dans ce
livre, je les coordonne, en y ajoutant d'autres chapitres pour former un tout qui constitue ma conception sur l'hystérie. Cette conception, que certains
trouveront simpliste, n'est pas née d'une pièce dans
mon imagination ; elle s'est imposée à moi peu à peu
par l'observation des faits. J'ai commencé par accepter
le dogme classique : la maladie extraordinaire, polymorphe, protéiforme, avec ses crises, ses stigmates,
ses accidents, la maladie qui simule tout, et dont on
a pu dire qu'elle n'est pas définie et qu'on ne la
définira jamais.

Les crises, syndrome fondamental et impressionnant, avaient été systématisées, dans leur description
symptomatique, par la Salpêtrière.

Quand il y a plus de trente ans, éclairé par la pratique d'un médecin inconnu qui s'appelait Liébeault,
je commençai mes études sur la suggestion, et que
j'appliquai naturellement cette méthode d'observation
à l'hystérie, je ne tardai pas à voir que cette description si précise était souvent artificielle, que cette
systématisation était due en grande partie à l'imitation
et à la suggestion, que la grande hystérie, avec son

évolution de phases qui se déroulent comme un chapelet, était une hystérie de culture ; je constatai que
la suggestion expérimentale modifie souvent à sa guise
cette évolution, et peut l'enrayer dans toutes ses périodes.

Je constatai ensuite que le stigmate fondamental de
l'hystérie, l'anesthésie sensitivo-sensorielle a absolument le caractère de l'anesthésie suggérée, qu'elle est
purement psychique et n'existe que dans l'imagination du sujet, qu'elle n'a pas de réalité objective
et est le plus souvent curable par suggestion.

Plus tard, j'arrivai à cette conclusion singulière,
que l'hémi-anesthésie sensitivo-sensorielle, si fréquente
en apparence, était le plus souvent, si ce n'est toujours,
créée de toutes pièces par la suggestion médicale exploratrice.

En 1904, dans ma brochure : *Conception du mot
hystérie. Critique des doctrines actuelles*, je cherchai à
établir que la crise d'hystérie est toujours d'origine
émotive, que c'est une réaction psychodynamique exagérée, déterminée par certaines émotions, que cette
crise peut se répéter par de nouvelles émotions ou
par auto-suggestion émotive. Cette émotion hystérogène peut être d'origine externe, due à un événement
du monde extérieur ; elle peut être d'origine interne,
due à une maladie anxieuse qui la détermine : alors,
la crise d'hystérie, greffée sur un trouble morbide
primitif, n'est qu'un épiphénomène ; la suggestion la
guérit et détache l'hystérie de la maladie fondamentale qui persiste.

J'ai montré que les auteurs ont endossé à l'hystérie,
considérée à tort comme une entité morbide, une

quantité innombrable de symptômes disparates, dont
les uns sont dus aux maladies primitives qui déterminent l'émotion hystérogène, dont les autres sont
des troubles fonctionnels associés qui peuvent être
créés aussi et entretenus par représentation mentale
émotive. Ce sont, comme l'hystérie elle-même, des
psychonévroses.

Je conclus donc que l'hystérie n'est pas une maladie, mais un syndrome réactionnel émotif psychonerveux qui peut exister seul ou se greffer sur des
maladies diverses. L'entité morbide gigantesque, avec
ses innombrables symptômes, ses stigmates, sa constitution psychopathique spéciale, n'existe pas. Voilà
ce que j'essaie d'établir dans ce volume. C'est la
clinique seule qui m'a amené, par une évolution
progressive de mes idées, à formuler cette conclusion,
confirmée par les résultats de la psychothérapie.

Un mot encore : Si ma conception avec ma définition de l'hystérie diffère de la conception laborieusement échafaudée depuis SYDENHAM, et que l'école de
la Salpêtrière paraissait avoir définitivement conso-
lidée, je n'en rends pas moins hommage au maître
éminent CHARCOT et à ses élèves qui ont apporté à la
question une contribution clinique vaste et féconde.

L'HYSTÉRIE

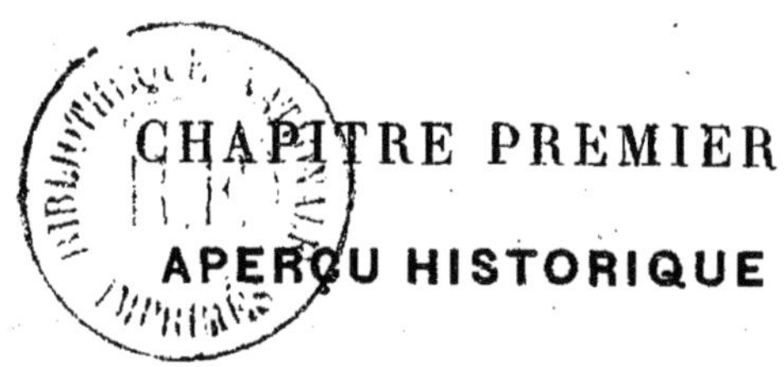

CHAPITRE PREMIER

APERÇU HISTORIQUE

Doctrine utérine : Hippocrate : Mouvements de l'utérus. — Galien : Excitation par rétention de la matière séminale. — Vapeurs utérines. — Lepois et Willis : Maladie de l'encéphale et du système nerveux. Symptômes autres que la crise. — Sydenham : Mouvements irréguliers des esprits animaux. Symptômes simulant toutes les maladies. — Lutte entre la doctrine utérine et la doctrine nerveuse cérébrale jusqu'au xixe siècle. — Théorie du réflexe utéro-ovarien. — Briquet : Névrose de l'encéphale. Description des crises et des autres manifestations. — Systématisation de la Salpêtrière. Stigmates, crises et accidents. Extension indéfinie du domaine de l'hystérie. — Réaction contemporaine.

Les crises d'hystérie ont existé de tout temps, parce qu'elles sont, comme nous le verrons, inhérentes à la nature humaine, et surtout à la nature féminine. Depuis qu'il y a des émotions, c'est-à-dire, depuis que l'humanité existe, il y a des crises de nerfs. Les anciens, dépourvus de toute notion anatomique et physiologique, jugeant comme les enfants d'après leurs impressions, étaient vivement frappés par l'aspect étrange de ces manifestations si fréquentes chez les femmes ; ces grandes convulsions, avec constriction abdominale, boule épigastrique remontant au larynx, strangulation, projection du ventre en avant, cris, délire, grands mouvements de défense, contorsions, tout cela devait apparaître comme l'œuvre d'un animal ou ennemi intérieur s'acharnant sur sa victime qui se débattait contre lui, et cet animal ne pouvait être que l'utérus.

« *L'utérus est un animal sensible, mobile qui se déplace* et se porte dans les diverses régions du corps. C'est surtout chez les femmes qui n'ont pas de rapports sexuels et chez celles d'un certain âge plutôt que chez les jeunes que ces mouvements sont faciles parce que les vaisseaux sont plus vides et que la matrice desséchée est vide aussi et légère ; elle se déplace, se jette sur le foie, organe plein de fluide, pour y trouver de l'humidité, elle y adhère, se porte aux hypocondres, et interceptant la voie respiratoire qui est dans le ventre cause une suffocation subite, suffocation hystérique πνιξ υστερικη.

Quelquefois en même temps du phlegme descend de la tête aux hypocondres. Alors la matrice humectée par cette descente, ayant pompé de l'humidité, devenue plus pesante, retourne à sa place et la suffocation utérine cesse.

Elle peut rester vers les hypocondres, produire des vomissements, des douleurs gravatives de la tête, de la cardialgie, de l'orthopnée, du trismus, avec face livide, et ces symptomes ne cessent que si on détache la matrice du foie auquel elle adhère, en la poussant en bas avec la main. »

Telle est la conception enfantine de l'hystérie dans

les livres hippocratiques (édit. LITTRÉ, t. VIII, p. 33).

Comme traitement, ces livres conseillent la grossesse et divers antispasmodiques ; des substances fétides (asphalte, soufre, castoreum, corne, etc.) sous les narines pour faire fuir l'animal utérin, des fumigations aromatiques aux parties génitales pour l'attirer et le tenir en place.

Telle est est aussi la conception des philosophes. « La matrice, disait PLATON, est un animal qui désire ardemment engendrer des enfants. Lorsqu'il reste longtemps stérile après la puberté, il a peine à le supporter et s'indigne ; il parcourt tout le corps, obturant les issues de l'air, arrêtant la respiration, jetant la malade dans des dangers extrêmes et occasionnant diverses maladies, jusqu'à ce que le désir et l'amour, réunissant l'homme et la femme, fassent naître un fruit et le cueillent comme sur un arbre, semant dans la matrice, comme dans un champ » (TIMÉE, *de Platon*, édit. COUSIN, t. XII, p. 241).

On voit que l'imagination a précédé la science. Elle la déforme encore souvent aujourd'hui.

La *théorie utérine* a persisté jusqu'à nos jours, en se modifiant avec les nouvelles conceptions scientifiques. GALIEN n'admet pas que la matrice se déplace comme un animal. C'est *l'excitation de cet organe par la rétention de la matière séminale* qui provoque les convulsions.

AÉTIUS d'Amide vers 980 et PAUL d'Egine vers 420 pensent que les crises sont dues à des *vapeurs subtiles parties de l'utérus et gagnant le cerveau.* C'est presque déjà la théorie moderne de névrose réflexe d'origine utérine.

Jusqu'au xvii⁰ siècle, l'hystérie est une crise convulsive, dyspnéique, cardialgique, à manifestations diverses, que la matrice produit par ses mouvements, par son excitation ou par les vapeurs qu'elle envoie au cerveau.

Ambroise Paré admet les deux mécanismes : « Suffocation de matrice, dit-il, est ablation de libre inspiration et expiration, qui vient ou pour ce que l'utérus gonfle et s'enfle, ou pour ce qu'il est ravi et emporté par un mouvement forcé et comme convulsif à cause de la plénitude de ses vaisseaux. »

« Les symptômes de cette suffocation, dit-il d'autre part, résultent de la montée de vapeurs corrompues s'élevant vers le foie, le cœur ou le cerveau. La matrice leur semble monter jusqu'à la gorge, les voulant étouffer et étrangler. Les vapeurs montent quelquefois jusqu'au diaphragme, au poumon et au cœur, ce qui fait que la femme ne peut respirer. Si lesdites vapeurs montent jusqu'au cerveau, causent épilepsie, catalepsie, etc. »

Au xvi⁰ siècle encore, Fernel prétend que contrairement à ce qu'a dit Galien, la matrice se déplace ; il a senti cet organe remonter sous sa main jusqu'à l'estomac.

Avec Sennert ce sont des émanations utérines ; mais non des humeurs corrompues qui s'élèvent de la matrice ; ce sont des vapeurs subtiles, *aura vel spiritus* ; ces vapeurs s'appelleront avec Sydenham, *les esprits animaux* ; et plus tard le *fluide* ou *l'influx nerveux* : c'est déjà le prélude de la *théorie nerveuse*.

Bondissement de l'utérus comme un animal, humeurs corrompues venant de lui et montant dans les organes, vapeurs subtiles gagnant le cerveau par le système nerveux, sous ces diverses conceptions, la doctrine utérine règne seule et sans conteste jusqu'au début du xvii siècle.

Cependant les nombreuses épidémies de démonomanie qui, surtout à partir du xiii siècle, désolèrent le moyen âge, troubles psychiques et hallucinations collectives auxquels s'associaient des crises d'hystérie émotive, si on les avait observées sans idée préconçue, eussent permis de dégager la vérité et d'établir l'origine psychique de l'hystérie. Mais la croyance au diable, aux sorciers, à la possession, encore partagée par WILLIS qui écrivait en 1680, aveuglait les esprits et pervertissait l'observation scientifique.

A partir du xvii siècle, l'étiologie utérine trouva des adversaires. Charles LEPOIS de Pont-à-Mousson *plaça le siège de l'hystérie dans l'encéphale*; une abondante sérosité qui s'y épanche, une infiltration du cerveau par le *colluvies serosa* constitue la lésion causale. L'utérus n'est plus le foyer de cette maladie. LEPOIS rapproche l'hypocondrie de l'hystérie; il décrit une hystérie infantile, une hystérie masculine, et une hystérie sénile. Outre les crises, d'autres *manifestations d'origine nerveuse et cérébrale* appartiennent à cette maladie. Il signale la paralysie hystérique et les tremblements qui la précèdent, il relate une observation d'attaque suivie d'anesthésie, de surdité et de cécité hystériques; il rattache à l'hystérie une observation de ptyalisme.

C'est donc la conception d'une maladie qui n'est plus une simple crise d'origine utérine, mais qui

émanant de l'encéphale, peut affecter *plusieurs domaines nerveux.*

Cette conception est acceptée par WILLIS en 1667 ;
il décrit la toux hystérique, les spasmes laryngés
avec cris et aboiement, la gastralgie.

Le domaine de l'hystérie fut surtout agrandi par
SYDENHAM en 1681. Elle est pour lui la plus fréquente des maladies chroniques, surtout chez la
femme. Ce n'est pas la matrice qui en est cause. Il
s'agit du *désordre ou mouvement irrégulier des esprits
animaux,* lesquels se portant impétueusement et en
trop grande quantité sur telle ou telle partie, y causent des spasmes et troublent les fonctions des organes.

Traduisez mouvement irrégulier des esprits animaux par troubles dans la distribution de l'influx
nerveux, désordre de l'innervation, et vous aurez
presque la conception moderne. Elle est aussi dans la
description clinique de SYDENHAM : « *Elle cause presque toutes les maladies qui arrivent au genre humain ;*
car dans quelque partie du corps qu'elle se rencontre,
elle produit aussitôt les symptômes qui sont propres
à cette partie. Et si le médecin n'a pas beaucoup de
sagacité et d'expérience, il se trompera aisément et
attribuera à une maladie essentielle et propre à telle
ou telle partie des symptômes qui dépendent uniquement de l'affection hystérique. Quand j'ai examiné
une malade et que je ne trouve en elle rien qui ne se
rapporte aux maladies connues, je regarde l'affection dont elle est prise comme une hystérie. »

Cela ne semble-t-il pas écrit de nos jours ? SYDENHAM
décrit, comme de nature hystérique, des hyperes-

thésies rachidiennes, le clou dit hystérique, des paralysies, des hémiplégies succédant à une apoplexie hystérique, la toux, les vomissements, le ptyalisme, des œdèmes fugaces des membres inférieurs, certains troubles viscéraux, pseudo-coliques hépatiques, néphrétiques, etc.

La crise, on le voit, n'est plus qu'une des manifestions de l'hystérie.

La doctrine encéphalique ou nerveuse de l'hystérie ne triomphe pas définitivement avec Lepois, Willis et Sydenham. La doctrine utérine continue à lutter avec elle jusqu'à nos jours. Stahl en 1724, Hoffmann en 1730, Sauvages en 1761 parlent encore de migrations utérines et de rétention de liquide spermatique. Cette idée de pléthore spermatique chez la femme trouve encore un défenseur autorisé en 1816 dans Louyer-Villermay. Les causes les plus fréquentes de l'hystérie sont la privation des plaisirs de l'amour, les chagrins relatifs à cette passion et les dérangements de la menstruation[1]. C'est une *névrose dont l'utérus est le siège*.

Pinel avait classé l'hystérie dont les névroses des organes de la génération chez la femme.

En 1782 Pomme, dans son traité des affections vaporeuses des deux sexes, attribuait cette maladie au raccourcissement et au dessèchement des nerfs. Il paraît d'ailleurs confondre l'hystérie avec la neurasthénie et l'hypocondrie, comme l'avaient fait Sauvages, Sydenham, Willis, Raulin, Robert Wightt.

---

[1]. Louyer-Villermay. *Traité des maladies nerveuses ou vapeurs, et particulièrement de l'hystérie et de l'hypocondrie.*

La lutte entre les deux doctrines continua longtemps encore au xviiie siècle.

Tandis que GEORGET [1] en 1821 et plus tard BRODIE défendaient la théorie nerveuse cérébrale, BROUSSAIS et DUBOIS, d'Amiens [2], admettent l'origine utérine.

Le traité de pathologie interne de Joseph FRANK (1826 à 1832) définit l'hystérie comme une affection spasmodique vague venant de l'utérus.

En 1845 l'Académie de médecine institua un concours sur l'hystérie et décerna le prix ex-æquo à BRACHET qui soutenait la théorie nerveuse cérébrale et à LANDOUZY qui rapportait l'hystérie à des excitations parties de l'utérus et de ses annexes.

Cette intervention des annexes s'affirma plus nettement avec SCHUTZENBERGER, en 1846 [3]. Ayant constaté l'ovarialgie et la possibilité de provoquer des attaques par la compression des ovaires, il en attribue la cause aux maladies de cet organe, congestion, inflammation, dégénérescence, névralgie, irritation purement nerveuse. Cette nouvelle conception utéro-ovarienne, adoptée aussi par NÉGRIER [4] est en rapport avec les progrès de la physiologie. Il s'agit d'une *action réflexe nerveuse qui émane de l'utérus ou de ses annexes.*

Il faut arriver à BRIQUET et à son traité de l'hys-

1. GEORGET. *Physiologie du système nerveux.*

2. DUBOIS, d'Amiens. *Histoire philosophique de l'hystérie et de l'hypocondrie, 1833.*

3. SCHÜTZENBERGER. *Recherches cliniques sur les causes organiques et le mécanisme de production des affections appelées hystériques.*

4. NÉGRIER. *Recueil de faits pour servir à l'histoire des ovaires et des affections hystériques de la femme, 1858.*

térie, paru en 1859 pour trouver la doctrine de l'hystérie bien établie sur 430 observations. Ce n'est plus une affection d'origine utéro-ovarienne, elle peut-être masculine, comme Sydenham l'avait vu ; il en relate sept observations personnelles ; c'est une *névrose de l'encéphale* caractérisée surtout par la perturbation des actes vitaux qui servent à la manifestation des sensations actives et des passions. Outre les attaques de spasme, de convulsions, de catalepsie, de somnambulisme, d'extase, de coma, de léthargie, de syncope, qui constituent une classe de la maladie, qu'on appelle aujourd'hui l'*hystérie paroxystique*, il décrit une série de *phénomènes, dits aujourd'hui interparoxystiques* qui constituent sept autres classes : les hyperesthésies, les anesthésies, les perversions de la sensibilité, les spasmes, les paralysies, les perversions de contractilité, les modifications d'exhalation et de sécrétion.

Le nombre de ces phénomènes hystériques, en dehors des crises, signalés depuis et déjà avant Briquet, on peut dire depuis Sydenham, va s'amplifiant tous les jours.

Raulin avait noté le hoquet hystérique, Pomme l'hémoptisie hystérique, Lasègue traite de la toux hystérique, de l'anesthésie et de l'ataxie hystériques, de l'anorexie hystérique, des hystéries périphériques.

Le champ de l'hystérie ainsi successivement élargi par Lepois, Willis, Sydenham, Briquet, Lasègue, l'est encore d'avantage par Charcot et ses élèves qui complètent l'œuvre de Briquet. L'école de la Salpêtrière décrit les *stigmates de l'hystérie,* signes fixes permanents ; l'hystérie paroxystique ou les crises,

dont elle cherche à systématiser les évolutions symptomatiques diverses qui se feraient dans un ordre régulier et précis, enfin les *accidents divers* qui consistent en d'innombrables troubles fonctionnels et
viscéraux dont elle s'attache à donner une nosographie minutieuse et précise. Ainsi serait constituée la
maladie complexe et protéiforme appelée hystérie qui
échappe à toute définition.

Telle est la doctrine que j'ai commencé à battre
en brèche dès 1891, mais qui dans ses grandes lignes
est encore universellement admise. Cependant la
réaction a commencé contre l'envahissement excessif
du domaine de l'hystérie. J'expose dans ce livre
brièvement la conception classique, avec les manifestations diverses qu'on rattache à l'hystérie ; je dirai
ensuite comment je la définis, et par quelle évolution
à la suite de mes études sur la suggestion, je suis
arrivé à soutenir la thèse que je défends depuis une
dizaine d'années. Beaucoup de mes idées ont déjà été
admises par la Société de névrologie, mais ma conception complète jure trop avec les anciens errements
et l'enseignement séculaire pour qu'on l'accepte sans
réserves.

CHAPITRE II

DESCRIPTION DE L'HYSTÉRIE CLASSIQUE

Des attaques ou crises d'hystérie. — Grande attaque complète,
dite hystéro-épilepsie. — Petite attaque, dite hystérie vulgaire. — Variétés diverses : attaque de spasmes, attaque épileptoïde, démoniaque, de clownisme, d'extase ou attitudes
passionnelles, de contracture, de délire, de léthargie ou sommeil, syncopale.

La crise d'hystérie ne serait donc pas toute la maladie, elle ne serait qu'un des épisodes paroxystiques
de l'hystérie. Celle-ci présenterait des stigmales fixes
permanents qui en constituent le fonds ; et des accidents ou épisodes, phénomènes transitoires qui évoluent sur ce fonds. Parmi ces accidents ou paroxysmes,
excessivement nombreux et variés, se trouve l'attaque
ou crise qui est le phénomène capital de la maladie.

Étudions d'abord ces *crises* qui seules, suivant ma
conception, doivent conserver le nom d'hystérie
Je résume cette description telle qu'elle figure dans
les livres classiques, inspirée par l'école de la Salpêtrière ; je ne reproduirai pas tous les détails développés avec beaucoup de soin et de talent, mais avec
une précision trop grande et qui me paraît être,
comme je le dirai, un peu artificielle.

Ces attaques présentent des variétés diverses :

1° *Grande attaque complète.* Et d'abord la grande attaque, l'*hystéro-epilepsie*, l'*hystérie de la Salpêtrière*, *hysteria major* qui représente la crise régulière et complète dans tout son développement.

Elle est précédée de *prodromes.* Parmi ces prodromes, les uns éloignés précèdent la crise pendant un temps variable, d'autres la précèdent immédiatement et constituent l'aura.

Les premiers, nombreux et variables, sont psychiques, émotifs, sensitifs, sensoriels, fonctionnels. Ce sont des changements d'humeur, tristesse, anxiété, impressionnabilité ou excitabilité, gaieté folle, rires ou pleurs sans motifs, etc. Ce sont des hallucinations visuelles ou auditives, scènes compliquées, vision d'animaux, audition de voix, sensations cutanées, génitales, etc. Ce sont des troubles fonctionnels viscéraux ; troubles digestifs, inappétence, nausées, vomissements, borborymes, etc. ; troubles respiratoires, oppression, spasmes laryngés, strangulation, boule épigastrique, toux spasmodique, etc. ; troubles cardiaques et circulatoires, palpitations, troubles vasomoteurs ; des troubles moteurs, tremblements, secousses, contractures partielles, etc. ; des troubles sensitifs, anesthésies ou hyperesthésies variables, douleurs, etc. Rien n'est fixe dans ces troubles, qui peuvent être nombreux ou faire défaut, qualifiés de prodromes.

L'aura, prodrome immédiat de la crise est en général sensitivo-sensorielle. Elle commence par une douleur qui est souvent l'exacerbation d'une douleur habituelle existant chez les hystériques dans la région ovarienne, *ovarialgie*, des deux côtés, ou dans l'un seulement, plus souvent à gauche. Cette douleur gagne le creux épigastrique sous forme de globe, de *boule*, ou d'un corps étranger. Elle y produit une sensation de *constriction*, avec *oppression*, et quelquefois palpitations. De là, la boule avec constriction remonte derrière le sternum et provoque la *strangulation*; puis la crise éclate. Telle est l'*aura abdominale ou épigastrique*. Elle peut s'accompagner de *phénomènes céphaliques*, sifflements d'oreilles, bourdonnements, battements dans les tempes, obnubilation visuelle d'un côté ou des deux. D'autrefois cette *aura céphalique* existe seul.

Exceptionnellement l'aura qui prélude à l'attaque part directement d'une zone douloureuse épigastrique, ou d'autres zones cutanées, de la région précordiale, thoracique, d'un membre, etc.

Quelquefois la crise n'aboutit pas; tout se borne à l'aura abdominale, boule, constriction, strangulation, ou à l'aura céphalique, douleurs, vertige, obnubilation : *la crise avorte.*

Quand la crise aboutit, l'aura qui ne dure que quelques secondes finit souvent par des secousses générales rapprochées qui soulèvent tout le corps ou se localisent dans un côté du corps, ou aux membres supérieurs, ou dans une partie du corps, par exemple à la paupière supérieure ; ces secousses se rapprochent de plus en plus et le sujet tombe brusquement perdant connaissance sans pousser de cris.

Ces secousses peuvent faire défaut, et l'aura est suivie immédiatement de l'attaque.

L'attaque évolue en quatre périodes se succédant régulièrement dans l'ordre suivant :

1° *La première période ou période épileptoïde*. Elle simule une attaque d'épilepsie avec convulsions toniques, convulsions cloniques et résolution.

La *phase tonique* présente deux phases, d'après RICHER : la première avec mouvements lents et étendus ; la tête se raidit, se renverse en arrière, ou se penche un peu en avant entre les épaules qui s'élèvent, les yeux se convulsent, la face est grimaçante, la bouche ouverte ou fermée avec trismus.

La respiration est suspendue, coupée de temps en temps par des inspirations rapides et profondes : on constate des mouvements de pronation ou de flexion du poignet, occlusion du pouce dans la paume de la main, flexion et extension du coude, etc. Puis dans le second stade, c'est le tonisme avec immobilisation : la tête est en extension rigide, le cou gonflé, la face cyanosée, contracturée, l'écume à la bouche, les bras en adduction et rotation en dehors, les membres inférieurs en extension, les genoux fortement collés l'un contre l'autre, les pieds en pied bot équin tournés en dedans ou en dehors, le tronc raide comme une barre de fer, souvent courbé en arrière en opisthotonos, quelquefois sur un côté en pleurosthotonos.

Plus rarement le tronc et les membres diversement fléchis ou étendus en contracture affectent d'autres attitudes bizarres. La pupille reste rétrécie.

La *phase clonique de la période épileptoïde* est caractérisée par des secousses convulsives brèves, répétées, affectant tout le corps, la tête, les membres, la face, souvent prédominantes d'un côté du corps. La respiration reprend irrégulière, avec inspiration sifflante, expiration saccadée ; il y a du hoquet, de l'écume à la bouche, des mouvements bruyants de déglutition.

Les secousses rapprochées s'éloignent, les muscles se relâchent ; c'est la 3ᵉ phase, *phase de résolution* : la face est encore congestionnée ; décubitus dorsal, affaissement, yeux fermés, respiration régulière, mais bruyante et stertoreuse. Quelquefois de la contracture générale ou partielle persiste ; d'autrefois des secousses généralisées ou des secousses partielles des muscles de la face, des vibrations rapides des paupières interrompent cette période de résolution.

D'après Richer, la durée de la période épileptoïde serait de 2 à 5 minutes, la phase tonique avec mouvements et la phase tonique avec immobilité seraient chacune environ de 15 secondes, la phase clonique de 30 secondes. La phase de résolution a une durée variable.

Cette période épileptoïde est d'ailleurs susceptible de variantes.

2° Puis vient la *deuxième période: période des contorsions et des grands mouvements* (clownisme).

Ce sont d'abord les *contorsions ou attitudes illogiques de* Charcot c'est-à-dire attitudes invraisemblables qui ne répondent à aucune idée, tandis que les attitudes passionnelles de la période suivante représentent quelque chose. C'est souvent l'arc de cercle antérieur, le corps ne reposant sur le lit que par la tête et les pieds, le ventre surelevé ; tous les membres rigides et le corps restant contracturés en cette attitude, si on le déplace ; c'est l'opisthotonos.

L'arc peut être postérieur, c'est-à-dire à convexité postérieure ou emprosthotonos ; il peut être latéral ou pleurosthotonos. Ces attitudes d'ailleurs sont très variables, chez le même sujet. La respiration est assez normale ; les traits de la face sont normaux ou grimaçants.

Ensuite surviennent *les grands mouvements,* qui peuvent aussi alterner ou coexister avec les contorsions, mouvements infiniment variables, généraux ou partiels, étendus et sans contracture : par exemple flexion brusque et extension du tronc comme une grande salutation se répétant quinze ou vingt fois de suite, flexion et extension limitée de la tête ou d'un membre, roulement du corps autour de son axe vertical. D'autrefois ces grands mouvements désordonnées représentent déjà une idée, l'attitude et l'expression de fureur, de rage, de lutte, avec hurlements, cris aigus ; la malade cherche à enlever un poids de la gorge en rapport avec un sentiment de constriction et de strangulation, elle s'arrache les cheveux, veut se mordre, se roule à terre ; ces actes semblent corrélatifs d'hallucinations. Ce sont déjà les attitudes passionnelles de la troisième période, qui n'est donc pas nettement séparée de la deuxième. Cette période dure en moyenne de 1 à 3 minutes.

3° *Troisième période dite des attitudes passionnelles en poses plastiques.* C'est un délire vécu, comme une série de rêves réalisés par une mimique expressive et des attitudes ; on suit le drame actif qui se déroule devant la malade et auquel elle prend part : scènes tristes ou gaies, effroi, joie, extase, scènes libidineuses érotiques, etc. infiniment variables, peuvent se suivre et s'entremêler sans ordre, avec rapidité. La malade reste insensible aux irritations du monde extérieur, mais conserve le souvenir des ces hallucinations.

Cette troisième période dure en moyenne de cinq à quinze minutes. La durée totale de l'attaque proprement dite, composée de ces trois périodes, serait de quinze à trente minutes.

4° *La quatrième période, période de délire consécutif* suit l'attaque terminée. La malade a repris en partie ses sens, mais elle continue à délirer ; c'est un délire de paroles et non plus d'action, triste ou gai, calme ou furieux, mêlé encore d'hallucinations visuelles ou auditives ; souvent il y a vision d'animaux effrayants, vipères, corbeaux, araignées, rats, etc. ; ces hallucinations sont très diverses et on peut souvent les modifier par des suggestions sensorielles, la malade restant en rapport avec le monde extérieur.

Enfin des contractures générales ou partielles, des parésies ou paralysies partielles, des secousses épileptoïdes, des spasmes viscéraux, hoquet, vomissements, borborygmes, etc., peuvent se manifester pendant cette phase terminale.

Cette période a d'ailleurs une durée variable qui peut aller de quelques minutes à plusieurs heures ou plusieurs jours.

Telle serait la grande attaque d'hystérie qui peut se répéter à des intervalles variables, tous les mois, tous les quelques mois, toutes les semaines, tous les jours, irrégulièrement. Quelquefois elles se succèdent presque sans intervalles, constituant une série d'accès subintrants, évoluant pendant des heures ou une journée. Ces accès d'ailleurs peuvent être incomplets, de durée inégale.

Quelque longue et prolongée qu'ait été l'attaque elle ne laisse aucune suite grave ; la fatigue physiqne et morale qui en résulte se répare très vite.

B. *La petite attaque d'hystérie ; hystérie vulgaire, hysteria minor,* est la forme la plus fréquente. C'est en réalité une *atténuation de la grande hystérie.*

Mêmes prodromes éloignés, en général moins marqués ; même aura qui, d'après BRIQUET, part le plus souvent de l'épigastre, strangulation, cris douloureux, chute.

Dans les cas légers, le sujet ne perd pas connaissance, il voit et entend, mais ne peut réagir. Dans les cas plus intenses, la perte de connaissance paraît complète.

Les convulsions surviennent, d'abord toniques, avec arrêt de respiration, suffocation, face vultueuse, strangulation, pendant un temps très court ; puis les convulsions deviennent cloniques, avec mouvements étendus, désordonnés, arc de cercle, trismus, écume à la bouche ; figure en général calme, respiration bruyante.

Bientôt les mouvements diminuent d'intensité, l'oppression s'atténue, le sujet revient à lui. D'autres fois ce n'est qu'une courte pause, suivie de reprise ; et cela peut se répéter plusieurs fois. Tout peut être fini après la convulsion.

D'autres fois on constate une ébauche de geste expressif et d'attitude plastique. Des sanglots ou un fou rire nerveux peuvent terminer la scène ; parfois c'est un demi-délire incohérent, délire de paroles, sans geste, comme un rêve parlé qui accompagne cette période de résolution et précède le réveil. Le sujet ouvre les yeux, comme étourdi et étonné, et se retrouve bientôt tout entier.

L'attaque a une durée moyenne de 10 à 30 minutes.

Telles sont les attaques d'hystérie complète, avec toutes leurs manifestations.

Il existe en outre de nombreuses variétés. Certains des symptômes décrits peuvent faire défaut ; certains dominent la scène ; la crise peut être atténuée ; sa physionomie est souvent transformée par la prédominance de l'une des phases. Les variétés sont innombrables. Voici celles qu'on décrit.

1° *L'attaque de spasmes.* — C'est l'aura de la grande attaque qui constitue tout le drame ; c'est une *attaque avortée.* Douleurs à la région ovarienne et épigastrique, boule ascendante, palpitations de cœur, étouffements, strangulation, quelquefois aura céphalique, mais tout s'arrête avant la perte de connaissance et les convulsions. D'autres symptômes peuvent s'associer à cette aura ; douleurs très vives dans la tête, le thorax, le dos, l'abdomen, ou dans les membres, trismus, contracture passagère de la nuque et du dos, ou des membres, etc.

2° *L'attaque épileptoïde.* — C'est la grande attaque réduite à sa première période avec phase tonique, clonique et résolution. Les autres phases manquent.

Un nouvel accès peut survenir pendant le sommeil

stertoreux de la troisième phase et les accès se continuer ainsi pendant des heures et des jours constituant un véritable *état de mal épileptique.*

CHARCOT relate un cas dans lequel cet état de mal
hystérique à forme épileptoïde a duré pendant deux
mois. On compta un jour jusqu'à 150 ou 200 attaques de 9 heures du matin jusqu'à 8 heures du soir.
Puis après une repos d'une heure, la série recommence. Entre deux accès on constata parfois un
symptôme d'hystérie net, tel que arc de cercle ou
extase. Cet état de mal hystérique diffère de l'état
épileptique vrai par son innocuité; les crises se répètent et se succèdent sans trêve, sans déterminer de
collapsus, ni d'adynamie dangereuse ou mortelle,
comme cela est le cas dans l'épilepsie.

Les convulsions épileptoïdes hystériques se localisent quelquefois dans un membre ou dans un côté du
corps de manière à simuler une *épilepsie partielle.*
Ces attaques peuvent se présenter en séries de manière
à constituer un véritable *état de mal hystérique* à
forme d'*épilepsie jacksonienne.*

LEGRAND DU SAULE[1] cite le cas d'une jeune fille de
17 ans qui eut un total de 21 700 attaques en 26
jours. Ces attaques ressemblaient à de l'épilepsie
jacksonienne localisée à droite, avec de la raideur secondaire des membres du côté gauche. Plus tard
après une série d'attaques épileploïdes apparurent
des contorsions et des hallucinations terrifiantes sem-
blant démontrer la nature hystérique de ces attaques.

---

1. *Progrès médical,* 1884, n° 5.

CHARCOT qui vit la malade pensait d'abord à une lésion cérébrale gauche donnant lieu à de l'épilepsie jacksonienne. Mais plus tard le nombre excessif des attaques, l'absence de paralysie post-épileptique et d'hyperthermie, l'absence de morsure de la langue et d'incontinence d'urine, le calme dans l'intervalle des attaques lui firent diagnostiquer hystérie.

Je ne pense pas cependant que ces signes suffisent à exclure l'idée de lésion corticale. Le diagnostic différentiel de l'épilepsie partielle et de l'hystérie à forme d'épilepsie jacksonienne n'est pas toujours facile.

Je reviendrai sur cette question au chapitre diagnostic.

Les attaques d'hystérie peuvent être incomplètes et ressembler au *petit mal ou vertige épileptique*. Ici aussi le diagnostic peut être difficile, comme nous le verrons plus loin aux chapitres diagnostic et traitement.

3° *L'attaque démoniaque* est l'exagération de la phase de la deuxième période; contorsions ou attitudes illogiques. Contorsions, mouvements étranges, désordonnés, fureurs, cris, rage, etc. Quelques autres phénomènes peuvent s'y associer, tels que douleurs aiguës, contractures, hallucinations.

4° *L'attaque de clownisme*, surtout fréquente dans l'enfance, caractérisée par la prédominance des grands mouvements, rythmés ou désordonnés ; ces mouvements répondent souvent à un but déterminé et impliquent un certain degré de conscience ; ce sont des culbutes, des grimpades, des jongleries diverses, les sujets se projettent hors du lit, fléchissent les jambes, se roulent à terre, etc. Les phénomènes sont quelquefois semblables à ceux de l'épilepsie procursive. Ces faits de clownisme peuvent d'ailleurs exister dans les grandes crises de l'hystérie complète.

5° *L'attaque d'extase ou d'attitudes passionnelles.* — Le sujet après ou sans aura, reste immobile, les yeux fixes, fermés ou ouverts : la face exprime un état d'âme, stupeur, frayeur, béatitude, reflet d'un état hallucinatoire. Quelquefois le malade parle, fait un geste qu'explique cet état. Cette crise dure quelques minutes à un quart d'heure. Elle peut constituer toute l'attaque ; elle peut aussi alterner avec un état convulsif ou le suivre. Le réveil est lent ou brusque.

6° *L'attaque de contracture.* — La contracture, d'après RICHER, peut débuter par un membre et se généraliser rapidement, en extension, en opisthotonos, en crucifiement ; la conscience et l'intelligence restent conservées ; il y a anesthésie ou hyperesthésie. Souvent cette contracture est en extension dans le décubitus dorsal, sans arc de cercle, avec trismus, anesthésie, inconscience apparente. C'est le sommeil avec contracture. Ces attaques peuvent durer quelques heures.

Elles peuvent être toutes semblables chez le même sujet. D'autres fois des manifestations différentes, agitation, contorsions, convulsions classiques alternent avec la contracture pendant la même crise ou constituent elles-mêmes d'autres crises chez lui, sans prédominance de contracture.

7° *L'attaque de délire* peut être une prédominance sous cette forme soit de la période d'attitude passionnelle, soit du délire de la quatrième période. Cette modalité particulière de l'attaque d'hystérie serait fréquente surtout chez les enfants. L'élément convulsif peut coexister, mais en général peu accentué. Ce délire accompagne d'autres formes d'attaques, ou constitue à lui seul toute l'attaque : délire gai, furieux, religieux, érotique, quelquefois accompagné d'actes extravagants, qui peuvent être cependant assez cohérents, véritables accès de manie hystérique ou de somnambulisme hallucinatoire.

Nous consacrons un chapitre spécial au *somnambulisme* qui peut survenir chez les hystériques, ou constituer le symptôme fondamental de la crise.

8° *L'attaque de léthargie ou sommeil.* — BRIQUET décrivait trois variétés :

1° Le sommeil simple avec résolution ;

2° Le coma, sommeil avec contracture ;

3° La léthargie, sommeil avec mort apparente.

P. RICHER confond les mots sommeil et léthargie. Il distingue :

1° La léthargie simple : c'est le sommeil de BRIQUET ;

2° La léthargie compliquée soit de catalepsie, soit de contracture généralisée ou partielle : c'est le coma de BRIQUET ;

3° La léthargie avec mort apparente ; c'est la léthargie de BRIQUET.

Nous reviendrons plus loin sur la léthargie ; je me contente dans ce chapitre de reproduire la description classique des auteurs.

9° *L'attaque syncopale.* — Elle serait caractérisée par l'aura suivie de perte de connaissance avec abolition du sentiment et du mouvement, résolution des membres, suspension ou affaiblissement considérable

des battements du cœur et des mouvements respiratoires. Cet état dure quelques minutes. Quelquefois
le réveil s'accompagne de pleurs et sanglots ou de
quelques mouvements convulsifs. Ces attaques syncopales seraient rares. Sur 400 hystériques, BRIQUET
n'en a trouvé que 11 accompagnés de syncopes.

Telle est, résumée, la description classique, ainsi
à peu près qu'elle a été systématisée par les élèves
de la Salpêtrière.

Telle est l'hystérie dite paroxystique qui ne serait
qu'un des accidents de la maladie, et qui, suivant
ma conception, devrait seule garder le nom hystérie.

CHAPITRE III

CRITIQUE DE LA DESCRIPTION CLASSIQUE

Influence de la suggestion et de l'imitation. Hystérie de culture.
— Accès d'intensité variable de convulsions et grands mouvements avec ou sans délire et hallucinations. — Accès de
sommeil avec contracture, avec catalepsie, avec résolution. —
Accès de défaillances nerveuses. — Accès à prédominance
douloureuse. — Hystérie dyspnéique. — Exemples d'évolutions diverses.

Avant d'examiner les stigmates et autres manifestations qu'on rattache à l'hystérie, dite interparoxystique, je veux examiner la description classique qui
précède, puis chercher à interpréter cliniquement le
mécanisme pathogénique des crises. De cette étude
doit ressortir la conception que je me fais de l'hystérie.

Et d'abord le type de la grande hystérie de la Salpêtrière, l'hystérie complète dont les autres formes
ne seraient que des variétés et des atténuations, existe-
t-il avec ses quatre périodes bien caractérisées, évoluant dans un ordre régulier, avec des symptômes
constants déterminés ? *Existe-t-il un type complet et
classique ?* Je ne le pense pas, et les idées que j'avais
exprimées à cet égard en 1891 dans la 1re édition de
mon livre *Hypnotisme, Suggestion, Psychothérapie,*

2.

sont acceptées aujourd'hui par la plupart des médecins.

« Sans doute, disais-je, toutes les manifestations si bien décrites, l'aura abdominale, la boule, la constriction épigastrique, la strangulation, l'attaque épileptoïde, les grands mouvements désordonnés, l'arc de cercle, la projection du ventre en avant, la contracture, les attitudes plastiques, les mouvements rythmiques, le délire, les hallucinations, tout cela existe et est admirablement décrit : mais *tous ces phénomènes ne se déroulent pas dans l'ordre indiqué en phases successives,* avec la durée attribuée à chaque phase. Beaucoup de ces phénomènes, délire, hallucinations, attitudes plastiques, p. ex., peuvent faire défaut, même dans les grandes crises convulsives prolongées, ou, s'ils existent, ils peuvent alterner irrégulièrement avec les convulsions toniques et cloniques.

« Sans doute cette grande crise classique pouvait s'observer autrefois à la Salpêtrière et se reproduire chez divers sujets avec la même physionomie. Mais il y a là certainement un phénomène d'imitation ou de suggestion.

« Il faut savoir en effet que presque tous les hystériques sont éminemment suggestibles ; que *pendant la crise d'hystérie, ils ne sont jamais inconscients,* qu'ils entendent et perçoivent, alors même qu'ils paraissent dormir d'un sommeil profond, alors qu'ils semblent étrangers au monde extérieur et qu'au réveil ils n'ont conservé, en apparence, aucun souvenir de ce qui s'est passé. *Ce souvenir,* comme je l'établirai plus loin, *n'est pas effacé ; il est seulement latent* et peut, dans la grande majorité des cas, être réveillé par suggestion, c'est-à-dire par affirmation simple à l'état de veille, en concentrant l'attention du sujet sur lui-même.

« Quand on a vu, ai-je dit, combien les hystériques sont suggestibles même pendant leurs accès, combien ils réalisent facilement les phénomènes qu'on attend, ou qu'ils ont vu se produire sur d'autres, on ne peut s'empêcher de penser que l'*imitation, agissant par auto-suggestion*, joue un rôle dans la genèse des manifestations. Une hystérique qui a assisté à de grandes crises développées sur d'autres, répétera avec précision la succession des phénomènes qu'elle a vus, surtout si elle sent l'attention dirigée sur elle, si elle sait que l'observateur attend ces phénomènes dans un certain ordre. Une fois qu'elle a réalisé sa crise complète, que son système nerveux cérébro-spinal s'est assimilé, si je puis ainsi dire, le mécanisme de cet appareil symptomatique complexe, elle le reproduira volontiers sous l'influence de la moindre excitation physique ou psychique. Je crois donc que l'*attaque de grande hystérie que la Salpêtrière donne comme classique se déroulant en phases nettes et précises, comme un chapelet hystérique, est une hystérie de culture.*

« Ce que je dis, je le démontre chez beaucoup de mes hystériques. En voici un exemple entre beaucoup. Un jour, pendant la visite, je trouve une jeune fille hystérique depuis deux ans, qui venait d'entrer au service ; elle est en pleine crise, la tête renversée en arrière, le corps incurvé en pleurosthotonos, la contracture alternant avec des contorsions et des grands mouvements, la respiration haletante. Après avoir assisté pendant trois minutes à cette scène, je dis aux élèves que la malade va entrer dans une nouvelle phase, qu'elle va voir des hommes qui se battent, des brigands qui vont mettre le feu à la maison, etc. C'est une phase d'hallucinations terrifiantes que je suggère. Bientôt en effet sa face exprime l'épouvante, elle se cache dans les draps, jette des cris. Alors je dis qu'elle va assister à une scène amusante ; des hommes ivres qui dansent, des diablotins qui vont la chatouiller au cou et la faire rire. En effet sa figure change d'expression, regarde avec étonnement, manifeste les grimaces d'un rire provoqué. Cela fait je détermine par suggestion une nouvelle phase avec contorsions et grands mouvements, au milieu de laquelle j'arrête brusquement la crise en touchant le front et disant : « Il suffit de toucher ce point pour que la malade se réveille. » Elle n'avait souvenir de rien.

« Je voyais cette hystérique pour la première fois ; elle ne me connaissait pas, elle n'avait jamais assisté à aucune expérience de suggestion. Tout cela s'est réalisé de la façon la plus simple, la plus ingénue du monde. J'ai fait évoluer la crise dans le sens que j'ai voulu ; j'ai exécuté sur cet appareil nerveux impressionnable une série de variations psycho et névropathiques, telles que mon esprit les improvisait.

« Cette expérience, je la répétais en présence de mes élèves chez beaucoup de mes hystériques.

« Cette *suggestibilité pendant les crises d'hystérie qui permet de diriger, de modifier et d'inhiber les crises pendant toutes les périodes de leur évolution* est en effet presque constante. Ce fait important que j'avais observé dès mes premières études sur la suggestion a été pour moi le point de départ de toutes mes idées sur la nature de l'hystérie.

« L'hystérique franche, je le répète, est un être éminemment suggestible et que le médecin suggestionne, comme nous le verrons, à son insu. On n'a pas tenu compte de ce fait, en l'étudiant, on a ainsi créé de toutes pièces des symptômes qui n'ont que par suggestion le caractère de précision qu'on leur attribue. »

G. Guinon et S. Woltke [1] ont bien constaté que dans le délire de la phase passionnelle de l'attaque d'hystérie, on peut modifier la marche des hallucinations et en créer de nouvelles à l'aide d'excitations diverses, mais toujours simples, des organes des sens. « Mais, ajoutent ces auteurs, ces hallucinations sont toujours indépendantes de la volonté de l'opérateur et laissées exclusivement à l'initiative du malade qui s'approprie la sensation perçue et la transforme à son gré en une hallucination correspondant à ses habitudes, à son genre de vie, à ses souvenirs, en un mot à sa propre personnalité.

« Ce mode d'intervention, ajoutent Grasset et Rauzier qui rapportent ce passage, est bien différent de l'action que l'on peut exercer sur les hallucinations et le délire d'un sujet hypnotisé, à la phase de somnambulisme. Tandis que dans le délire hystérique, c'est le sujet lui-même qui modifie son délire en présence de certaines influences extérieures, le sujet hypnotisé au contraire, inféodé à l'hypnotiseur, obéit

1. *Archives de Neurologie*, mai 1891,

passivement, sans mettre en jeu aucun élément personnel, aux suggestions de ce dernier. Le délire hystérique diffère donc du somnambulisme provoqué par
la spontanéité relative des hallucinations chez l'hystérique. On peut les solliciter, les préparer, mais c'est
l'hystérique qui les crée. Dans le somnambulisme au
contraire, le sujet, en raison de la suggestibilité et
de la passivité qui caractérisent cette phase de l'hypnose, ne crée rien par lui-même et accepte aveuglé-
ment les hallucinations qui lui sont imposées par l'hypnotiseur[1]. »

Cette différence entre la suggestibilité des hystériques et celle des hypnotisés n'existe pas, d'après
ma très grande expérience. Les uns et les autres
peuvent recevoir et réaliser les hallucinations telles
qu'elles sont suggérées ; les hystériques les modifient
et les transforment au gré de l'opérateur. D'autre
part, les hypnotisés ne sont pas simplement inféodés
à l'hypnotiseur ; ils peuvent jouer un rôle actif dans
leurs suggestions, comme des dormeurs ordinaires ;
une excitation sensorielle, un bruit, une impression
artificielle peuvent déterminer chez eux des illusions,
des hallucinations, des actes variés, *qu'ils créent eux-
mêmes* au gré de leur imagination, actionnée par
cette impression. L'individualité consciente persiste
chez l'un comme chez l'autre. *L'hystérie n'est pas,
comme l'épilepsie, une évolution cyclique déterminée
par un simple automatisme nerveux.*

Qu'il y ait une part d'automatisme irraisonné qui
mène le sujet à son insu, il en est ainsi de tous les

---

1. GRASSET et RAUZIER. Maladies du système nerveux. Tome
II, p. 738.

réflexes impulsifs violents. Mais cette impulsivité psychonerveuse inconsciente ne se prolonge pas au delà d'un temps court ; le sujet reprend en partie possession de lui-même, la raison et l'attention viennent corriger dans une certaine mesure l'automatisme. Certainement, pendant que le sujet se débat, en proie à une agitation démoniaque ou à de grands mouvements frénétiques, on ne peut pas toujours immédiatement, par la suggestion, conjurer cet orage ou le transformer, pas plus qu'on ne peut arrêter instantanément des pleurs ou un rire spasmodiques ; mais il est rare qu'un petit nombre de minutes se passe sans que la suggestion calmante et persuasive ait réalisé son œuvre d'apaisement. Le *moi psychique suggestible de l'hystérique n'est jamais aboli.* Sa crise est influencée par ses impressions, son individualité auto-suggestive, le milieu qui l'entoure, l'imitation, l'exploration médicale ; le médecin peut à son insu la perfectionner et l'adapter à sa propre conception. Nous verrons qu'il en est ainsi d'autres symptômes attribués à l'hystérie.

Il ne faut donc pas attacher une importance exagérée à la description précise des symptômes et des phases des crises, qui sont variables avec chaque individualité.

Voici, je pense, ce qu'on peut dire :

Il existe une grande crise d'hystérie convulsive qui débute souvent par l'aura abdominale ou épigastrique, suivie de boule ascendante rétro-sternale, suffocation, strangulation. Le sujet tombe et présente de grands mouvements désordonnés du corps, de la tête et des membres, il s'incurve en arc de cercle, dorsal ou latéral, se débat diversement, se roule à terre ; quelquefois, les mouvements sont rythmiques ou représentent la lutte contre un mal intérieur ou un ennemi imaginaire ; il frappe le sol des pieds régulièrement, il porte la main à la gorge ou à la poitrine pour arracher le poids qui l'étreint ou la griffe qui le serre, il déchire les draps, cherche à mordre, rampe sous le lit, roule convulsivement sur le sol, pousse des cris, etc. Les mouvements cloniques peuvent alterner avec de la contracture, du trismus, les yeux sont clos ou ouverts, parfois convulsés. Cet état peut durer un temps variable, des minutes, une demi-heure et plus ; des périodes de répit avec résolution alternant avec des périodes de contracture et de clonisme. Puis, après une durée variable, tout s'arrête, et le sujet semble se réveiller, sans souvenir ou avec un souvenir vague et incomplet, sans grande lassitude en général, et sans hébétude notable.

Dans ce cas, il n'y a ni délire apparent, ni hallucination. Chez d'autres, les convulsions toniques ou cloniques alternent avec du délire de paroles et d'actes qui domine la scène et s'exprime par des attitudes passionnelles, et le jeu de la physionomie, gai, triste, terrifié, furieux, libidineux, etc. ; le sujet est véritablement possédé.

Ces phénomènes ne se succèdent pas dans un ordre invariable. Nous dirons qu'*il y a grande hystérie, chaque fois que ces symptômes, mouvements, convulsions, délire, hallucinations, sont très intenses et représentent une agitation grande et prolongée ; il y a grande hystérie, même s'il n'y a pas de délire, ni d'hallucinations apparentes.*

D'autres fois, la crise, tout en restant convulsive ou délirante, est de moyenne intensité. A l'aura, à la boule, à la constriction avec strangulation plus ou moins accentuée, succèdent de simples secousses générales ou localisées, plus ou moins prolongées, et tout s'apaise.

D'autres fois, la crise est légère : c'est, par exemple, un simple tremblement qui se greffe sur l'oppression, sans perte de connaissance.

Enfin, l'aura peut exister seule, constriction, boule, anxiété, et tout s'arrête là, comme si la crise avortait; quelquefois, cette aura se résout en pleurs ou sanglots.

Toutes les variantes existent entre la grande crise et la crise atténuée, ou avortée et réduite aux symptômes initiaux. L'aura elle-même peut faire défaut et la crise être caractérisée uniquement par des mouvements désordonnés, des secousses plus ou moins rythmiques, plus ou moins fréquentes, elles sont brèves ou fortes comme des secousses électriques ; d'autres fois, c'est un simple tremblement spasmodique, à petites ou grandes oscillations.

Telle est, dans ses grands traits, l'hystérie convulsive, avec ses atténuations, avec ou sans délire hallucinatoire.

J'ai signalé brièvement les diverses variétés de crises telles qu'elles sont indiquées par les auteurs ; j'ajoute quelques mots pour compléter ou modifier cette description.

Il convient, je pense, de réunir sous le nom d'*attaques de sommeil,* ce que l'on désigne sous les noms de sommeil, et aussi de léthargie, coma, apoplexie.

Le mot de léthargie doit être supprimé, à mon avis, de l'histoire de l'hystérie, comme de celle de l'hypnotisme. Je n'ai pas vu d'hypnotisé, ni d'hystérique ayant l'aspect de léthargie ou mort apparente. L'apparence du sommeil profond, l'anesthésie, l'absence de réaction aux excitations cutanées et sensorielles, ne constituent pas une mort apparente; il faut, de plus, que le pouls et la respiration ne soient que peu ou point perceptibles. On parle bien de léthargiques hystériques enterrés vivants, mais ce sont d'anciennes observations dans lesquelles on peut suspecter une exploration médicale insuffisante. S'il existe des sommeils hystériques complets, avec très faible respiration, et très petit pouls, pouvant en imposer pour un silence respiratoire et cardiaque prolongé, ces cas sont excessivement rares : je n'en ai jamais observé; et je ne pense pas que ce silence puisse se prolonger longtemps sans la mort réelle. Or, il n'y a pas d'exemple certain de sommeil hystérique devenu mortel.

En tous cas, il ne convient pas de confondre, comme le font la plupart des auteurs, le mot sommeil simple hystérique avec le mot léthargie. .

Existe-t-il un coma hystérique ? BRIQUET appelle ainsi le sommeil avec contracture : Le mot coma implique l'idée d'une paralysie grave, et qui peut devenir mortelle, des facultés cérébrales; elle s'accompagne souvent de respiration bulbaire ou stertoreuse. Tels sont le coma apoplectique, les comas toxiques, le coma épileptique qui est parfois mortel. Le sommeil hystérique, même lorsqu'il paraît très

profond, est calme, sans stertor, sans trouble respiratoire, semblable à un sommeil ordinaire : il n'est
jamais grave ; il ne me semble pas qu'il mérite le
nom de coma, pas plus que celui de léthargie. Tout
au plus peut-il y avoir un peu de coma passager à la
suite de certaines hystéries épileptiformes ; mais le
*sommeil prolongé hystérique non convulsif n'est pas
comateux*.

Existe-t-il une apoplexie hystérique ? On a appelé
de ce nom une attaque subite de perte de connaissance, avec hémiplégie et surtout hémi-anesthésie sensitivo-sensorielle au réveil.

C'est l'existence de cette hemi-anesthésie considérée comme le stigmate principal de l'hystérie qui a imposé ce diagnostic. Or nous verrons dans un des
prochains chapitres que cette hémi-anesthésie alors
qu'elle n'est pas organique, qu'elle n'est pas due à
une lésion cérébrale, est créée facilement par l'exploration suggestive du malade à l'insu du médecin
qui recherche ce symptôme, mais qu'il n'existe pas
spontanément chez les hystériques ; en réalité ce
*symptôme de sommeil hystérique suivi d'hemi-anesthé-
sie qualifié d'apoplexie n'existe pas*.

Il y a donc seulement des attaques de sommeil
hystérique. Le sujet à l'air de dormir plus ou moins
profondément ; certains sont inertes ; la plupart ont
quelques mouvements automatiques, comme dans le
sommeil normal ; la figure peut se colorer de temps
en temps comme par une bouffée congestive ou émotive. Les uns n'ont aucun souvenir au réveil ; d'autres se rappellent tout et ont plutôt de l'inertie et de

l'impotence, parfois anxieuse, qu'un vrai sommeil ; certains témoignent par geste, sourire, ou expression de la physionomie qu'ils sont conscients. Dans ce cas, nous disons plutôt défaillance nerveuse que sommeil. Mais toutes les transitions existent entre engourdissement, somnolence et sommeil réel.

Ce sommeil peut survenir subitement, sans phénomène prémonitoire : le sujet tombe comme une masse. D'autres fois, dans les cas légers, c'est un assoupissement graduel qui arrive au sommeil complet ou incomplet ; des symptômes divers, tristesse, mauvaise humeur, inertie, peuvent précéder, de quelques minutes à quelques heures, le sommeil. Souvent c'est à la suite d'une attaque ou de plusieurs attaques convulsives que le sommeil survient. Il peut aussi se déclarer dans le cours d'une attaque convulsive ou délirante et ne constituer qu'un des épisodes plus ou moins durable, de la crise complexe, alternant avec les autres phénomènes.

Ce sommeil, quand il existe seul, ou au moins comme élément prédominant de la crise, peut s'accompagner de *résolution complète* : alors il ressemble au sommeil ordinaire ; les membres soulevés retombent inertes.

D'autres fois ce sommeil s'accompagne de *catalepsie*. L'attitude est calme ; les membres paraissent souples. Mais si on soulève les bras, ils gardent l'attitude imprimée, cataleptiforme. Cette catalepsie est souple, élastique ou rigide ; nous reviendrons sur ce symptôme qui d'ailleurs n'a rien de caractéristique ni pour l'hystérie, ni pour l'hypnotisme. On peut l'obtenir chez certains dormeurs normaux ; on l'obtient chez beaucoup de sujets à l'état de veille ; il indique seulement une diminution dans l'initiative cérébrale ; le sujet garde l'attitude qu'on lui donne, parce qu'il n'a pas assez d'initiative pour la modifier, parce que son cerveau reste sous l'impression suggestive donnée par l'attitude imprimée. Ce phénomène indique aussi que le sommeil est léger, que la conscience subsiste ; car le sujet fait instinctivement un effort conscient de volonté pour maintenir l'attitude cataleptiforme. Si le sommeil est profond, si la conscience est abolie, s'il y a du coma, la catalepsie n'existe plus ; il y a résolution complète, ou contracture.

Enfin *le sommeil peut s'accompagner de contracture*. Cette contracture peut être partielle ; c'est souvent un trismus, coexistant avec la flaccidité des membres ; d'autres fois les jambes ou les bras seuls ou l'un d'eux sont rigides. Cette contracture peut être continue ou passagère. Dans le sommeil prolongé, si l'on constate de la résolution un jour, on peut trouver un autre jour de la contracture générale ou partielle.

Mais souvent, c'est la *contracture générale permanente* associée à un sommeil plus ou moins profond qui constitue la crise, durant de quelques minutes à plusieurs heures. Le malade est immobile, rigide, les paupières serrées, avec trismus, les bras et les jambes en extension ; dans quelques cas les bras sont étendus horizontalement en croix. Souvent au réveil le sujet ne conserve aucun souvenir.

Les crises de sommeil durent de quelques secondes à plusieurs jours ; elles se prolongent parfois pendant des semaines, des mois et même des années, d'après quelques observations ; dans ces cas de sommeil prolongé il n'y a en général pas de contracture permanente ; des convulsions peuvent alterner avec le sommeil. Souvent les sujets se laissent alimenter ; ils mâchent et avalent les aliments qu'on leur introduit dans la bouche. D'autres ont du trismus qui ne se résoud pas facilement ; la sonde œsophagienne est nécessaire : elle peut, comme chez une dormeuse, dont nous parlerons, produire un spasme pharyngo-œsophagien ; et alors les lavements alimentaires seuls peuvent entretenir la nutrition. Ce sont là, d'ailleurs, des cas exceptionnels et probablement complexes.

Les courts accès de sommeil peuvent se répéter souvent, un grand nombre de fois par jour. Les attaques prolongées sont aussi, mais à un degré moindre, sujettes à récidive. Un malade de BOURNEVILLE et REGNARD, dont il est question dans l'Iconographie photographique de la Salpêtrière (1878-1880) avait depuis 1870, au moins deux attaques par an, dont quelques-unes duraient de 40 à 50 jours. Le réveil peut ressembler à celui du sommeil normal ; d'autres fois, il est suivi d'attaques convulsives, ou de manifestations nerveuses diverses, délire, pleurs, mutisme, troubles sensitifs et moteurs, comme cela arrive pour les autres variétés de crises d'hystérie ; ce sont, ainsi que nous le verrons, d'autres psychonévroses qui peuvent s'associer aux crises, les précèdent, les suivent ou alternent avec elles.

Certains sujets ont souvent, subitement, une envie irrésistible de dormir, et s'endorment pour peu de temps, sans autre symptôme. C'est ce que Gélineau[1] a appelé *narcolepsie*. S'agit-il toujours dans ces cas d'une variété légère du sommeil hystérique ?

Ce besoin de dormir peut n'être que l'exagération d'une tendance normale qui ne mérite pas le nom d'hystérie et ne constitue pas une crise. Beaucoup de personnes ont pendant la digestion par exemple, un besoin invincible de dormir ; ce sommeil n'est pas plus une crise d'hystérie qu'un besoin exagéré de manger ou de boire.

Tel sujet ne peut pas s'asseoir, se reposer, cesser d'agir, sans être pris du besoin de dormir ; ce besoin est pour ainsi dire permanent chez lui ; il ne le surmonte que pendant son travail journalier, ou en actionnant son cerveau par la conversation. Chaque fois que l'excitant psychique fait défaut, le cerveau s'engourdit. Chez un malade de Ballet, c'est le diabète qui semblait déterminer ces envies soporifiques, car le régime antidiabétique en supprimant le sommeil, supprima ces envies. Y avait-il là un certain degré d'intoxication diabétique, constituant un léger degré inoffensif de coma diabétique ?

Dans un cas de Gélineau, des influences extérieures diverses provoquaient le sommeil : « Si le malade a une émotion pénible ou joyeuse le besoin de dormir est encore plus impérieux et soudain. Ainsi fait-il un bon marché dans son commerce, voit-il un ami, parle-t-il à un étranger pour la première fois, a-t-il beau jeu aux cartes, il s'affaise et dort subitement.

1. Voir Gélineau. *Narcolepsie*, 1881 ; Ballet. *Revue de médecine*, 1889 ; Parmentier. Forme narcoleptique du sommeil hystérique. *Arch. génér. de médecine*, 1891.

Va-t-il au Jardin des Plantes, autour de la loge des singes, rendez-vous ordinaire des curieux, des bonnes d'enfants, des soldats et des diseurs de lazzis, le voilà qui s'endort, en voyant tout le monde rire autour de lui. Un cheval qui s'emporte, une voiture qui va le croiser, la vue d'un personnage grotesquement habillé. et le faisant sourire, il n'en faut pas davantage pour qu'il soit frappé. S'il va au théâtre, il s'endort en y entrant, rien qu'à la pensée du plaisir qu'il va y trouver. Il s'endort encore en s'asseyant sur sa banquette, et il faut que son fils le secoue et le pince pour l'arracher au sommeil. Mais une fois les acteurs en scène, ce besoin cesse ; il suit avec intérêt la pièce sans s'affaisser un seul instant, à moins qu'un acte pathétique ne l'émotionne par trop. Le mauvais temps et surtout l'approche d'un orage augmente la fréquence de ces accès de sommeil dont il a eu jusqu'à deux cents par jour. »

Dans ce cas où la disposition naturelle au sommeil est exagérée par l'émotivité inhibant l'activité cérébrale, on peut dire que le phénomène est hystérique ; c'est une réaction émotive spéciale particulière à certains organismes.

Certains sujets prennent l'habitude de dormir souvent et cultivent ce besoin, perfectionnent pour ainsi dire chez eux le mécanisme hypnogène qui se reproduit par autosuggestion.

Il est des sujets, qui, soumis à de fréquentes expériences d'hypnotisme surtout par un hypnotiseur de passage, s'endorment spontanément par autosuggestion hypnotique. C'est en réalité une crise de sommeil hystérique qui se reproduit par représentation mentale émotive, justiciable de la psychothérapie, comme sans doute la plupart des narcolepsies.

En somme, la narcolepsie sera dite hystérique, quand elle est purement dynamique et émotive et quand par son début soudain et irrésistible, elle constitue une véritable crise.

Nous avons vu que le sommeil peut être incomplet; le sujet se sent seulement engourdi, impuissant; il se rend compte de tout, mais ne peut réagir ni par la parole, ni par le geste, ni par le mouvement ; il se souvient de tout. C'est une simple *défaillance nerveuse, sans grande anxiété.*

D'autres fois ces crises de *défaillance nerveuse* s'accompagnent de *sensations anxieuses*, par exemple sentiment de vide dans la tête, d'engourdissement des membres, comme si la vie s'en allait ; cette anxiété peut déterminer de l'accélération avec faiblesse du pouls, comme un *état pseudo-syncopal.* Ces crises de défaillance anxieuse qu'il ne faut pas confondre avec le vrai sommeil m'ont paru être en général très courtes. On les appelle aussi *crises syncopales* ; mais le pouls reste souvent normal, ou s'il faiblit, il s'arrête rarement; je n'ai jamais observé dans ces cas de vraie syncope.

Certaines femmes ont, dit-on, de fréquentes syncopes, par exemple pendant leurs grossesses ; je crois que ces syncopes ne sont le plus souvent que de petites crises de défaillance hystérique.

Le diagnostic différentiel de ces crises avec la syncope vraie peut être difficile, le médecin n'ayant pas l'occasion d'y assister, et un certain état de lipo-

thymie pouvant être la conséquence même de la défaillance nerveuse.

Mais j'ai pu souvent, par suggestion chez des femmes chez lesquelles on croyait à des syncopes, reconstituer la crise et constater qu'il n'y avait pas d'état
syncopal.

Les crises de défaillance viennent surtout se greffer
sur l'angoisse nerveuse, habituelle ou par accès, dont
elles constituent une exacerbation paroxystique passagère.

La crise d'hystérie douloureuse. — Dans ce cas
c'est l'élément douleur qui domine la scène, douleur
abdominale, épigastrique, thoracique, précordiale,
céphalique, dans les membres, etc. ; cette douleur
peut être auto-suggestive ou réelle, par exemple due
à une colique hépatique, néphrétique, saturnine, etc.,
à une névralgie, une viscéralgie, etc., douleur exagérée
et grossie par le sensorium, traduite par le malade,
par des cris perçants prolongés, continus, avec
anxiété épouvantable, et gestes corrélatifs, aboutis-
sant quelquefois à l'hystérie convulsive ou délirante.

La crise d'hystérie dyspnéique. — Avec ou sans
aura, la respiration devient hatelante et la dyspnée
constitue tout ou presque tout l'accès. Elle est d'ailleurs d'allures variables. Respiration irrégulière,
spasmodique, poitrine serrée dans un étau, expiration
bruyante, sibilante, ou constriction laryngée avec
spasme, simulant un faux croup; quelquefois arrêts
respiratoires, cela dure un temps variable.

D'autres fois c'est une vraie *polypnée*, avec 60,
80, 100 respirations par minute et plus encore ;
cette polypnée régulière, continue, peut durer de

plusieurs minutes à 1 ou 2 heures. La crise se termine souvent rapidement, comme par une sorte de déclenchement. Il n'y a pas de sibilances, ni de congestion pulmonaire consécutive, comme dans l'accès d'asthme.

Chez d'autres, c'est une simple soif d'air, anxieuse, une sensation d'oppression, plutôt qu'une oppression réelle ; la respiration n'est pas laborieuse, ni accélérée. D'autres symptômes tremblement: délire, etc., peuvent se greffer sur cette anxiété respiratoire.

Le sujet peut avoir chaque fois la même variété de crises, d'autres fois elles sont différentes : tantôt crise de sommeil, tantôt crise de convulsion ou de contracture, tantôt prédominance d'étouffements ou d'un autre symptôme.

Il existe d'ailleurs une foule de variantes depuis les formes les plus complexes jusqu'aux plus simples qui ne rentrent dans aucune description.

Voici quelques exemples de ces formes variables puisés au hasard dans mes observations et ailleurs. Dans le cas suivant, c'est la *grande hystérie, mais sans la succession régulière des phases.*

Chez une jeune femme de 26 ans, devenue hystérique à la suite de contrariété, l'attaque est décrite de la façon suivante. Elle est annoncée par une sensation de lourdeur générale qui précède de plusieurs heures, quelquefois d'un jour, son explosion. A un moment donné elle sent comme les pieds rivés au sol, puis une lourdeur constrictive des poignets, quelquefois un serrement de gorge, et immédiatement après, elle tombe en sommeil.

Ce sommeil dure dix à vingt minutes habituellement quelquefois plus longtemps jusqu'à une heure ; les mâchoires sont serrées, mais les jambes restent souples, pendant cette première phase. Ensuite surviennent des secousses convulsives dans les membres supérieurs d'abord, puis dans les membres inférieurs, se répétant à des intervalles variables d'une demi-minute à une minute.

Enfin les convulsions se généralisent, dégénérant en grands mouvements, alternant avec raideur générale, extension du corps en arc de cercle, et ces grandes convulsions durent trois à quatre minutes.

Souvent vers la fin de la première période, avant le développement des convulsions, la malade parle à haute voix, gesticulant, faisant des mouvements avec la main, comme pour repousser quelque chose. Une fois c'était une scène joyeuse ; la malade riait aux éclats, et ce rire sonore contrastait avec sa conversation toujours à voix basse.

Puis cette scène hallucinatoire au bout de une à deux minutes se calme, puis reprend à plusieurs reprises, alternant avec les convulsions. Enfin la malade se réveille, abattue, sans souvenir de ce qui s'est passé. Tout l'accès dure une demi-heure à une heure. Une fois elle dura deux heures.

Dans l'observation suivante, la convulsion est réduite à des secousses dans les membres.

Un jeune homme de 21 ans, est pris, un mois après une pneumonie avec persistance, d'un état grippal infectieux, de crises caractérisées par des secousses dans les bras et les jambes qui durent environ dix minutes et reparaissent toutes les heures dans la journée. Ces séries de secousses se produisent tous les 3 jours, du 10 au 20 janvier 1905.

Le 5 février cette crise de secousse s'accompagne de délire, d'hallucination et de perte de connaissance ; l'attaque s'est complétée.

Les crises de *simples secousses ou simple tremblement* durant de 10 à 15 minutes réapparaissent encore de temps en temps, avec des symptômes généraux de grippe, fièvre lassitude, douleurs musculaires, exagération des réflexes patellaires et du pied, etc.

Les maladies sur lesquelles l'hystérie est greffée peuvent influencer la symptomatologie de la crise.

Voici, par exemple, des *crises greffées sur des coliques hépatiques.*

Au moment où elle lavait sa vaisselle, elle ressentit tout à coup une vive douleur épigastrique avec irradiations à l'hypocondre droit, puis aussitôt une sensation de strangulation à la gorge. La douleur était telle que la malade se mit à crier, en même temps que l'étouffement l'empêchait de respirer. Au bout de quelques instants, elle ressentit des irradiations douloureuses dans l'épaule et le bras, avec contracture des mains. Pendant tout ce temps, la malade ne pouvait fermer la bouche.

La sensation d'étouffement disparut au bout de cinq minutes.

Quelques instants après, elle eut de nouveau la sensation de boule et de strangulation, avec étouffement. Elle eut ainsi trois crises d'étouffement en une demi-heure.

Ce sont là des manifestations hystériques associées à une colique hépatique.

Quelques jours après, la malade n'ayant plus de colique hépatique, je suggère une crise en posant la main sur l'épigastre.

Au bout de quelques instants, cris spasmodiques avec pleurs ; la malade étouffe, sanglotte, ne peut fermer la bouche ouverte ; pas de contracture des membres. Au bout d'une minute, la mâchoire inférieure se met à trembler, la respiration devient saccadée, interrompue, la malade pousse des cris aigus expiratoires. La crise est purement laryngée et respiratoire.

J'arrête la crise par suggestion. La malade se réveille ou revient à elle, avec de petits sanglots et soulèvements spasmodiques du thorax. Je fais la suggestion calmante. Elle continue à pleurer un moment et dit qu'elle ne sait pas pourquoi elle pleure, puis elle se calme et après quelques instants se met à rire.

H... âgée de 26 ans, femme de ménage a des crises d'*hystérie respiratoire* greffée sur une anxiété native depuis l'âge de 17 ans.

On peut provoquer ces crises, en suggérant les symptômes initiaux, douleur épigastrique, étouffements.

La malade se met à faire de larges respiration profondes entrecoupées de soupirs et de cris plaintifs. Puis surviennent des pauses respiratoires ; les yeux sont clos, les dents serrées, les muscles en résolution ; la sensibilité est conservée ainsi que la conscience.

La respiration reprend après un quart de minute. Au bout de deux minutes, nouvelle pause; la malade ne réagit plus quand on la pique et paraît inconsciente.

Quarante secondes après, deux respirations profondes ont lieu, puis nouvel arrêt de quinze à vingt secondes, ensuite deux respirations, puis nouvel arrêt de dix secondes. Pendant les pauses, les yeux sont fixes, tournés en haut.

Par suggestion la malade revient à elle et s'assied, la respiration redevenue normale. Elle a senti les piqûres d'épingles faites au début de la crise, ensuite elle a perdu connaissance et n'a plus rien senti.

Ces crises sont guéries par suggestion.

Dans le cas suivant les crises sont surtout *cardiaques et respiratoires*. Elles sont greffées chez une jeune femme de 26 ans sur une douleur vive à la région précordiale, avec sensation d'étouffement et d'anxiété, simple psychonévrose sans maladie cardiaque, comme la guérison l'a démontré.

La crise commençait par une exacerbation terrible de la douleur localisée au 5e espace intercostal gauche sur la ligne mamillaire. La respiration devenait fréquente, suspirieuse, spasmodique, régulière, comptant plus de 100 par minutes, la face horriblement pâle et anxieuse ; le pouls de plus en plus fréquent et faible, plus de 150 par minute, la douleur atroce, pas de cyanose, ni de sibilances, ni aucun râle. La crise continue inexorable, rebelle à toute suggestion. On pouvait croire à une asystolie aiguë. Au bout de deux heures environ, la malade éprouve une terreur

singulière et dit avec anxiété et surprise : « Quel
silence ! Je n'entends plus rien ! » C'était plus que
de la surdité. C'était une impression comme le silence
de la mort ! Puis après quelques minutes encore :
« Je ne vois plus rien. Quelle obscurité ! » C'était
plus que de la cécité, c'est une impression de noir
lugubre qui s'associait à ce silence solennel.

Cet état avec polypnée et tachycardie anxieuse
dure encore près de deux heures. Puis la crise cesse
brusquement après quatre à cinq heures de durée. La
douleur précordiale seule persistait, nécessitant tous
les quarts d'heure une injection de cocaïne.

Cette affection qui avait résisté à tout et dérouté
tous les médecins qui croyaient à une affection cardiaque, était bien de l'hystérie. Car après trois ans
de durée, avec une ou deux crises par jour, je par-
vins non sans peine, à la guérir par la psychothérapie, à supprimer crises et douleurs en moins de trois
semaines, et la guérison persiste depuis 23 ans.

Dans l'observation suivante, relatée par Mlle Souza
Leite[1] ce sont des *accès de toux et d'éternuements névropathiques,* sur lesquels se greffent les crises d'hystérie convulsive, et cette association donne aux crises
une physionomie spéciale.

X..., âgée de 16 ans, entre le 10 août 1884 au service
de Charcot. Émotive dès son jeune âge, avec hérédité neuropathique, chlorotique, elle fut prise en janvier 1884 sans cause, au milieu de son travail, d'un
accès de toux et d'éternuement qui dura trois heures.

---

1. *Archives de Neurologie,* 1885, p. 53.

Huit jours plus tard nouvel accès identique moins long, s'accompagnant comme le premier de quelques phénomènes convulsifs. Ces accès continuèrent à des intervalles plus ou moins longs. Dans les crises fortes seulement elle perdit connaissance.

Entrée au service elle n'eut d'abord que des crises écourtées et atténuées. Le 21 octobre, les crises devinrent plus intenses.

Cette crise commença par une sensation de tournoiement, dit-elle, dans le ventre et d'arrachement au gosier. Elle va s'asseoir près de son lit. Deux ou trois minutes après, elle est prise de toux involontaire, faisant bientôt place à des éternuements ; puis la toux revient au bout de quatre à huit minutes, pour alterner ainsi jusqu'à la cessation complète de ces accès, durant un temps variable de 10 à 60 minutes.

En même temps, presque immédiatement après le commencement de ces symptômes, convulsions des membres surtout à droite, cloniques. On observe l'arc de cercle, et de grands mouvements désordonnés ; les bras jettent au loin les objets rencontrés sur leur passage, ou sont appliqués sur la bouche et le nez, dans la position d'une personne qui veut éternuer. De temps en temps, secousses rythmiques rapides des bras qui frappent la poitrine coup sur coup et ont besoin d'être maintenus. Elle s'arrache le cou et les cheveux, heurte son corps contre les barreaux du lit, se déchire parfois le col de la chemise, cherche à se débarrasser de toutes les causes de dyspnée et d'étouffement. Dans l'attitude de l'arc de cercle, au moment où cette attitude va prendre fin, elle a quelquefois des pleurs et des rires convulsifs simultanés. La crise terminée, elle a des sueurs profuses sur le tronc et surtout au cou et au visage. Elle ne se souvient de rien.

D'ailleurs, pas d'expectoration, pas d'écoulement nasal.

Exceptionnellement, c'est l'éternuement qui commence la crise qui est alors souvent atténuée, et ne dure que 10 ou 15 minutes, sans perte de connaissance, caractérisée par l'éternuement et la toux de courte durée, et peu de mouvements dans les membres.

On a compté tantôt 32 à 40 éternuements par minute, tantôt 100 dans 3 minutes ; elle a eu une moyenne de 163 par jour.

Les crises d'hystérie convulsive qui ont succédé et se sont combinés aux accès de toux sternutatoire me semblent pouvoir être considérés comme des réactions exagérées de défense contre cette sensation angoissante et étouffante. Les crises d'éternuement elle-mêmes peuvent être dues à une irritation des muqueuses par une pharyngorhinite sèche, et une exagération avec continuation autosuggestive du symptôme ainsi déterminé chez une personne impressionnable.

La psychonévrose, crise d'hystérie convulsive, s'est greffée sur la psychonévrose toux sternutatoire.

Voici un exemple de *sommeil hystérique entrecoupé de spasmes convulsifs*, observé par mon ancien chef de clinique, le professeur agrégé RICHON.

Un homme de 28 ans, en aidant à l'extinction d'un incendie ouvre la porte d'un grenier rempli de flammes ; il suffoque, tombe sans connaissance, et malgré les secours qu'on lui prodigue, reste dans un état de somnolence. Il est transporté à l'hôpital à la fin du troisième jour où nous sommes appelé à l'examiner.

C'est un homme de grande taille, vigoureux. Il a les yeux fermés, les membres étendus, en résolution apparente, la respiration calme ; le front est plissé verticalement, les réflexes palpébral et cornéen sont intacts. Il fait de temps à autres quelques gestes, il appelle même par son nom un de ses camarades.

Plusieurs fois par heure, il ébauche des crises convulsives, la face devient grimaçante, les mains se crispent, les membres sont agités de tremblements rapides, la respiration est haletante ; puis après dix ou quinze minutes, tout rentre dans l'ordre. Quatre crises identiques sont provoquées par nous avec la plus grande facilité ; il n'y a pas de catalepsie, pas d'hallucination, les réflexes sont normaux. Le cathétérisme ramène 200 centimètres cubes d'urine foncée, ne contenant ni sucre, ni albumine.

Le jour suivant, quatrième jour, cet état de sommeil apparent persiste ; mais il n'y a qu'une seule crise convulsive. Nous disons devant lui qu'il se réveillera peut-être aujourd'hui, mais en tout cas demain matin. Dans le courant de l'après-midi il se réveille pendant deux heures, boit abondamment, mais ne cause à personne.

Le lendemain matin à sept heures, il se réveille spontanément, accusant une sensation de fatigue et une céphalalgie vive.

Interrogé, il prétend n'avoir conservé aucun souvenir de ce qui s'est passé, mais raconte avec énormément d'entrain et une parfaite lucidité d'esprit la suite des événements jusqu'au moment où il a perdu connaissance.

Il a eu depuis dix ans déjà trois crises analogues d'une durée de deux à quatre jours ; deux d'entre elles étaient nettement en rapport avec une violente émotion ; il se dit assez vif, colère même ; il n'a pas eu d'autres crises en dehors de ces accès de sommeil ; il semble ennuyé de son aventure.

Cet homme paraît intelligent et débrouillard ; il a abusé autrefois de l'absinthe, mais semble guéri de cette habitude. L'examen complet ne montre absolument rien d'anormal.

Voici encore, chez un malade dont l'histoire est relatée par MESNET, des observations de crises caractérisées surtout par des symptômes de *défaillance nerveuse, avec ou sans phénomènes hallucinatoires.*

« Il éprouve au moment du dîner de petits frissons et un grand mal de tête, il se mit néanmoins à table. Le malaise continuant, il lui arriva bientôt de ne plus pouvoir parler. Puis il sentit une sueur froide au visage et un bruit comme un tintement de cloches retentit à ses oreilles. Il s'affaissa sur l'un de ses voisins de table. Il était si pâle qu'on le crut mort. Le médecin présent prononça le mot d'épilepsie.

D. immobile, affaissé sur lui-même, entendit néanmoins ce mot dont il connaissait la valeur ; il voulut protester, mais il resta inerte, sans mouvement, sans voix, sans pouvoir prononcer une parole. Vingt minutes se passèrent ainsi dans le même état ; après quoi on peut le faire promener au bras d'un camarade, bien qu'il éprouvât encore un trouble très pénible. « J'avais le cerveau tellement dérangé que je croyais devenir fou. J'entendais près de moi des voix qui criaient tellement fort que j'avais beau boucher mes oreilles, je les entendais tout de même. Ces voix m'insultaient et parmi elles, il y en avait de tellement lugubres que j'étais fou de terreur! Puis brusquement, il se faisait en moi un tel silence que j'en étais effrayé, autant que des hurlements de tout à l'heure. »

A peine sorti de cet état, il retomba dans une seconde crise. Cette fois, il sentit comme une boule qui allait l'étouffer, il arrache son gilet pour mieux respirer. Les mêmes cris se firent encore entendre, mais moins bruyants. Après quelques minutes, il revint à lui. Pendant six semaines qu'il resta à l'hôpital, il eut des crises toutes les nuits, précédées d'un malaise avant-coureur.

« J'éprouvais, dit-il, un tressaillement nerveux, comme une personne à qui on fait peur, puis aussitôt une sueur froide, quelquefois chaude. Mon cœur alors bat très vite, à rompre la poitrine, puis il bat moins vite, ses coups s'éloignent de plus en plus, et puis, je ne le sens plus battre. Il se fait alors en moi un vide tellement grand que j'en suis effrayé. Un coup comme le vibrement d'une cloche passe dans mes oreilles et s'éteint quelques secondes après.

Il me serait impossible de remuer. Je ne sens plus aucun de mes membres, en un mot, tout en moi me semble mort. Cependant la pensée vit, puisque je vois et j'entends tout ce qui se passe autour de moi, aussi clairement que si j'y étais ; mais le moindre mouvement, même de remuer la paupière, m'est impossible. Cet état dure de vingt à quarante minutes, puis je sens un battement de mon cœur et peu à peu ça revient, mes bras et mes jambes se détendent, je sens que je revis, en éprouvant toutefois un grand mal de tête avec des bruits dans les oreilles. J'ai la chair de poule, en pensant à tout cela. »

Relatons enfin une observation de *crises simulant l'état de mal épileptique.*

Il s'agit d'une jeune femme de 31 ans observés par P. MARIE à la clinique de CHARCOT[1]. Le 15 avril 1881, la malade est prise d'attaques dont le début semble devoir être rapporté à une peur. Voici la description d'un groupe d'attaques.

Le premier phénomène observé est l'émission d'un cri faible ; avant qu'il ne se termine, les membres droits et les muscles du cou et de la nuque sont pris d'une rigidité tétanique, presque en même temps, les membres gauches se contracturent aussi un peu, mais très peu. Le cou se tuméfie au niveau du corps thyroïde. Quatre ou six secondes après, le membre thoracique droit et la tête sont agités de secousses vives et rapides, les joues et les lèvres sont repoussées violemment par l'air expiré, comme dans l'action de fumer la pipe, les membres gauches ne prennent pas part aux secousses. Ceux-ci se relâchent d'abord, les droits ensuite. Aussitôt les membres devenus flasques, nouveau cri analogue au premier annonçant une nouvelle attaque pareille à la première et ces attaques

1. *Progrès médical,* 1884, page 755.

se répètent d'une façon subintrante et constituant ainsi de véritables séries durant de 12 à 30 minutes.

Avant la fin de chaque série, la malade semble regarder quelque chose au loin pendant une à deux secondes, ce qui est pour CHARCOT une ébauche d'attitude passionnelle, qui n'est pas constante, ensuite 2 à 3 mouvements épileptiformes très courts, et enfin elle se réfugie brusquement au pied de son lit sous ses couvertures, cachant sa tête, couchée sur le côté gauche et complètement pelotonnée en boule ; quelques secondes après, elle ronfle 2 ou 3 fois et reste ainsi contre le pied du lit plusieurs minutes sans bouger, puis reprend connaissance, se plaint beaucoup de sa tête, se met à pleurer et se recouche convenablement. Peu après, elle cause librement et se met à rire. Les groupes d'attaques sont séparés les uns des autres par un intervalle à peu près égal à leur durée ; une impression subite quelconque peut les provoquer.

Une première série d'attaques a eu lieu du 15 au 29 avril, le nombre de ces attaques augmentant à peu près tous les jours ; le nombre total a été de 4 506, le minimum d'attaques observées dans un groupe pendant cet état de mal est de 84, le maximum est de 537.

La durée d'un groupe a varié de 12 à 22 minutes.

Du 2 au 16 juin la malade est reprise d'une nouvelle série d'attaques absolument pareilles, subintrantes, se succédant parfois si vite qu'on a peine à les compter. Le chiffre total des attaques de cette série est de 17 082, beaucoup supérieur au précédent. Le minimum d'attaques observé dans un groupe est de 113, le maximum est de 176. La durée d'un groupe a varié de 16 à 50 minutes.

Dans l'intervalle de ces deux séries, la malade a eu de grandes crises d'hystérie, avec prédominance de la période épileptoïde ou de la période d'attitudes passionnelles avec délire posthystérique.

Dans ce cas, la *convulsion hystérique épileptiforme est surtout hémiplégique.*

Je relate encore une observation dans laquelle le *spasme convulsif épileptiforme hystérique affecte parfois le type monoplégique.* Elle est relatée par BALLET, je la résume.

Il s'agit d'une jeune fille de 18 ans. A l'âge de dix-sept ans, à la suite d'une vive contrariété, elle eut une attaque avec perte de connaissance qui se serait accompagnée de paralysie du bras gauche. Les attaques se sont reproduites à plusieurs reprises. En même temps, souvent toux hystérique aboyante qui dure parfois des journées entières. Elle entre au service de CHARCOT en janvier 1889.

Elle a deux variétés d'attaques. Les unes nettement hystériques sont caractérisés par une aura douloureuse crânienne ou une raideur du bras gauche. A la suite, tremblement, claquement de dents, froid, perte de connaissance. Puis gesticulations et contorsions, parfois pleurs, cris ou rire. Puis hallucinations, elle croit être en chemin de fer, ou en voiture, fouette les chevaux, ou bien aperçoit des araignées noires, etc., ces attaques durent de 10 minutes à plusieurs heures.

Les autres attaques qui nous intéressent ici consistent en des spasmes convulsifs du membre supérieur gauche. Ces spasmes s'accusent de la façon suivante : le membre se raidit, l'avant-bras se fléchit sur le bras, puis se contourne derrière le tronc, en s'appliquant fortement contre la poitrine, au point de déterminer une douleur assez vive. Presque en même temps la tête s'incline vers la droite. Dans une seule matinée on a vu ce manège du membre supérieur gauche se reproduire six fois de suite. Puis le spasme convulsif a été remplacé par une sorte de tremblement.

D'autres fois les convulsions du bras ne s'accompagnent pas de perte de connaissance. Mais dans quelques cas, elles sont suivies des attaques que nous avons décrites plus haut, avec délire et hallucinations.

Dans ces deux observations, la nature hystérique des crises qui ressemblent par quelques-uns de leur caractère à de l'épilepsie jacksonienne n'est pas douteuse.

Ces exemples divers montrent combien variables dans leurs allures sont les appareils symptomatiques nombreux, convulsions toniques ou cloniques, mouvements rythmiques ou désordonnés, rappelant parfois l'épilepsie générale ou partielle, état de mal épileptiforme, spasmes, délire, hallucinations, somnambulisme, sommeil, défaillances, contracture, dyspnée, angoisse douloureuse, etc., dont l'évolution a lieu sous forme d'accès courts ou prolongés, à intervalles éloignés ou rapprochés, parfois subintrants, tous symptômes purement dynamiques, psychonerveux, affectant tous les domaines psychiques, nerveux, fonctionnels, accès polymorphes qui constituent ce qu'on appelle les crises d'hystérie.

En compulsant 120 observations, je trouve les variétés suivantes de crises :

Convulsions, 67.

Défaillances nerveuses (sidération physique et psychique sans sommeil), 41 ; avec spasmes, 3 ; avec dyspnée, 1 ; avec hallucinations, 1.

Spasmodiques (prédominance de boule, constriction laryngée, oppression, sans convulsions ni grands mouvements), 10.

Sommeil simple avec résolution complète, 1 ; avec trismus, 2 ; avec contracture généralisée, 5 ; entre-coupé de spasmes convulsifs, 1 ; avec dyspnée, 1.

Contracture générale sans sommeil avec dyspnée, 1.

Crise dyspnéique, 2.

Crises de polypnée, tachycardie, anxiété doulou-reuse, délire, 1.

Crises de secousses, tremblement, délire, halluci-nations, 1.

Certains de ces sujets ont eu des variétés diverses, tantôt une crise de sommeil, ou de défaillance, tantôt une crise convulsive.

Ces chiffres, d'ailleurs, ne peuvent pas servir à éta-blir la fréquence relative de chaque variété de crises, car il s'agit surtout d'observations prises à l'hôpital et les malades à crises bénignes quand elles ne sont pas très fréquentes, n'entrent généralement pas à l'hô-pital, tandis que les grandes crises convulsives, les crises de sommeil prolongé ou de défaillance prolon-gée et répétées, qui impressionnent vivement l'entou-rage des malades, viennent habituellement se sou-mettre à un traitement hospitalier.

Sur ces 120 malades, 7 seulement n'ont eu qu'une

crise, les autres ont eu des crises répétées. Il faut tenir compte de ce que les hystériques n'entrent en général à l'hôpital que quand leurs crises sont sujettes à répétition. Les sujets qui n'ont qu'une seule crise accidentelle, ou une crise à des intervalles éloignées, sont excessivement nombreux.

CHAPITRE IV

DE L'AURA ET DES ZONES HYSTÉROGÈNES

Aura ovarienne. — Auras de sièges et de natures divers. — Zones hystérogènes. — Influence de la suggestion sur leur production. — Compression de l'ovaire.

Nous avons vu que certains phénomènes précédant immédiatement l'attaque constituent ce qu'on appelle l'*aura hysterica*. C'est le plus souvent une sensation douloureuse partant de la région abdominale inférieure, quelquefois de l'épigastre. La constriction épigastrique, la boule, la strangulation, consécutives à cette sensation sont déjà considérées comme des manifestations de la crise commencée qu'elles peuvent d'ailleurs inaugurer, sans être précédées de l'aura. Celle-ci peut avoir son siège dans une autre région et consister en sensations diverses. Une douleur syncipitale brusque ou exacerbée, dite *clou hystérique*, un vertige, un bourdonnement d'oreilles, une sensation de fourmillement, d'engourdissement, de crampe, de douleur dans un membre ou dans une région quelconque, une anxiété précordiale douloureuse, etc., peuvent constituer l'aura.

Dans une de nos observations, c'est une douleur

sous-mammaire gauche avec irradiations dorsales qui fut suivie d'étouffement et de défaillance hystériques.

Chez un malade affecté de névrose traumatique avec cépalée, vertiges, battements dans les oreilles, c'est l'exagération de ces battements qui prélude à la crise convulsive.

Une autre avait une sensation de pieds rivés au sol, puis une lourdeur constrictive des poignets suivie immédiatement du sommeil hystérique.

Chez une autre, c'est une sensation de chatouillement à la partie supérieure du sternum et une forte douleur au synciput qui constituent l'aura de la crise de sommeil convulsif.

Chez un jeune homme syphilitique qui avait deux ulcérations à la verge et un phimosis congénital avec écoulement purulent par le prépuce, l'attaque de grande hystérie débutait par une sensation de boule qui partant de l'extrémité de la verge, remontait dans la région inguinale gauche, passait à la face postérieure du tronc en contournant l'os iliaque, pour atteindre le rachis le long duquel elle s'élevait jusqu'à la sixième vertèbre dorsale. Il se produisit ensuite une sensation de chaleur et de vertige, puis la perte de connaissance.

Mais l'aura la plus fréquente, d'après les auteurs, celle qui est classique, c'est l'*aura ovarienne* qui consiste dans une ovarialgie, douleur plus ou moins vive, quelquefois spontanée, d'autres fois seulement déterminée par la pression. Elle existerait à l'intersection de la ligne horizontale des épines iliaques antérieures et supérieures et des lignes perpendiculaires qui limitent latéralement l'épigastre. Ce point correspondrait à l'ovaire. Cette région serait une zone hystérogène. Sa pression détermine une douleur locale avec irradiations douloureuses vers l'épigastre, quelquefois avec nausées et vomissements. Viennent ensuite des palpitations et de la tachycardie, puis la sensation caractéristique de boule cervicale. Des troubles céphaliques décrits par CHARCOT, sifflement de l'oreille du côté de l'ovaire comprimé, coups de marteau dans la région temporale correspondante, et obnubilation visuelle du même côté, peuvent compléter le tableau. Si la compression continue, le sujet perd conscience et la crise convulsive éclate.

FÉRÉ aurait même constaté deux fois pendant la grossesse le déplacement des points douloureux ovariens qui subissaient un mouvement d'ascension proportionnel au développement de l'utérus gravidique, et après l'accouchement, il aurait constaté la descente de la même ovarialgie, proportionnelle à l'involution utérine.

Cette précision dans la topographie de l'aura et la description des phénomènes dus à la pression de la zone hystérogène n'est certainement pas exacte ; elle est œuvre de l'*exploration suggestive médicale.*

Voici ce que j'ai toujours observé. Les hystériques présentent souvent une douleur abdominale très vive spontanée ou à la pression soit d'un côté, soit des deux, ordinairement prédominante d'un côté. Cette douleur est souvent plus vive à la partie inférieure de l'abdomen ; mais d'autres fois c'est à la partie supérieure, épigastrique ou hypocondriaque qu'elle a son maximum d'intensité. Elle est d'ordinaire assez diffuse, rarement exactement localisée dans un point. Si on comprime légèrement cette région douloureuse, la douleur s'exagère et peut engendrer les phénomènes de l'aura plus ou moins développés jusqu'à l'attaque complète. Quelle que soit la partie de la région diffuse sensible qu'on comprime, les mêmes phénomènes se manifestent ; je n'ai pas constaté que le point ovarique fût plus hystérogène que les régions avoisinantes.

Pour peu que l'abdomen soit un peu sensible chez un hystérique, soit spontanément, soit à la suite légère pression exploratrice, et il est rare qu'il ne le soit pas, ou ne le devienne pas, *on peut chez la plupart créer des points hystérogènes à volonté.* Sur les hystériques qui entraient dans mon service d'hôpital, je faisais toujours devant les élèves l'expérience suivante. Elles accusaient une douleur abdominale ou bien je la provoquais par exploration suggestive. Alors je leur dis : « Je vais chercher l'endroit qui vous fait mal », et je presse au hasard légèrement sur la région ombilicale par exemple, en disant : « Là est la douleur. » Le sujet en effet pousse des cris, accuse une sensation très vive, avec irradiations épigastriques, oppression. Si j'insiste, une ébauche de crise, ou une crise complète peut éclater. Je touche alors le point ovarique lui-même, en disant aux élèves : « Ici je puis presser fort. Il n'y a pas de douleur. » Et je comprime profondément, naturellement sans violenter : le sujet ne manifeste rien. Je puis créer la zone hystérogène ailleurs, par exemple au niveau des derniers espaces intercostaux. Chez les hommes névropathes ou hystériques, je crée par la même exploration suggestive une pseudo-ovarialgie qui peut éveiller par compression une série de symptômes hystériformes.

Je ne conclus pas que l'ovaire ne puisse être le point de départ de l'hystérie, ni que la région ovarique ne puisse être particulièrement douloureuse et hystérogène; j'affirme seulement que son rôle n'est pas prédominant et que l'*ovarialgie constante et nettement localisée est presque toujours un phénomène de suggestion médicale.*

Outre l'ovaire on a décrit d'autres zones hystérogènes sur le tronc, au niveau du sternum, dans les espaces intercostaux, au-dessous de l'extrémité externe des clavicules, au-dessous des seins, dans les glandes mammaires, sur certaines apophyses épineuses cervicales et dorsales, à la partie centrale des flancs, au pli de l'aine, au creux poplité, aux malléoles, etc.; elles seraient plus fréquentes à gauche qu'à droite, en avant qu'en arrière. PITRES, suivant leur siège, les divise en zones cutanées, sous-cutanées et viscérales; les secondes siègent dans le tronc nerveux, car la compression des troncs qui se rendent à la zone sous-cutanée provoque l'attaque.

La vérité est que toutes ces zones, si laborieusement étudiées et définies, n'ont rien de précis. Beaucoup d'hystériques névropathes ont des douleurs, sous forme de points, de zones ou d'hyperesthésie diffuse; ces douleurs, lorsqu'elles sont psychonerveuses ou du moins exagérées par le psychisme, peuvent se systématiser et se localiser par l'exploration médicale. Or la pression de toute région douloureuse chez les hystériques peut réveiller les manifestations de la crise. De plus on peut chez la plupart, je le répète, créer des points douloureux à volonté, de toutes pièces, non seulement sur l'abdomen, mais sur tout le corps. Je presse un point quelconque du corps, en disant : « Ici vous n'avez pas de mal. » Le sujet n'exprime rien. Je presse un autre point, en disant : « Ici vous avez mal. » Le sujet crie, et si j'insiste, peut faire une crise ébauchée ou complète. On peut ainsi chez les hystérisables fabriquer des zones hystérogènes, comme on fabrique chez les hypnotisables des zones hypnogènes.

La compression de l'ovaire ou d'une autre zone hystérogène peut donc déterminer la crise; ce sont les sensations douloureuses émotives qui déclenchent ce mécanisme réflexe hystérique, et elles le déclenchent d'autant plus facilement que l'expérience a été répétée plus souvent et que l'habitude du réflexe dû à cette manifestation a été incarnée dans l'organisme par une sorte d'autosuggestion. Si la compression de la zone, pendant la première expérience, reste inefficace, il suffit d'y ajouter la suggestion, c'est-à-dire l'affirmation des phénomènes initiaux de la crise, pour provoquer celle-ci.

La compression de l'ovaire ou de la zone hystérogène pendant une crise spontanée peut aussi souvent enrayer celle-ci.

Richer dit encore que lorsqu'une hystérique présente plusieurs zones hystérogènes, l'attaque produite par la pression de l'une peut être arrêtée par la pression de l'autre. Mais il est facile de constater que la pression de la même zone peut, au gré de l'opérateur, provoquer ou suspendre la crise. Sans doute cette inhibition peut être due à de nouvelles sensations douloureuses qui occupent le sensorium et font diversion au mécanisme cérébral hystérogène. Telle une révulsion énergique ou simplement la peur salutaire du fer rouge a pu enrayer certaines crises. Mais cette compression, de même que les autres procédés physiques ou psychiques, ne réussit pas toujours ; elle réussit surtout lorsque le sujet sait ou devine pour l'avoir vu faire chez d'autres, qu'elle a pour but d'enrayer la crise ; elle a surtout une action suggestive, car comme nous le verrons au chapitre thérapeutique, les crises d'hystérie les plus violentes peuvent toujours ou presque toujours être arrêtées par la simple suggestion verbale.

CHAPITRE V

MÉCANISME PATHOGÉNIQUE ET ÉTIOLOGIE DES CRISES D'HYSTÉRIE

Émotions et réaction psychodynamique exagérée. — Hystérabilité. — Observations d'hystérie émotive accidentelle. — Répétition des crises par nouvelles émotions ou par auto-suggestion émotive. — Observations d'hystérie par émotivité due à
des états morbides divers : anxiété native, neurasthénie, psychoses, psychasthénie juvénile d'évolution, chorée, épilepsie,
maladies organiques du système nerveux. — Exemple de tumeur cérébelleuse hystérogène. — Maladies organiques diverses : coliques hépatiques, ostéomyélite, salpingite, troubles
gastriques, cardiaques, respiratoires, fièvre typhoïde, grippe,
syphilis, etc. — L'émotivité est la seule cause dans ces états
morbides. — Prédominance féminine.

J'arrive maintenant au chapitre le plus important
de cette étude, celui qui donne toute ma conception.
Quel est le mécanisme pathogénique, quelle est l'étiologie des crises ?

*Ces crises, grandes et petites, dans leurs diverses
et nombreuses formes, ne sont que l'exagération d'un
phénomène habituel d'ordre psycho-physiologique,
d'origine émotive.*

Sous l'influence de certaines émotions, nous sommes tous susceptibles de phénomènes rappelant les
crises d'hystérie. Un tel, par exemple, à la suite d'une

colère ou d'une frayeur, suffoque; la gorge est serrée, le thorax est comme comprimé dans un étau, la face est injectée, le corps tremble et est agité de petites secousses. Puis tout s'apaise et l'équilibre se rétablit. N'est-ce pas une petite crise d'hystérie strangulatoire et convulsive en miniature?

Tel autre, sous l'effet d'un choc émotif, reste un instant comme interdit, frappé de stupeur, inerte sans parole et sans mouvement. C'est une petite crise de défaillance hystérique.

Tel autre tombe en résolution, sans conscience et se ressaisit rapidement; c'est de la pseudo-syncope ou sommeil hystérique.

Tel autre reste comme raidi et figé par l'émotion; il ne peut desserrer les dents pendant un instant; c'est de la contracture hystérique en miniature.

Tel enfin divague, délire, vocifère, s'agite avec de grands gestes, puis se retrouve; c'est une ébauche de délire hystérique.

Ajoutez à cela des symptômes nerveux divers, céphalalgie, anxiété précordiale, oppression, douleurs, brisement dans les membres, battements de cœur, impotence, contractures partielles, tics, hoquet, etc., que les émotions peuvent développer; ce sont là des *psychonévroses émotives* que certains appellent *hystéries locales*.

Ces réactions sont variables suivant les individualités et aussi suivant l'agent émotif. A chaque individualité psychique appartiennent ses modes de réaction à l'égard de certaines émotions spéciales. Chaque instrument vibre à sa façon à l'unisson des influences adéquates.

Lorsque ces réactions ou appareils symptomatiques que nous sommes tous susceptibles de manifester à un certain degré s'amplifient en intensité et en durée, lorsque le syndrome général nerveux provoqué par une émotion spéciale, au lieu de se résoudre spontanément, comme chez la plupart, dégénère au contraire en crise intense ou prolongée, dyspnéique, strangulatoire, convulsive, délirante, résolutive, pseudo-syncopale, cette réaction constitue ce qu'on a coutume d'appeler une crise d'hystérie.

Au lieu de produire une crise, le choc émotif peut produire des troubles somatiques ou psychonerveux variables, je le répète, des battements de cœur, une migraine, une vraie syncope, de la diarrhée, des vomissements, de l'ictère, de l'aphonie, une contracture, etc. Ces phénomènes peuvent d'ailleurs s'associer aux crises. Chaque organisme réagit avec sa diathèse. Il en est qui réagissent par des crises ; *ils sont hystérisables* ; ils ont un appareil symptomatique hystérogène qui peut être actionné par une émotion.

D'autres ne peuvent pas réaliser de crises d'hystérie, même par l'émotion la plus violente ; *ils ne sont pas hystérisables* ; ils ont d'autres manifestations émotives, que nous n'appelons pas hystériques, bien qu'elles soient d'origine émotives. Un ictère ou une diarrhée émotive, par exemple, ne sont pas hystériques. La crise d'hystérie est un syndrome spécial, dont l'évolution orageuse, dynamique, passagère, sous forme d'accès, sans lésion organique, a frappé les observateurs depuis l'antiquité ; c'est un mode de réaction psychodynamique spéciale par accès que présentent certains organismes. *Un hystérique est un sujet qui exagère certaines réactions psychodynamiques et les traduit sous forme de crises ; c'est un sujet apte à faire des crises d'hystérie.*

Je n'explique rien ; j'énonce une vérité clinique d'observation et d'expérience.

Toutes les transitions existent d'ailleurs entre l'ébauche d'hystérie à peine esquissée qu'on peut appeler normale puisqu'elle existe chez tous, et la grande hystérie convulsive suffocante qu'on peut appeler la grande hystérie, qui n'existe que chez quelques-uns, entre la défaillance résolutive momentanée et le sommeil hystérique prolongé, entre la crispation passagère des membres et l'attaque de contracture, entre la divagation d'un moment et le délire hallucinatoire hystérique.

A l'origine de toute crise d'hystérie on trouve un *élément émotif* qui actionne l'appareil symptomatique hystérogène quand il existe, *autrement dit qui développe ce réflexe exagéré chez les sujets hystérisables.*

Cette conception de la nature émotive de la crise d'hystérie, telle que je l'avais exposée[1], paraît avoir été admise à la réunion des Sociétés de neurologie et de psychologie de 1909-1910.

« En somme, à mon avis, dit Henri CLAUDE, la crise hystérique est avant tout une réaction émotive. Les éléments qui constituent le syndrome doivent être considérés comme des manifestations spontanées, naturelles, exagérées par le fait de la constitution spéciale du système nerveux de l'individu et qui donne à

---

1. Conception du mot hystérie, BERNHEIM. O. Doin, 1904.

l'hystérique sa constitution pathologique. Prenons en effet un des éléments de la crise, comme l'arc de cercle, qui a été considéré comme un des traits les plus typiques de la crise ; c'est une attitude presque banale due à la contraction associée des muscles sacro-lombaires et des cuisses, que l'on retrouve chez l'enfant, chez le nourrisson même qui « font une colère ». Cette attitude n'est qu'une déformation artificielle d'un mouvement de défense naturelle et due à la mise en jeu de certains groupes musculaires dont l'activité prédomine sur les autres au cours d'un paroxysme d'hypertonie musculaire qui est un des épisodes de la crise hystérique. »

L'émotion génératrice de la crise peut être due à un incident du monde extérieur. C'est l'*hystérie simple ou accidentelle* que je vais examiner d'abord.

Une femme, plus rarement un homme, à la suite d'une émotion, frayeur, colère, chagrin, douleur, etc., a une crise de nerfs, c'est-à-dire un des appareils symptomatiques auxquels on donne ce nom. Notre femme qui fait une vraie crise actuellement peut avoir eu antérieurement des ébauches de crises qui n'ont pas abouti. Cette fois, soit que la cause émotive ait été plus intense, soit que l'organisme ait été plus prédisposé en raison d'une dépression morale particulière due par exemple à la période menstruelle, la réaction est exagérée et atteint les proportions d'une crise plus ou moins violente.

Puis la crise terminée, tout est fini. Elle ne se reproduit pas.

C'était *un simple accident,* une *réaction vive à la*

suite d'une émotion spéciale. Le sujet d'ailleurs peut n'avoir aucune autre manifestation. Cette crise, on le voit, est émotive ; la suggestion n'y est pour rien.

D'autres fois la crise n'est pas unique ; elle *se reproduit soit par une nouvelle émotion analogue à la première, soit par souvenir émotif de la première crise, c'est-à-dire par autosuggestion.* L'image psychique de la première crise accidentellement provoquée par une émotion reste inscrite dans le cerveau et redevient accès chaque fois qu'elle est évoquée avec l'émotion corrélative ; toute suggestion comporte un élément émotif.

Elle se reproduit plus ou moins suivant que le sujet est plus ou moins hystérisable.

Cette *hystérisabilité* ou aptitude de l'organisme à réaliser la crise se perfectionne par l'habitude, comme tous les réflexes, comme toutes les modalités nerveuses qui déviennent des réflexes automatiques, une fois assimilées par le système nerveux. Une vraie *diathèse hystérique* se développe, qui peut être considérée comme une maladie.

Chez certains sujets la moindre émotion, quelle qu'elle soit, déchaîne la crise.

Chez d'autres, il faut une dépression organique préalable ou une émotion spéciale, spécifique, adaptée à l'individualité. Tel ne réagira que par la colère et supportera très bien une douleur ou un chagrin ; tel ne réagira que par une frayeur spéciale, la vue d'un mort, par exemple, ou par une impression brusque contre laquelle il n'aura pas eu le temps de se cuirasser. Chacun de nous n'a-t-il pas ses émotivités spéciales ? Ne voit-on pas des hommes courageux, peu impressionnables en général, être pris de défaillance ou de tremblement nerveux, à la v.. d'une vipère, par exemple, alors qu'ils supportent sans broncher des sensations qui devraient être plus impressionnantes? Ce sont des *idiosyncrasies morales*.

L'aptitude hystérique n'est d'ailleurs pas en rapport avec l'impressionnabilité nerveuse générale. La plupart des neurasthéniques ne font pas de crises.

Beaucoup de neurasthéniques ne sont pas hystériques ; je ne dis pas qu'ils ne sont pas nerveux. Tel sujet très nerveux, très émotif, d'une sensibilité excessive ne peut pas faire de crises de nerfs ; il peut, à la suite d'une émotion, avoir une indigestion, un vomissement, une syncope, un battement de cœur, une céphalée, une crampe d'estomac, mais il ne réalise pas de crise d'hystérie. *L'hystérisabilité n'est pas proportionnelle ou nervosisme.* Tel autre peu impressionnable, en général, réagit par une crise de nerfs à l'égard de certaines émotions spéciales.

On comprend maintenant ce que je veux dire par ces mots : *pour avoir une crise d'hystérie, il faut avoir un appareil symptomatique hystérogène*, de même que pour avoir un tic nerveux, des vomissements nerveux, une pseudo-tympanite nerveuse, un hoquet spasmodique, il faut avoir un appareil nerveux susceptible de réaliser ces syndromes.

Les sujets chez lesquels s'est développée par émotivité et autosuggestion la diathèse hystérique peuvent être bien portants dans l'intervalle de leurs crises ; aucune autre manifestation. Chez d'autres, des symptômes autres coexistent qui peuvent être primitifs ou consécutifs aux crises. L'émotion qui provoque l'accès

peut produire en même temps des perturbations diverses, nerveuses ou somatiques, anxiété, insomnie,
cauchemars, gastro-entérite, neurasthénie, des psychonévroses diverses.

Quelquefois ces manifestations précèdent la crise.
Ce n'est qu'après un certain temps, heures ou jours,
peut-être même sous l'influence de ces malaises prolongés, que l'émotion concentrée et accumulée réagit
par la crise.

D'autres fois la crise est la première manifestation
de l'émotion et les autres symptômes surajoutés sont
consécutifs. L'image psychique de la crise sans cesse
présente à l'esprit peut entretenir de l'anxiété, des
phobies, une sensation presque continue de boule ou
d'oppression subjective ; une série de troubles fonctionnels peut être engendrée à la faveur de cet état
psychique survivant à la crise. La plupart de ces troubles d'ailleurs, psychonerveux ou émotifs, coexistant
avec la diathèse hystérique, primitifs ou consécutifs,
à condition qu'ils soient simplement psychonerveux,
et nous reviendrons plus tard sur la signification que
je donne à ce mot, sont, comme la crise elle-même,
justiciables de la psychothérapie.

<h1 style="text-align:center">A</h1>

Donc *hystérie simple d'origine émotive constituée
par une seule crise accidentelle* qui ne se renouvelle
pas, ou *hystérie simple émotive à répétitions*, dont les
accès se renouvellent par de nouvelles émotions ou
par autosuggestion émotive, telle est la première variété d'hystérie.

Quelques observations pour démontrer cette assertion.

1°

*Crise unique provoquée par une vive colère pendant
la menstruation* (Obs. due à mon interne le D^r AM-
SELLE, extraite de sa thèse).

H..., 20 ans, ouvrière en confection, sans antécédents héréditaires, toujours bien portante, gaie et en-
jouée, réglée à 12 ans régulièrement, mère à 17 ans.
Le 20 avril 1906, étant réglée, passant la soirée dans
un bal public, elle eut une vive discussion avec son
ami qui la menaça de la gifler; elle eut peur et ne répondit rien. Après cette scène le couple se rendit dans
une brasserie.

Elle entre, muette, très contrariée et s'assied. Au
premier mot que lui dit son ami, elle est prise d'une
crise convulsive très violente, hurlant, agitant bras et
jambes, et renversant tout ce qui se trouvait à sa portée, puis elle se roule sur la banquette.

Étant présent, dit mon interne M. AMSELLE, je fais
l'inhibition de la crise. Je prie les personnes qui l'entourent de se retirer; j'affirme que cela n'est rien, que
la crise va cesser; puis m'adressant à la jeune fille, je
lui dis : « Asseyez-vous, votre crise est terminée, c'est
fini. » Deux minutes après le début de la crise, elle
était inhibée.

Je prie la malade de venir à l'hôpital le lendemain ;
je l'examine et ne constate aucun stigmate d'hystérie,
ni anesthésie, ni rétrécissement du champ visuel ; je
lui affirme qu'elle n'aura jamais plus de crises et je lui
apprends à faire l'inhibition, comme je l'ai vu faire à
M. BERNHEIM,

Je la revois le 25 novembre 1906 ; elle n'a plus eu de crise, malgré de nouvelles discussions avec son ami.

L'observation suivante est aussi due au Dr AMSELLE.

Crise unique due à la colère. — Aphonie nerveuse.

Mme X..., aubergiste à la Voivre (Vosges). En août 1906, étant à Saint-Dié, je fus appelé auprès d'elle à cause d'une aphonie greffée sur une grippe, avec coryza et angine.

C'est une femme bien constituée, mère de trois enfants bien portants, régulièrement menstruée, ayant toujours été nerveuse. Elle est un peu agitée, ne tient pas en place, cause toujours sans voix ; je suppose qu'il s'agit d'une aphonie nerveuse greffée sur une laryngite grippale, c'est-à-dire de l'exagération psycho-nerveuse d'un enrouement. En affirmant à la malade que la voix va revenir grâce à un massage du larynx, comme je l'avais vu faire par M. BERNHEIM, et massant légèrement les deux côtés du cou, je constatai que l'aphonie qui était complète fit retour à une voix assez distincte, et au bout d'un quart d'heure, elle était presque normale, restant un peu voilée.

J'apprends alors que la malade a eu une crise nerveuse il y a trois mois pour la première fois dans les circonstances suivantes. Elle est aubergiste et lors de la fête du village, avait été très fatiguée. Pendant deux jours elle dut se surmener et se coucher tard.

Le surlendemain de la fête, vers minuit, elle voulut fermer et congédier les consommateurs. Quelques-uns s'y refusèrent et s'entêtèrent à rester, malgré ses sollicitations et les règlements de police. Une discussion violente s'ensuivit ; la malade eut une violente colère à un moment donné, une sensation de constriction à la gorge et tomba à terre, se débattant et criant. La crise dura une demi-heure environ, puis la malade revint à elle.

Depuis elle n'a plus eu de crise, mais s'énerve facilement et est devenue irritable.

Les observations analogues sont excessivement fréquentes. Il est peu de femmes qui n'aient pas eu dans leur vie une crise nerveuse accidentelle plus ou moins accentuée, à la suite d'un violent choc émotif.

2°

Dans les observations suivantes, *les crises d'origine émotive se renouvellent par de nouvelles émotions.*

Crise consécutive à une émotion due à une discussion et se renouvelant par la même émotion.

X..., 21 ans, domestique, entre au service le 26 février 1904. Sans antécédents héréditaires importants, réglée à 14 ans, elle a été à ce moment affectée de chlorose pendant plusieurs mois. Elle a toujours été craintive et peureuse. Chaque émotion lui provoque une boule qui monte de l'estomac vers la gorge, l'étouffe, l'oblige à sortir pour prendre de l'air pendant un quart d'heure environ ; elle pleure très facilement.

Son frère lui cause beaucoup d'ennuis depuis trois mois ; aussi est-elle devenue plus nerveuse, au point qu'elle a été obligée d'interrompre son travail, dit-elle.

Il y a un mois, son frère voulut la frapper après une violente discussion. Une heure après, comme elle était

5.

en train de fendre du bois, elle songea aux menaces qu'il avait proférées contre elle ; elle sentit une boule remonter vers la gorge ; la sensation de strangulation qu'elle avait souvent devint plus intense ; et pour la première fois, elle eut une crise, tomba à terre, faisant de grands mouvements des bras et des jambes, plus violents aux membres supérieurs ; les yeux étaient fermés ; elle ne percevait plus les impressions du monde extérieur. La crise dura dix minutes. Après, la malade se sentit fatiguée et alla dormir pendant une heure.

Toute la semaine qui suivit, une crise apparut chaque fois qu'elle eut une discussion avec son frère.

La malade a peur la nuit, croit toujours voir son frère, est obsédée par cette idée.

Traitée par suggestion, la malade reste trois semaines au service, n'a plus de crise et sort en bonne disposition.

Crise émotive répétée par émotion. — Aphonie nerveuse. — Guérison par éducation suggestive.

X..., âgée de 14 ans, entre au service le 17 janvier 1903 , c'est une pupille de l'assistance publique qui depuis l'âge de 8 ans est sujette à des accès de constipation opiniâtre durant parfois plus de 10 jours et suivis de débâcle intestinale.

En janvier 1902, immédiatement après avoir été grondée, elle a une crise nerveuse avec sensation de boule montant à la gorge, cris et grands mouvements. Depuis les crises se renouvellent souvent à la suite d'impatiences ou de contrariétés. La dernière est survenue quatre jours avant son entrée, à la suite d'un énervement.

Je provoque une cr   e avec secousses, raideur intermittente des membres supérieurs, contracture permanente des membres inférieurs, cris, dyspnée.

J'inhibe la crise et je suggère à la malade de ne plus en avoir.

Malgré la suggestion, deux heures après, crise durant vingt minutes, pendant laquelle la malade cherche à mordre les personnes qui l'approchent.

Elle a encore des crises jusqu'au 4 février. A partir de ce jour, elle a appris par l'éducation suggestive à les inhiber ; elle sort le 6 février et rentre le 16 pour une constipation opiniâtre datant de plus d'une semaine et de l'aphonie nerveuse, qui cède à la suggestion verbale ; mais elle n'a pas eu de crise.

Elle revient au service en juillet 1906, restant anémique, impressionnable, suggestible. Mais elle n'a plus eu de crise depuis trois ans et demi.

Crise à la suite d'ennuis. — Nouvelles crises par contrariété.

X..., giletière, 47 ans, entre au service le 19 avril 1905 ; mère de trois enfants bien portants ; elle a toujours été nerveuse. Son mari est mort, après trois années de séjour à l'asile de Maréville. Pendant sa maladie, à la suite d'ennuis, elle a eu une première crise nerveuse qui a duré de six à dix heures du soir. Depuis, ordinairement à la suite de contrariétés, elle a eu six crises en quatre mois ; constriction thoracique, strangulation, grands mouvements, cris ; les yeux sont fermés ; elle entend tout ce qu'on dit autour d'elle. Ces crises durent quinze à vingt minutes.

A l'examen de la malade, je ne constate que de l'inappétence et de la dyspepsie ; des douleurs vives dans le ventre et les reins ; aucun stigmate. Je puis' provoquer une crise violente ; je lui apprends à faire l'inhibition de ses crises et la malade n'en a plus pendant les dix semaines qu'elle reste à l'hôpital.

Crise à 17 ans, suite de correction paternelle. Nouvelle crise à 22 ans après une altercation (Observ. relatée par le Dr AMSELLE).

H..., caporal, âgé de 22 ans, sans maladie antérieure, avait eu à l'âge de 17 ans, à la suite d'une correction un peu rude infligée par son père une crise de nerfs ; cris violents, chute, étouffements, cyanose, respiration haletante, convulsions des bras et des jambes ; la crise dura un quart d'heure, et fut suivie de larmes. N'a plus eu de crise depuis.

Le 20 octobre 1906, se trouvant dans sa famille, sans autorisation régulière, il rencontra sa maîtresse, eut une discussion avec elle à propos d'un enfant dont elle lui attribuait, à tort, selon lui, la paternité. Le frère de la jeune femme intervint dans la discussion qui dégénéra en bataille. Le caporal se défendit tout d'abord, puis réfléchissant que l'intervention de la police le mettait dans un mauvais cas, vu son absence illégale de la garnison, il eut le sentiment qu'il ne pouvait pas se défendre. Cette idée le suffoqua, il tomba à terre en criant et en pleurant. Ses adversaires s'enfuirent.

Il resta à terre pendant un quart d'heure environ, gémissant, hurlant, avec de grands mouvements désordonnés des membres, insensible à ce qui se passait autour de lui.

Mon interne AMSELLE qui rapporte cette observation se trouvant sur les lieux inhibe la crise et suggère au caporal de se lever et de rentrer chez lui.

A la maison, il se couche avec un violent mal de tête
qui disparaît par suggestion verbale. Une heure après
il rejoint sa garnison et continue son service sans nouvelle crise.

3°

*Les crises peuvent se répéter sans émotion nouvelle
par simple autosuggestion.* Voici des observations de
ce genre.

*Crise de sommeil hystérique à l'âge de six ans à la
suite de frayeur. — Nouvelles crises par autosuggestion.*

X..., 35 ans, entre au service pour une grippe le
7 décembre 1905. Mère de 8 enfants dont 7 vivants et
deux fausses couches, elle a été au service en 1898
pendant deux mois pour une bronchite bacillaire qui
est restée enrayée. On constate encore une induration
du sommet droit, avec dyspepsie, dilatation d'estomac,
métrite chronique, face pâle. Depuis quinze jours,
grippe avec coryza, céphalée, toux, points de côté,
amaigrissement ; peu de fièvre.

La malade a toujours été nerveuse, anxieuse, craintive ; on ne trouve aucun stigmate classique. Elle a
des crises depuis l'âge de six ans. Elle revenait de
l'école et rentrait chez ses parents, quand, dans l'escalier, un voisin manchot, le bras emballé dans des
bandages, se jeta sur elle en criant : « La bourse ou la
vie ». Elle eut peur et tomba en faiblesse.

Depuis ce moment elle a eu de fréquentes crises,
surtout au moment de ses règles et pendant ses grossesses ; leur nombre n'a jamais dépassé quinze par an.

Ces crises survenaient sans cause apparente, parfois pendant le travail ; elles débutaient par une sensation d'étouffement thoracique, puis un bâillement, ensuite perte de connaissance. Elle n'entend pas ce qui se passe autour d'elle, et quand elle reprend ses sens il lui semble qu'elle est dans un monde nouveau ; puis elle a des sueurs. Il n'y a pendant l'accès, ni tremblement, ni mouvements.

Elle a eu de ces crises dans la rue, au marché, à l'église.

Je puis déterminer une crise par suggestion ; la malade ferme les yeux, la tête se renverse en arrière, résolution complète ; le pouls reste normal, il n'y a pas de syncope. Je réveille la malade par suggestion ; elle ne se rappelle rien ; mais je puis réveiller les souvenirs.

La grippe guérit, et la malade n'ayant plus de nouvelle crise, rentre chez elle le 25 décembre.

Crise due à la colère répétée par autosuggestion et par de nouvelles émotions (Obs. recueillie par M. Amselle, interne du service).

X..., âgée de 18 ans, couturière, se présente à la consultation du service le 20 juin 1906, pour des crises nerveuses. Réglée depuis quatre ans normalement, elle a toujours été nerveuse, impressionnable, se mettant facilement en colère, frappant du pied, criant et gesticulant.

En avril 1904, après le repas du soir, elle travaillait à la confection d'une robe, quand sa sœur voulut lui faire faire certaines modifications à son travail. Elle se mit en colère, cria très fort et jeta la robe, le fil et les ciseaux à travers la chambre. En même temps, elle sentit une vive constriction à la gorge, la respira-

tion devint haletante ; il lui sembla que le repas ne
passait pas ; elle avait une sensation de pesanteur épigastrique et des nausées. Cet état dura dix minutes,
puis tout rentra dans l'ordre.

Elle dormit assez bien. Journée calme le lendemain.
Mais le soir après le repas, sans aucune raison, au
moment de reprendre son travail, elle fut prise d'une
sensation de strangulation, d'étouffement avec envies
de vomir comme la veille. Cet état dura cinq à huit
minutes, un peu moins longtemps que la veille.

Pendant quinze jours le soir, après le repas, ces
crises reparurent régulièrement, avec les mêmes symptômes. Puis elles cessèrent pendant trois mois.

Mais un soir, à six heures, en sortant de l'atelier,
elle eut une vive discussion dans la rue. Elle dormit
mal. Le lendemain elle se sentit mal à l'aise et à dix
heures, survint une crise d'étouffement avec constriction à la gorge, sans nausées, mais avec tremblement
des doigts et des mains. Cette crise dura cinq minutes,
et se reproduisit identique, pendant huit jours, le matin à 10 heures.

Puis elles changèrent d'heure et survinrent à quatre
heures de l'après-midi pendant trois mois ; la malade
ne sortait plus dans l'après-midi de peur de tomber.

Elles survinrent ensuite à huit heures du soir, pendant un mois.

Puis tout rentra dans l'ordre, et le calme continua
pendant un an.

Le 2 février 1906, à la suite d'une discussion à la
sortie de l'atelier, la malade rentre triste et taciturne ;
à la fin du repas, elle eut deux ou trois fortes respirations, suivies d'une sensation d'étouffement et de
défaillance ; elle avait les dents serrées, et de légers
tremblements des mains et des doigts ; elle semblait
sans connaissance.

Jusqu'au 8 février, même crise de défaillance tous les soirs après les repas.

Après deux ou trois jours d'interruption, elles reparurent et cessèrent de nouveau pendant quelques jours vers la fin d'avril.

Depuis le 25 mai, crise régulière tous les soirs après les repas. A partir du 12 juin, deux crises par jour matin et soir.

Le bromure et les douches froides restèrent inefficaces.

Malgré le caractère indocile et intraitable de la malade, elle fut en peu de jours guérie par la psychothérapie par M. Amselle qui la revit le 5 octobre, n'ayant plus eu aucune crise.

Dans cette observation, on voit la crise provoquée par la colère se répéter pendant des mois tous les jours à la même heure par simple autosuggestion, jusqu'à ce que la psychothérapie bien faite vînt apprendre au cerveau de la malade à inhiber cette autosuggestion instinctive.

Il en est de même dans le fait suivant.

Hystérie convulsive à la suite d'une frayeur. — Répétition des crises par autosuggestion. — Guérison par psychothérapie.

Une jeune dame de 23 ans, habitant Rio-Janeiro vint me consulter le 29 juin 1893 pour des crises d'hystérie datant de dix-huit mois développées à la suite d'une frayeur due à un accident de voiture, les chevaux s'étant emportés ; la dame ne fut pas blessée, mais seulement effrayée. Immédiatement elle eut une névralgie faciale droite à laquelle elle était sujette, et

deux heures après une crise d'hystérie d'intensité
moyenne. Pendant un an, elle eut sept à huit crises
par jour.

Au bout de six mois, un médecin du Brésil essaya
l'hypnotisme et parvint dès la seconde séance à guérir
la névralgie et le tic facial qui l'accompagnait. Mais
les crises continuèrent malgré l'hypnotisme en dimi-
nuant un peu de fréquence et d'intensité. Le mari em-
mène sa femme en Europe continuant lui-même à
l'hypnotiser avec la plus grande facilité. Les crises
étaient beaucoup plus courtes, mais persistaient. Elle
avait au minimum quatre crises par jour. Une crise
venait régulièrement à chaque repas, toujours au
second plat. En outre la moindre contrariété en rame-
nait une.

Toutes les médications échouèrent. Je fus le dix-
neuvième médecin consulté. CHARCOT l'avait été avant
moi.

Le 21 juin la malade vint chez moi. C'était une
femme impressionnable, mais très intelligente, d'une
grande distinction intellectuelle et morale, sans maladie antérieure, elle n'avait pas d'enfants. Arrivée dans
mon cabinet, elle eut une crise durant une minute seulement, mais avec perte de connaissance, occlusion
des yeux et secousses convulsives dans les quatre membres.

Elle fut rapidement guérie par un procédé de psychothérapie que je relaterai au chapitre thérapeutique.

*Crise due à une épouvante pendant la grossesse. —
Répétition des crises par autosuggestion aux époques correspondantes pendant la grossesse.*

X..., 48 ans, entre au service le 23 décembre 1902,
pour crises nerveuses. Elle est mariée et a eu 7 gros-

sesses. La première crise est venue à 21 ans, à la suite d'une épouvante au sixième mois de sa première grossesse. A partir de ce moment à chaque époque correspondant à la période menstruelle, elle eut une crise avec spasme épigastrique, étouffements, grands mouvements désordonnés, boule œsophagienne, perte de connaissance, le tout durant 10 minutes.

Il n'y eut pas de crises pendant la deuxième et la troisième grossesse.

Mais à la suite de contrariétés au moment de la réapparition de ses règles après la troisième grossesse, les crises se reproduisent à chaque époque menstruelle ; elles se continuent pendant la quatrième grossesse aux époques correspondantes.

Pendant le quatrième allaitement, elles cessent et réapparaissent après l'allaitement jusqu'à la cinquième grossesse, il y a 17 ans. A partir de cette grossesse, elles disparurent pendant neuf ans.

Elles réapparurent cependant pendant la septième grossesse, il y a huit ans, toujours à l'époque correspondant aux règles.

Depuis ce moment, crises à l'occasion de toute contrariété, se continuant pendant la ménopause qui a eu lieu il y a deux ans. A cette époque, elle en a eu une, entre autres, au moment du transfert de son mari à l'asile de Maréville ; elle en a chaque fois qu'elle va le visiter. Il y a huit jours, huit crises en une heure à la suite de contrariétés.

Le 21 décembre, onze crises subintrantes à la suite d'une désobéissance légère d'un de ses enfants : sensation d'étouffement, serrement à la gorge, raideur des membres, le tout pendant cinq minutes, suivi d'une crise de larmes. On voit que depuis la dernière grossesse, l'hystérisabilité a augmenté considérablement.

C'est une femme délicate, très nerveuse, qui n'a au-

cun trouble sensitif, ni anesthésie, ni rétrécissement
du champ visuel.

On provoque facilement une crise ; contracture en
croix, contorsions, pleurs. On arrête facilement la
crise.

Psychothérapie à partir du 22 décembre. La malade
n'a plus de crise et on ne peut plus en provoquer à
partir du 27 décembre, grâce à l'éducation suggestive.
Elle quitte le service le 6 janvier.

L'autosuggestion dans ce cas se manifeste surtout
pendant la période des époques menstruelles, ou
celles correspondantes de la grossesse ; il se développe une opportunité morbide qui rend alors l'autosuggestion plus efficace. A la dernière grossesse
la diathèse hystérique se perfectionne et les crises
développées à la moindre contrariété deviennent subintrantes, jusqu'à ce que la psychothérapie intervienne
efficacement, malgré l'ancienneté de cette diathèse.

Dans cette première série d'observations, c'est une
émotion accidentelle qui a fait une première crise
d'hystérie. Ce sont de nouvelles émotions ou l'autosuggestion qui ont déterminé de nouvelles crises et
créé parfois la diathèse hystérique. Toujours c'est le
psychisme actionné par un choc moral qui a provo-
voqué et entretenu le réflexe psychodynamique qui
fait la crise.

B

Dans une autre série de cas, *l'émotion génératrice
de l'attaque est due à une cause interne organique ou
fonctionnelle ; c'est une maladie préexistante qui fait*

l'anxiété hystérogène. Ces maladies ne constituent pas par elles-mêmes une hystérie interparoxystique ; elles évoluent habituellement sans crises. Chez certains sujets seulement, elles déterminent des crises surajoutées qui ne sont que des épiphénomènes.

Examinons quelques-uns des états morbides qui peuvent devenir *hystérogènes*. *Quelques observations serviront* à *la démonstration*. Ces états peuvent être simplement fonctionnels, nerveux, psychonerveux ou psychiques.

1° *L'anxiété nerveuse native*. Certains sujets naissent anxieux : leur impressionnabilité inquiète, émotive, peut être continue avec exacerbations. L'éducation suggestive et l'expérience de la vie peuvent augmenter leur force de résistance, les adapter dans une certaine mesure à leur propre nature, mais ne supprime pas la tendance innée constitutionnelle. Chez certains, l'anxiété n'est pas continue, ou reste habituellement légère, mais se manifeste surtout par des exacerbations ou des crises d'angoisse morale atroce, qu'on appelle névrose d'angoisse et que j'appelle plutôt psychose d'angoisse ; elles sont généralement rebelles à la psychothérapie. Or sur cette émotivité anxieuse exagérée, quelquefois par des causes accidentelles, peut se greffer chez certains une crise d'hystérie ; cela est l'exception. La plupart n'ont pas de crises ; ils ne sont pas hystérisables ; ils peuvent avoir d'autres réactions psychonerveuses.

Dans beaucoup de nos observations précédentes, l'émotion accidentelle hystérogène était greffée sur de l'anxiété nerveuse native.

Anxiété native. — Crises d'hystérie.

X..., 17 ans, bonne, entre au service le 12 novembre 1906. Enfant assistée, n'ayant pas connu ses parents, réglée à 10 ans, irrégulièrement, elle est sujette, depuis l'âge de 11 ans, à des sensations de défaillance, durant parfois quelques minutes, toujours au moment des époques, jusqu'il y a deux mois.

A ce moment, un jour qu'elle était très fatiguée, elle fut vivement impressionnée par l'arrivée imprévue de l'inspecteur des enfants assistés ; elle dut sortir à l'air pour éviter une faiblesse. Dans la soirée, elle ressentit au creux de l'estomac une vive douleur qui remonta le long du sternum, lui donnant une sensation d'étouffement ; elle perdit connaissance. Les dents étaient serrées avec une écume spumeuse à la commissure des lèvres. La crise dura une heure et ne céda qu'à l'arrivée du médecin.

Il y a quinze jours, sa maîtresse malade fit venir le médecin et lui demande aussi d'examiner sa bonne. Celle-ci s'enfuit et, à peine le médecin sorti, eut une deuxième crise d'une demi-heure.

C'est une jeune fille, à l'air timide et craintif, avec une scoliose dorsale droite très marquée ; elle ne présente aucun stigmate ; ni anesthésie, ni rétrécissement du champ visuel. On détermine facilement une crise par suggestion ; elle s'étend sur son lit, crispe les mains, les dents sont serrées, les yeux fixes, ouverts, la respiration irrégulière, entrecoupée de soupirs ; de temps en temps, petits mouvements convulsifs des bras et des jambes, avec tendance à la contracture. La crise finie, je lui apprends à inhiber celles que je veux déterminer.

Je puis encore provoquer des crises jusqu'au 15 novembre ; ce jour ce n'est qu'une ébauche.

Dans la nuit du 15 au 16 novembre, la malade a encore une crise spontanée, en voyant la crise d'une autre malade dans la salle. Mais cette crise est moins forte que les précédentes et ne dure que dix minutes.

A partir de ce jour, la malade, grâce à l'éducation suggestive n'a plus de crise et sort le 27 novembre, calme et rassurée.

2° L'anxiété nerveuse continue ou paroxystique, au lieu de constituer toute la maladie peut se greffer sur une *psychoneurasthénie* qui devient alors parfois hystérogène ; cette maladie peut d'ailleurs provoquer des manifestations somatiques et nerveuses diverses, susceptibles aussi de provoquer des crises chez les sujets prédisposés.

Hystérie développée au cours d'une neurasthénie post-grippale sur des symptômes gastriques avec ulcère rond.

X..., âgée de 28 ans, marchande ambulante, entre au service le 27 avril 1904. Habituellement bien portante, régulièrement menstruée, mariée sans enfants, elle a contracté la grippe il y a deux ans, a dû garder la chambre pendant deux mois et depuis est restée neurasthénique, faible, ne pouvant reprendre son métier tout l'été. Depuis un an, les troubles se sont accentués, la faiblesse a augmenté, elle dort à peine une heure la nuit, est devenue nerveuse, pleure pour un rien. Ce qui domine, ce sont les troubles digestifs, inappétence, dégoût pour la viande, digestions mauvaises. Depuis, chaque fois qu'elle a mangé elle sent comme un poids à la région épigastrique avec constriction remontant à la gorge, quelquefois accompagnée de légères secousses dans les membres. Ceci se produit presque tous les soirs. La constriction se manifeste surtout s'il y a des contrariétés.

Cette gêne a dégénéré en véritable crise, il y a deux mois, avec grands mouvements, perte de connaissance, à la suite de malaise gastrique.

Huit jours avant son entrée, même malaise sans constriction de la gorge, mais vive douleur de tête et perte de connaissance qui aurait duré près d'une journée.

Huit jours auparavant, elle aurait eu une hématémèse de un litre (?) de sang, suivie de mélæna pendant deux jours ; elle accuse des brûlures d'estomac aux repas (ulcère de l'estomac).

La malade est bien constituée, n'est pas anémique, n'a pas de stigmates.

On détermine facilement une crise : malaise, respiration laborieuse et haletante, mouvements des bras et des jambes, sans contractures, nombreuses éructations et régurgitations. Pas de perte de connaissance, les yeux restent ouverts. Inhibition par suggestion.

J'apprends à la malade à inhiber les crises ; on ne peut plus en produire.

Je suggère le sommeil de la nuit qui se rétablit.

Elle n'a plus de crises, mange sans douleur après les repas et quitte le service bien portante, le 5 mai.

Chez cette malade, c'est l'anxiété épigastrique, liée aussi à un ancien ulcère rond de l'estomac, mais développée dans le cours d'une neurasthénie postgrippale qui paraît avoir été la sensation hystérogène.

*Hystérie émotive. — Nouvelles crises greffées sur
neurasthénie.*

X..., 22 ans, cultivatrice, entre au service le 4 août
1902 ; elle a une mère, un frère et une sœur aînée nerveux. Réglée à 12 ans, irrégulièrement, elle a été bien
portante jusqu'à 18 ans. Alors elle eut pendant dix-
huit mois de l'anémie, avec faiblesse, fatigue des
jambes pendant la marche, rêveries.

A 22 ans (1er janvier 1901), elle perdit sa mère
qu'elle avait soignée et veillée la nuit pendant cinq
mois. Très affectée le jour de sa mort, elle eut une
crise de nerfs avec douleur épigastrique, strangulation, perte de connaissance, résolution générale des
membres, convulsions des yeux et de la tête. Cette
crise ne se reproduit pas.

Dix-huit mois après survint de la neurasthénie, céphalée frontale et bitemporale continue avec irradiations au vertex ; elle se sent très faible le matin ; son
état d'esprit s'est modifié ; elle est inquiète, le moindre
ennui l'affecte, elle se contrarie pour un rien. Elle
accuse des douleurs d'estomac, des douleurs diffuses
dans les membres et la poitrine, de l'insomnie la nuit.

Sur cet état se greffent, depuis quatre jours, des
crises ; elles sont précédées d'une douleur dans les
membres inférieurs durant une heure environ. Puis
cette douleur remonte à l'épigastre, le long du sternum ; la respiration devient difficile, profonde, suspirieuse, le bras et la jambe droits sont animés de mouvements et de tremblements. Pas de trismus, ni perte
de connaissance. La crise dure dix minutes. Après la
crise, elle ressent des tiraillements dans la poitrine et
les membres, qui durent deux à trois heures et se dis-
sipent par la marche.

Depuis ces quatre jours, elle a plusieurs crises par jour.

La malade est bien constituée ; elle a une légère hyperesthésie à gauche, pas de rétrécissement du champ visuel. Je produis une crise par suggestion : respiration haletante, petites secousses dans le bras droit ; petits tremblements avec contracture dans les jambes. Intelligence nette.

Guérison au bout de cinq jours par psychothérapie. La malade n'a plus de crises ; mais les symptômes neurasthéniques restent les mêmes. Elle quitte le service le 2 septembre 1902.

Je la revois en juillet 1904. Elle n'a plus eu de crises nerveuses.

La neurasthénie a persisté jusqu'il y a quelques mois.

Cette observation montre une hystérie renouvelée par la neurasthénie ; cette hystérie surajoutée a pu être inhibée ; la neurasthénie a continué son cours, rebelle à la suggestion. Dans beaucoup de mes anciennes observations d'hystérie convulsives, je constate des symptômes de neurasthénie que je rattachais autrefois à l'hystérie, à une époque où je n'avais pas encore appris à établir la distinction. Dans l'une par exemple, publiée en 1886[1], je trouve un point vers le rebord axillaire droit, une douleur au synciput, à l'émergence des nerfs sus et sous-orbitaire gauche, une douleur dans l'abdomen, dans le quart inférieur de la cuisse gauche, des mouvements choréiformes dans les mains, de la dyspepsie, des vomissements, etc. ; et ces troubles survivent en partie aux crises.

1. *De la suggestion et de ses applications à la thérapeutique*, 2ᵉ édition, p. 414.

BERNHEIM.

3° L'hystérie peut se greffer sur des psychoses anxieuses ou impulsives.

Mélancolie. — Agitation. — Crises d'hystérie par colère.

X..., âgé de 19 ans, entre au service le 10 décembre 1902. Bien constitué, irritable, très nerveux, destiné à la carrière ecclésiastique, mais n'ayant pas la vocation, il a quitté le séminaire depuis ce moment.

Il est sombre, taciturne, s'isole, n'a aucun goût pour le travail, se fatigue au moindre effort, se met en colère au moindre reproche, a cherché à plusieurs reprises à se suicider, se frappant contre les meubles, se blessant à coups de poings, etc. Il adresse rarement la parole à ses proches.

L'interrogatoire est difficile : il répond à peine aux questions.

A la moindre contrariété, il a des crises : il se met à trembler, la figure congestionnée se crispe et devient grimaçante, les bras s'agitent de façon désordonnée et il distribue à droite et à gauche des coups de pied et de poing pendant quelques minutes.

La suggestion verbale ou la pression d'un point quelconque de l'abdomen détermine une crise analogue. Il pleure facilement et se met en colère pour des choses futiles.

Le 12 décembre, un voisin l'ayant traité de paresseux, il a été pris d'une colère violente avec crise durant dix minutes, frappant à tour de bras sur son lit. Après, crise de larmes.

L'éducation suggestive ramène le calme en quelques jours ; la pression abdominale et la suggestion verbale ne provoquent plus de crise.

Émotion. — Stupeur. — Crise convulsive.

X..., domestique, âgée de 19 ans, est amenée au service le 24 mars 1900. Réglée normalement à 15 ans, sans antécédents morbides, le 22 mars au soir elle ressentit une vive émotion en apprenant que son frère venait de se casser la jambe. Le 23 au matin elle fut drôle, taciturne, accusant des douleurs dans le bas-ventre. Les règles apparurent difficiles et douloureuses ; elle se coucha et eut tout à coup une crise très violente, s'arrachant les cheveux, tirant les draps de lit, se jetant contre le mur, etc. Elle paraissait sans connaissance.

Un médecin appelé la flagelle ; elle reprit ses sens se plaignant de douleur dans le bas-ventre, puis tombe dans un état de stupeur.

Elle entre à l'hôpital, dans un état de résolution complète, avec anesthésie généralisée, dilatation des pupilles, mouvements choréiformes, stupeur. Température normale.

Cet état ne cesse que dans la journée du 25 mars. Mais la malade reste déprimée, cause peu, se plaint de douleurs à l'occiput. Les règles sont terminées. Il faut insister pour la sortir de son état de stupeur ; l'amnésie est presque complète.

Au bout de cinq jours seulement, le 28 mars, la stupeur avait disparu.

C'est une psychose passagère d'origine émotive avec stupeur et dysmenorrhée douloureuse qui a provoqué la crise d'hystérie.

Dans l'observation suivante, il s'agit d'une psychose avec hallucinations et confusion mentale.

Psychasthénie d'origine émotive. — Aboulie. — Crises d'hystérie convulsives et hallucinatoires. — Persistance de l'aboulie par auto-suggestion.

Mme X..., 34 ans, ancienne ouvrière en chapeaux, entre au service le 26 juillet 1902. De bonne santé habituelle, sans antécédents héréditaires, elle a toujours été impressionnable, instinctive, faible de caractère.

Il y a 2 ans, son enfant ayant dérobé une pièce de cinquante centimes fut sévèrement admonesté et pris de peur, s'enfuit de la maison et ne rentra pas de la nuit. La mère affolée passa la nuit dehors à le chercher. A la suite, elle fut indisposée, dut s'aliter, triste, abattue, indifférente à tout, ne s'intéressant plus à rien.

Au bout de huit jours, se greffèrent sur cette aboulie des crises nerveuses très violentes avec étouffements, grands mouvements convulsifs nécessitant la présence de plusieurs personnes pour la maintenir. Puis aussitôt après, apparut un délire durant trois semaines avec hallucinations ; la malade voyait des brigands, ne savait pas où elle était.

Au cours du délire il y eut de nombreuses crises très violentes qui persistèrent huit jours après la cessation du délire. Les grandes crises n'ont pas reparu. Mais à l'occasion de contrariétés, elle a des secousses dans les membres. Depuis cette époque, elle reste dans un grand état de faiblesse, avec céphalée, impossibilité de travailler, périodes d'inconscience ; aménorrhée depuis quatorze mois.

Anurie complète depuis trois semaines. Anorexie complète depuis quinze jours. Constipation depuis

huit jours ; reste couchée depuis ce temps et dit ne
pas sentir ses jambes.

La malade répond d'une voix à peine perceptible et
gémissante ; elle est atone, ne fait pas de mouvements
spontanés, se laisse habiller et déshabiller ; le corps
et les membres sont anesthésiés, la face seule est sensible, le ventre est rétracté et dur. Pas de troubles
sensoriels ni moteurs.

Je suggère une crise de nerfs ; elle s'ébauche seulement ; la malade cambre les reins, crispe la face, gémit et pleure. Si on veut la faire boire, elle garde le
liquide dans la bouche ; il faut la menacer de la sonde
pour lui faire avaler une gorgée.

Par suggestion vigoureuse, elle arrive à boire d'un
air las, anéantie, avec une expression anxieuse.

On fait lever la malade, elle veut se laisser choir ;
mais en l'excitant et la rassurant, elle finit par se tenir
debout. On la fait marcher, elle n'avance pas, puis
fait quelques pas en hésitant, courbée, le regard fixe.
Deux personnes la prennent chacun par un bras, l'entraînent, la font marcher rapidement, puis l'abandonnent en la poussant légèrement par derrière ; elle fait
alors quelques pas. On la fait, en la stimulant, se coucher seule, sans aide. En continuant ainsi ces exercices de dynamogénie psychique avec suggestion verbale, elle arrive au bout de quatre jours à marcher
seule. et quitte le service, paraissant guérie, le 12
août.

Il semble que dans ce cas l'aboulie qui a persisté
pendant deux ans ait survécu au délire, aux hallucinations et aux crises d'hystérie, entretenue seulement par représentation mentale [autosuggestive.
Aussi la psychothérapie active a pu facilement dissiper cet état, alors qu'il n'y avait plus de psychose

6.

réelle évolutive, mais aboulie persistante par habitude autosuggestive.

Dans un chapitre ultérieur, nous reviendrons sur l'hystérie liée aux psychoses.

4° L'émotivité hystérogène peut être due à une *psychose ou neurasthénie juvénile*, maladie d'évolution qui se développe de 12 à 18 ans, pendant la puberté et la poussée principale de croissance, chez la jeune fille surtout et aussi chez le jeune garçon. Les symptômes sont très divers, psychiques, nerveux et somatiques. Le caractère du sujet se modifie souvent, il devient triste, irritable, volontaire, pleure facilement, ne peut plus appliquer son attention, ni travailler, ni s'amuser. Au psychisme modifié, peuvent s'associer de l'inappétence, de la dyspepsie, du refus d'alimentation constituant ce qu'on appelle l'anorexie nerveuse, quelquefois un refus de marcher, constituant une impotence fonctionnelle psychique, de la céphalée, des douleurs variables, de la parésie des membres inférieurs qui peut être organique et s'accompagner d'exagération des réflexes tendineux des pieds et des genoux.

Quelquefois c'est l'état psychique qui domine la scène et constitue une véritable psychose ; confusion mentale, idées de persécution, affaiblissement intellectuel, amnésie ; je crois même que la démence précoce peut avoir son origine dans cette évolution toxique de croissance ; des myélites chroniques peuvent aussi lui survivre.

Car il s'agit là, à mon avis, d'un état toxique provoqué par l'évolution. Toutes les évolutions biologiques d'ailleurs, la dentition, la croissance, la puberté, la menstruation, la grossesse donnent lieu à des intoxications qui peuvent réaliser des troubles psychiques et nerveux sur lesquels l'hystérie peut se greffer par l'émotivité. C'est surtout la poussée principale de la puberté qui commande cette psychoneurasthénie, parfois hystérogène.

Aux manifestations d'ordre toxique s'associent souvent, outre les crises d'hystérie, d'autres psychonévroses, j'appelle ainsi des troubles purement dynamiques, conservés par représentation mentale et justiciables de la suggestion. Tels la contracture partielle, l'anesthésie, les paralysies psychiques, la toux nerveuse, les vomissements nerveux, etc. Certains de ces symptômes toxiques ou psychonerveux peuvent dominer la scène, par exemple les vomissements nerveux, la paraplégie psychique, les psychoses, les crises d'hystérie, les troubles gastro-intestinaux.

Enfin d'autres maladies toxiques d'évolution, la chlorose, la chorée, l'ostéomyélite peuvent coexister avec cette psychoneurasthénie.

Elle dure au moins plusieurs mois, souvent plusieurs années, avec des alternatives de rémission et d'exacerbation, améliorée, mais non enrayée par la médication morale et les autres médications.

La crise d'hystérie, dans ces cas, comme toujours, n'est qu'un épiphénomène dynamique et émotif que la suggestion peut toujours guérir sans guérir la maladie fondamentale. Elle peut aussi en détacher les autres psychonévroses surajoutées, contracture, anesthésies, paralysies psychiques, etc., elle peut dissiper certains troubles psychiques secondaires dus à l'écho cérébral des sensations physiques, créées aussi par l'imagination du malade, erreurs d'appréciations démoralisantes qui peuvent engendrer de vraies conceptions hypocondriaques. La psychothérapie fait le départ de ce qui est organique ou toxique et de ce qui est purement dynamique ; elle ne supprime pas l'évolution fondamentale de la maladie primitive.

Si j'ai insisté un peu sur cette psychoneurasthénie d'évolution, c'est que presque tous les auteurs n'établissent pas la différenciation nosologique que je fais et englobent toute cette symptomatologie dans la maladie hystérie.

Voici par exemple une observation que j'ai qualifiée autrefois hystérie et que je qualifie aujourd'hui psychasthénie juvénile hystérogène.

Psychasthénie juvénile. — Crises d'hystérie consécutives.

Le 30 janvier 1887, mon maître HERGOTT père me prie de voir le jeune X..., âgé de 21 ans et qui depuis l'âge de 12 ans était affecté d'une maladie hystériforme. C'est un garçon vigoureux, bien constitué, et dont la famille ne paraît pas entachée de diathèse nerveuse.

Depuis la fin de décembre, l'affection s'est aggravée ; elle se traduit par un malaise continu, avec pleurs, gémissements, et sensation de constriction à la gorge. Sur ce malaise continu se greffent des crises aiguës. Il en a eu au moins six dans le courant du mois.

Elles commencent par une augmentation de la constriction qui devient une vraie strangulation, sensation d'oppression excessive ; la face devient vultueuse ; tremblement généralisé sans convulsions. Cris plaintifs, aigus, épouvantables qui mettent toute la maison en émoi. Cet état dure plusieurs heures. Les cris, dit-il, sont déterminés par la strangulation ; quand il a bien crié, cette strangulation se dissipe, la détente se fait ; il reste une grande fatigue qui se répare dans un sommeil profond.

Depuis cette période de malaise, il est impuissant à travailler physiquement ou intellectuellement ; il est incapable d'une attention soutenue ; quelquefois il reste une ou deux minutes avant de répondre aux questions, soit impuissance de parler, soit absence de mémoire. S'il doit se lever de son siège, il reste quelquefois deux à trois minutes sans pouvoir le faire ; il ne peut saisir un objet. De même dans ses promenades, il lui est arrivé plusieurs fois de rester dix minutes sans pouvoir continuer à marcher, comme enchaîné par une inertie irrésistible. Mais d'autres fois, il est libre de ses mouvements et de ses paroles, n'ayant que l'inaptitude à tout travail physique ou psychique.

Il n'a ni frayeur, ni hallucinations et se rend compte de tout. Souvent il est irritable sans motifs ; plus sa famille essaye de le calmer, plus son état nerveux s'exaspère ; le moindre mot, le moindre geste est interprété à rebours et détermine des cris violents avec pleurs et colère. Un accident léger, le récit d'un événement triste, l'émotionnent au plus haut point, font battre son cœur et réveillent la strangulation ; il est d'une sensibilité excessive aux bonnes paroles et violemment ému par la moindre admonestation.

Les autres fonctions s'exécutent bien. Aucun trouble de sensibilité, aucun point douloureux, pas de boule épigastrique.

C'est d'ailleurs un garçon très intelligent qui se

rend très bien compte de son état et m'a remis la note suivante sur la marche de son affection.

« La maladie a commencé vers la fin de juillet 1878 à l'âge de 12 ans, à Rocroy, sans cause, par des tourments d'esprit violents, des idées noires et un peu de fatigue, avec possibilité encore de travailler.

« Pendant l'année scolaire 1878-79, classe de cinquième, faite à la maison, les tourments d'esprit sont moins fréquents ; mais il suffit d'une lecture pour les réveiller.

« Pendant l'année 1879-1880, faite au collège de Reims comme interne, les tourments d'esprits deviennent aussi violents qu'en sixième, et pour la première fois cette année, pleurs sans motifs, qui durent quelquefois deux heures sans interruption ; je pleurais bien le quart du temps et dans l'intervalle, j'éprouvais une tristesse profonde ; je pouvais néanmoins travailler.

« Pendant l'année scolaire 1880-1881, la maladie a commencé à prendre une forme intermittente : des périodes de calme alternaient généralement avec des périodes d'agitation, de trois mois en trois mois. Ainsi d'octobre à fin janvier, calme. En février, mars, avril, nouveaux tourments d'esprit avec pleurs et sanglots, moindres que l'année précédente. Mais absence complète de mémoire qui ne me permettait pas de travailler, et de plus, sensation de lourdeur avec engourdissement dans les doigts, surtout le matin.

« De mai jusqu'à la fin de l'année, calme relatif ; j'ai recommencé à travailler. En juillet, à un moment où j'étudiais bien, j'ai eu ma première crise (analogue à celle décrite) moins forte que les suivantes.

« Année 1881-82 : classe de seconde. Les mois d'octobre, novembre, décembre sont de nouveau mauvais ; agitation morale ; pleurs, lourdeur dans les doigts plus forte ; absence complète de mémoire qui reparaît un peu en décembre.

« En janvier, calme ; je puis travailler jusqu'à la fin de l'année sans interruption ; au printemps j'ai cependant deux ou trois crises pas encore complètes.

« Année 1882-1883. Je suis ma rhétorique péniblement jusqu'au commencement de mai, non sans quelques absences occasionnées par des douleurs ou des pertes momentanées de mémoire.

« A la fin de mars et au commencement d'avril, j'ai des crises de nerfs violentes, complètes, se succédant presque continuellement ; elles diminuent de nombre et d'intensité graduellement pendant le mois de mai.

« Le 1er juin je vais assez bien pour reprendre les cours du lycée que je suis jusque vers l'époque du baccalauréat ; je suis refusé à cause de mes interruptions forcées pendant l'année qui m'ont mis en retard.

« En août les crises deviennent aussi violentes qu'avant. Vers fin août jusqu'au commencement de novembre, je fais de l'hydrothérapie à Benfeld ; les crises disparaissent, mais font place à une inertie de corps et d'esprit, lourdeur dans les doigts, pleurs sans motifs, idées noires.

« Cela s'améliora graduellement après que j'eus quitté l'établissement.

« Année 1883-1884, je reprends le cours de rhétorique au lycée, jusqu'au mois de juin, et je le suis avec une grande facilité.

« A ce moment arrive une des périodes les plus mauvaises. Pas de crises, mais inertie complète, paralysie de corps et d'esprit ; impossibilité de me lever, de remuer, de parler. En septembre, octobre et novembre, je vais bien, je puis travailler. J'essaie de nouveau l'épreuve du baccalauréat, à la session de novembre ; je suis refusé pour ma composition inachevée.

« En novembre, le malaise recommence et je manque de nouveau les classes. Le 1ᵉʳ janvier 1885, je
quitte définitivement le lycée et je cesse mes études ;
je passe tout le printemps à la campagne : malaise
continuel, crises peu violentes, mais impossibilité
complète de travailler.

« Au mois de mai, je me rétablis. Le 24 juin, je
m'engage pour cinq ans au 8ᵉ bataillon de chasseurs
à pied, à Amiens. Pour la première fois, je me trouve
tout à fait bien ; je prends goût pour les exercices du
corps et je fais seize jours de manœuvres. Cela dure
quatre mois.

« Au mois de novembre, le service commence à me
fatiguer. En décembre retour des malaises et des lour-
deurs dans les doigts ; le major m'envoie dix-huit
jours en congé de maladie.

« A mon retour, comme mon état ne faisait qu'em-
pirer, je suis mis en observation à l'hôpital jusqu'au
5 février 1886 et l'on me renvoye dans mes foyers
avec un congé de réforme.

« De février jusqu'à Pâques, nouvelle inertie de
corps et d'esprit ; je ne peux rien faire, comme au
printemps précédent ; quelques crises légères en avril.

« De mai en novembre, je vais de nouveau très bien.
Cela se gâte en décembre et vers la fin de ce mois,
crises violentes, malaise continu ; les crises se continuent en janvier 1887. »

C'est alors que je fus appelé à voir le malade.

J'essaie la suggestion tous les jours ; je le fais entrer
au pensionnat de l'hôpital ; je n'obtiens d'abord que
des effets passagers. Graduellement cependant les malaises disparaissent ; il n'a plus de crises. Le mois
d'avril est bon. Mais en mai les malaises, lourdeur des
doigts, obnubilation des idées reparaissent, et cèdent
momentanément à la sugestion.

Vers le milieu du mois, deux crises violentes avec angoisse, strangulation, cris épouvantables pendant une heure.

Il rentre au pensionnat et y reste les mois de juin, juillet et août. Trois jours après son entrée tous les malaises avaient disparu ; le malade peu à peu put s'occuper et à partir de juillet faire des travaux intellectuels soutenus et sans fatigue, ce qui ne lui était jamais arrivé depuis le début de sa maladie. La guérison se maintenait le 20 octobre. S'est-elle maintenue définitivement ? Ou n'était-ce qu'une rémission plus complète que les précédentes ?

Il s'agit donc d'une *psychasthénie dépressive à type cyclique intermittent, juvénile, sur laquelle se greffent des crises d'hystérie strangulatoire douloureuse.*

Psychose juvénile. — Excitation maniaque et hypo-condriaque. — Hystérie consécutive.

X..., âgée de 17 ans et demi, sans antécédents héréditaires, entre au service le 19 novembre 1906. Vers l'âge de 15 ans, elle était faible, anémique, irritable, avait des palpitations, vaquait cependant à ses affaires. Elle fut réglée à 15 ans. Un mois après la première époque, elle eut une sensation de douleurs vagues dans la poitrine, de boule sternale, suffocation avec crise, surtout respiratoire, qui dura deux heures et demie.

A dater de ce jour, crises analogues, sous l'influence de contrariétés. Elle était devenue très irritable, très coléreuse ; elle s'alita, disant qu'elle ne pouvait se lever et resta au lit pendant vingt-quatre mois, malgré les efforts des médecins, pour la faire lever.

Elle avait des douleurs diffuses qui la faisaient se plaindre et crier ; des sensations de chaleur, d'étouffement, des battements de cœur, des céphalées ; elle avait souvent des crises de nerfs.

Vers le 16 avril 1906, on peut la décider à se lever ; deux jours après, elle se remit à ses occupations, mais accusant toujours des élancements douloureux dans les membres, de la gastralgie, des frissons, de la céphalée.

la veille de son entrée à l'hôpital, à la suite d'un refroidissement, elle eut une crise nerveuse qui dura deux heures, et elle demanda à entrer à l'hôpital. Ses parents s'y opposant, elle se sauva à demi habillée dans la rue, criant, disant que sa maison natale était vide, qu'il fallait ou la brûler ou planter des sapins autour ; elle racontait des choses extravagantes et faisait des contorsions.

Entrée à l'hôpital le 10 novembre. — Elle est forte de complexion ; elle est dans un état d'agitation hypocondriaque, il lui semble, dit-elle, que des torrents d'eau chaude, puis glacée, descendent dans son estomac, que son cœur bat trop vite, que le moindre mouvement des membres est douloureux ; elle décrit complaisamment ses douleurs de reins et de vessie, les crampes de ses membres inférieurs. Si on a l'air de ne pas la croire, elle entre dans une vive colère. Elle passe d'un sujet à l'autre, prend le contrepied de ce qu'on lui affirme, s'imagine sans cesse qu'on parle d'elle ; elle a l'esprit de riposte facile ; elle fait des scènes à la sœur, à l'infirmière, aux malades.

Le 20 novembre, elle est plus calme, ne se dispute plus, dort mieux, accuse toujours des sensations douloureuses.

On provoque facilement une crise qui est surtout respiratoire : polypnée à 80 respirations par minute,

avec quelques secousses et des convulsions oculaires.
— Psychothérapie.

Le 21 novembre, elle a une crise différente ; elle se
raidit, ferme les yeux et se laisse tomber de côté, la
tête penchée hors du lit ; puis elle se relève et a de
nombreuses secousses, surtout dans le tronc et les
membres supérieures, faisant des mouvements de sa-
lutations. Cette crise cherche à imiter celle d'une
petite malade de la salle qui a des attaques d'épilepsie
fruste.

La suggestion calme cette crise. La malade n'en a
plus d'autres. Mais son caractère violent et son intem-
pérance de langage provoquent des discussions dans
la salle. La malade quitte le service le 28 novembre.

Il s'agit d'une *psychose juvénile, avec délire et hallucinations passagères, excitation maniaque, état hypocondriaque. Sur cette psychose se greffent des crises
d'hystérie.*

Crises d'hystérie dues à de l'anxiété nerveuse de croissance.

X..., âgée de 13 ans, apprentie couturière, entre au
service le 31 mars 1903 ; elle n'est pas réglée. Elle a
été au service en 1902 pour un érythème noueux polymorphe sans complications, pendant deux mois.

Depuis 6 mois, elle accuse des malaises vagues,
plus marqués depuis un mois ; maux de tête surtout
le soir, avec constriction frontale, très fréquemment
des vertiges et des faiblesses qui l'obligent à s'asseoir
pour ne pas tomber, puis à aller prendre de l'air.
Elle n'est cependant pas très anémique.

Le 28 mars, elle était assise à l'atelier, quand elle
eut le sentiment qu'elle allait avoir une faiblesse ; elle

demanda la permission d'aller prendre l'air, mais en se levant pour sortir, elle tomba à terre, et agita bras et jambes en criant ; elle ne perdit pas connaissance et avait la sensation d'un paquet sur l'estomac. La crise dura cinq à six minutes.

On reconduisit la fillette chez ses parents ; elle se coucha. Le lendemain à trois heures, elle voulut se lever ; à ce moment elle eut la même crise que la veille. Le même jour, à sept heures du soir, nouvelle crise de huit minutes.

Le 30 mars, petite crise en se levant. Le 31 mars, trois crises successives, dont la troisième dura une heure et demie et fut arrêtée par le médecin. Il n'y eut pas de perte de connaissance.

Entrée à l'hôpital, nous trouvons la malade un peu pâle. les yeux cernés, pas de souffle veineux au cou ; pas de troubles de sensibilité, ni de stigmates ; les fonctions diverses sont normales.

Je provoque facilement une crise ; sensation de paquet au creux épigastrique, qui remonte et l'étouffe ; elle jette un grand cri, se débat, agite convulsivement bras et jambes, en hurlant et jetant les oreillers par terre. A ce moment, j'inhibe la crise par affirmation, en disant que c'est fini.

J'affirme ensuite qu'elle ne peut plus en avoir, que je ne peux plus lui en donner et que si elle sent un paquet sur l'estomac, ce paquet ne lui donnera plus de crise, ni d'étouffement.

Cette seule suggestion suffit. Je continue cependant cette éducation suggestive. La malade n'a plus de crise ni spontanée, ni provoquée ; mais elle a encore des vertiges et du malaise, et sort de l'hôpital débarrassée de son hystérie, le 20 avril.

On voit dans cette observation le nombre de crises

augmenter en quelques jours et constituer, par habitude nerveuse, une vraie diathèse hystérique que la suggestion a enrayée en une seule séance.

Neurasthénie d'évolution. — Vomissements nerveux.
Crises d'hystérie.

X..., cartonnière de 18 ans, vient à la consultation le 22 décembre 1886 pour des crises hystériques. Son père est vif et nerveux, son plus jeune frère est très nerveux. Leucorrhéique depuis l'âge de 11 ans, réglée à 15 ans, d'abord tous les mois, depuis un an elle l'est tous les quinze jours, assez abondamment pendant six à huit jours. A l'âge de 11 ans, elle eut des vomissements incoercibles durant neuf mois, rejetant même l'eau qu'elle buvait. Elle ne se sentait cependant pas malade ; ces vomissements cessèrent spontanément. Elle a aussi des crampes d'estomac, en moyenne deux fois par semaine.

Le 17 mai dernier, à la suite de la mort de sa mère, le même jour, elle eut une crise de nerfs avec pleurs et perte de connaissance pendant cinq minutes, qui se répéta au cimetière le lendemain et la même semaine à l'atelier. Depuis elle continue à en avoir deux par semaine, et plus encore depuis un mois ; elles sont aussi plus longues ; boule épigastrique, constriction thoracique, perte de connaissance, convulsions ; elles durent parfois deux heures. Elles sont précédées d'agacement nerveux et provoquées par la moindre contrariété. Depuis le 22 mai, la malade vomit de nouveau tout ce qu'elle prend et a de l'insomnie depuis la première crise.

Je la vois le 23 décembre. Je fais la suggestion hypnotique tous les jours et je continue pendant cinq jours. Depuis la première séance, il n'y a plus de crise, et le sommeil est restauré. Les vomissements cessent le 27.

Elle reste deux mois sans attaque, ni autres manifestations. Elle revient me voir le 24 mars ; elle est de nouveau retombée trois fois, le 2 mars, le 15 et le 23 ; à la suite de contrariétés, dit-elle ; elle dort la nuit et ne vomit pas.

A la suite d'une nouvelle suggestion hypnotique, elle reste guérie pendant trois semaines, puis est reprise, et a une crise tous les quinze jours, surtout la veille des règles. Il y a dix jours, elle en a eu trois la même semaine.

Elle entre à l'hôpital le 17 mai 1887 ; avec une hémi-anesthésie sensitivo-sensorielle gauche qui disparaît par suggestion, en deux ou trois séances. Elle a encore des crises violentes : deux dans la nuit du 22 au 23 mai, trois dans la nuit du 26 au 27, une le 5 juin ; de plus des douleurs diverses au synciput, à la base du sternum, sus-orbitaires, dans l'abdomen. Ces crises et les douleurs variables ne cèdent qu'après trois semaines de suggestion.

Toutes ces manifestations psychonerveuses, vomissements incoercibles, malaises vagues, douleurs, irritabilité, règles fréquentes, paraissent liées à un état nerveux d'évolution.

Troubles d'évolution. — Gastrite douloureuse. — Crises d'hystérie provoquées par les douleurs. — Inhibition par suggestion.

X..., âgée de 19 ans et demi, couturière, enfant assistée, abandonnée, entre au service le 15 août 1905. Régulièrement menstruée depuis l'âge de 15 ans, sans maladie grave jusque-là, elle devint anémique vers l'âge de 17 ans, avec vertiges, inappétence, céphalées, constipation, troubles digestifs, avec alternatives de rémissions et d'exacerbations.

Elle séjourne deux mois au service de chirurgie pour une affection de l'auriculaire de la main gauche, dont une articulation est restée ankylosée avec une cicatrice (auto-infection juvénile, ostéomyélite).

En 1904, troubles gastriques plus intenses et pendant trois mois vomissements, cinq à dix minutes après le repas.

En avril 1905, nouveaux vomissements jusqu'en juillet. Elle entra alors à l'hospice Saint-Stanislas où pendant neuf semaines elle resta au régime lacté.

Depuis deux ans elle avait des douleurs d'estomac qui commençaient dix minutes environ après le repas à la région épigastrique, durant vingt minutes, et reparaissaient au repas suivant.

Au début d'août 1905, nouveaux vomissements survenant après les repas et cessant avec la douleur.

Le 15 août vers 10 heures du matin, sans ennui ni émotion préalables, étant à la porte de la chapelle, elle ressentit une vive douleur au creux de l'estomac qui dura quelques minutes, puis une violente céphalée et quelques palpitations de cœur. Elle tomba en faiblesse et resta sans connaissance pendant deux heures. On la transporta au dortoir. Revenue à elle, elle ressentit de nouveau, au bout d'un quart d'heure, une douleur stomacale accompagnée d'une sensation d'étouffement remontant à la gorge et eut alors des secousses des membres. Cette crise dura 5 minutes. La malade eut une série de ces crises jusqu'à 7 heures du soir; elle fut envoyée dans notre service où elle continua cette série de crises la nuit et le lendemain. Elle était très agitée et tomba de son lit, remuant convulsivement les bras et les jambes et poussant des cris inarticulés. Mon interne le Dr BLUM inhiba la crise par suggestion.

Grâce à la suggestion les crises devinrent de plus en plus rares ; mais de nouveaux vomissements survinrent après les repas qui continuèrent malgré la suggestion et ne cessèrent qu'au bout de huit jours. La derntère crise nerveuse eut lieu le 16 octobre.

Quand je repris le service après les vacances, le 2 novembre, la malade avait peu d'appétit, la langue saburrale, l'estomac descendant jusqu'à un travers de doigt au-dessous de l'ombilic, le foie normal ; la malade irritable, nerveuse. dormant mal, ayant des cauchemars et des maux de tête ; fonctions cardiaque et respiratoire normales. Il n'y avait plus de crises ; encore des vomissements assez fréquents et des régurgitations aigres, de la constipation.

Le liquide stomacal retiré par la sonde après un repas d'épreuve est fortement acide, ne renferme pas d'acide chlorhydrique, mais beaucoup d'acide lactique, 4,68 au lieu de 0,40 ; de l'acide butyrique, des propeptones abondantes.

Le 5 décembre la malade voyant une voisine en proie à une crise nerveuse est très impressionnée et en ébauche une avec un léger tremblement des membres et occlusion des yeux. Je l'inhibe facilement et lui suggère de ne plus en avoir.

Elle a une grippe avec toux, du 10 au 19 décembre ; elle ressent encore parfois des douleurs stomacales et de la constriction qui devait aboutir à une crise, mais elle peut elle-même en faire l'inhibition.

A partir de janvier elle n'a plus de douleurs, ne vomit plus et n'a plus de crises. Elle quitte l'hôpital le 20 janvier.

Nous la revoyons le 11 juin suivant ; elle a encore

eu quelques douleurs d'estomac, avec de légers tremblements des membres ; mais la crise ne se produit plus. Elle n'a plus vomi ; elle supporte les émotions et les douleurs stomacales sans réagir par des crises.

Dans les observations qui viennent d'être relatées, l'hystérie est consécutive aux émotions morales accidentelles, ou aux maladies à caractère émotif, telles que psychoses, neurasthénie, angoisse nerveuse, psychonévrose.

Mais l'émotivité hystérogène n'est pas dévolue à ces seules maladies qui frappent la sensibilité affective ; elle peut se manifester dans toutes les maladies, fonctionnelles et organiques ; toutes peuvent devenir hystérogènes.

Et d'abord celles du système nerveux.

5° L'hystérie peut se greffer sur les névralgies. Elles agissent par l'acuité de la douleur qui détermine la réaction exagérée. J'emprunte à M. GILLES DE LA TOURETTE[1] les exemples suivants de crises d'hystérie consécutive à des névralgies faciales.

J. B. BASTIAN[2] rapporte l'observation suivante, résumée en quelques mots :

Tumeur sanguine de la conque de l'oreille avec quelques troubles du côté de l'audition ; elle est bientôt suivie d'un phlegmon péri-auriculaire et d'une névralgie faciale qui retentit surtout sur la membrane du tympan. La névralgie devient le point de départ d'une attaque d'hystérie aussi complète que possible.

1. *Progrès médical,* 1891, 12e année, 2e série, p. 77.
2. Sur un cas d'hystérie chez l'homme survenue à la suite d'une tumeur de la conque de l'oreille. *Thèse,* Paris, 1855.

Schutzenberger a observé une névralgie de la cinquième paire accompagnée de convulsions avec perte de connaissance[1].

Gaube dans sa thèse[2] raconte l'histoire d'une hystérique dont l'état se complique de névralgies occupant le crâne et les deux côtés de de la face, en juin 1878. Les douleurs extrêmement violentes redoublent d'intensité la nuit. Au moment des exacerbations, les crises éclatèrent. Au bout de six mois, les névralgies diminuèrent d'intensité et avec elles les attaques (une à deux fois par semaine). En mars 1881, la malade perdit sa sœur. Les règles se supprimèrent sans retour et elle eut une crise violente. Les névralgies reprirent de plus belle, plus spécialement dans les régions des nerfs sus et sous-orbitaires. La vue s'affaiblit, surtout à droite.

On pratique l'élongation des nerfs sus et sous-orbitaires, avec résection de 2 centimètres de ce dernier. Le réveil chloroformique s'accompagne d'une crise de trois quarts d'heures.

Malgré l'opération, les névralgies persistaient avec crises par moments et zones hystérogènes dans les nerfs sus et sous-orbitaires.

L'observation suivante a été prise à la consultation de Charcot.

Mme X..., âgée de 30 ans, avait eu à l'âge de 18 ans des accès de somnambulisme. A la même époque, elle eut des névralgies faciales du côté gauche durant 1 à 2 heures, se terminant par des attaques con-

1. *Gazette médicale de Paris*, 1846.
2. Gaube. Recherches sur les zones hystérogènes. *Thèse*, Bordeaux, 1882.

vulsives, le tout d'une durée de 2 à 4 heures. Pendant
15 jours elle eut tous les jours une attaque semblable.
Puis elles disparurent avec les névralgies qui les pré-
cédaient.

Elle eut une très bonne santé jusqu'à 28 ans. A cet
âge, elle perdit l'appétit et pendant deux mois ne put
plus manger d'aliments solides ; elle maigrit. Au bout
de ce temps, elle eut des céphalalgies violentes. qui
furent remplacées par des névralgies faciales. A ces
névralgies succédèrent des attaques convulsives absolument semblables à celles qu'elle avait eues à l'âge
de 18 ans. Pendant un mois et demi, elle eut une attaque journalière, débutant par une névralgie violente
suivie de perte de connaissance et des mouvements
classiques. Tout le côté gauche était insensible. Après
une de ces attaques, elle eut une hémiplégie gauche
qui dura quatre jours. A la suite d'un traitement hydrothérapique, elle fut bien pendant deux ans.

En juillet 1888, elle eut des névralgies violentes
intercostales gauches durant plusieurs heures, suivies
d'attaques convulsives de peu de durée ; ces accès re-
vinrent tous les jours pendant trois semaines.

Puis, retour de la névralgie faciale, mais sans attaque convulsive ; cette névralgie siège dans la région
sous-orbitaire et temporale gauche et dure de 2 à 3
heures.

La malade écrit qu'à partir du 3 novembre 1888
apparaissent de nouveau les crises convulsives toujours précédées par la névralgie faciale.

Ces observations sont qualifiées par GILLES DE LA
TOURETTE d'attaques *d'hystérie à forme de névralgie
faciale.* Celle-ci constituerait l'aura de la crise ou
même la crise tout entière.

Nous savons maintenant que l'exacerbation de douleurs névralgiques a déterminé la réaction réflexe psychodynamique qui constitue la crise. La névralgie n'est pas de l'hystérie, mais elle peut être hystérogène.

6° *L'hystérie peut se greffer sur la chorée*, je parle de la vraie chorée de SYDENHAM. On comprend que l'irritabilité nerveuse et psychique qui l'accompagne, l'agitation musculaire, la dépression morale, l'anxiété puissent actionner l'hystérabilité. C'est de la chorée hystérogène, ce n'est pas de la chorée hystérique ; l'hystérie peut s'ajouter à la chorée ; elle ne la provoque pas. La chorée par imitation n'est pas une vraie chorée. Un sujet impressionnable peut copier grossièrement par autosuggestion les mouvements désordonnés qu'il voit chez un autre, comme il copie un tic ; c'est alors chez lui une psychonévrose par représentation mentale, justiciable de la psychothérapie, tandis que la vraie chorée, maladie infectieuse ou toxique, a une évolution qui dure six semaines à trois mois, en dépit de tous les traitements, rebelle à la suggestion qui peut atténuer l'agitation, sans enrayer la maladie. Les chorées faussement appelées hystériques ne sont que des pseudo-chorées, souvent par imitation. Voici un exemple de crises d'hystérie greffées sur une hémichorée.

Hystérie greffée sur une hémichorée.

X..., vingt et un ans, domestique, entre au service le 6 juillet 1902. Elle a une mère nerveuse et deux sœurs très nerveuses qui ont aussi eu la chorée.

Régulièrement menstruée, sans maladie antérieure, elle est, depuis son enfance, nerveuse, impressionnable, riant, pleurant, se fâchant facilement.

Depuis le début de juin elle a eu des sensations d'engourdissement dans les membres du côté gauche, avec des mouvements choréiques. Le jour de l'apparition de cette chorée qui effraye la malade elle ressentit une vive douleur dans les membres gauches, une constriction thoracique, la respiration devint haletante; une boule montait à la gorge, et tout à coup elle tomba sans connaissance, en proie à une crise convulsive qui dura un quart d'heure. Le surlendemain la crise se répète et depuis elle en a presque tous les jours.

Nous trouvons une malade agitée, qui remue continuellement et ne peut tenir en place ; hémichorée gauche ; mouvements irréguliers de la main, flexion du pouce, extension de l'index, flexion des derniers doigts, de l'épaule, du coude, adduction du bras, etc., se succédant continuellement ; mouvements anologues dans le membre inférieur ; sensibilité normale.

En examinant la malade, on provoque une crise de nerfs ; secousses dans les membres supérieurs, pleurs, contracture des membres inférieurs, spasmes laryngés. Facies figé, extatique par moment.

La suggestion inhibe la crise. Je fais l'éducation de la malade. Elle a encore des crises le 7, le 8 et le 9 juillet. Je continue l'éducation suggestive. Le 10 juillet elle ressent dans l'après-midi une vive douleur qui n'aboutit plus, comme auparavant, à une crise. On ne peut plus les provoquer.

Elle reste au service jusqu'au 2 août, n'ayant plus de crise. Mais l'hémichorée persiste, rebelle à la suggestion, débarrassée de sa complication hystérie.

Je signale ailleurs[1] les faits suivants : J'ai actuellement dans mon service trois associations de chorée et d'hystérie. L'une, jeune couturière de dix-sept ans, a une chorée datant de six semaines, plus marquée à gauche. A cette chorée s'ajoutent des idées noires, des rires et pleurs, de l'agitation, des douleurs qu'on peut provoquer ad libitum par une pression légère, de la constriction thoracique et une sensation de boule ; tous ces phénomènes nerveux qui pourraient aboutir à une crise sont calmés par la suggestion, à l'exclusion des mouvements thoraciques.

Une autre fillette de dix ans entrée au survice avec une hémichorée droite greffée sur un rhumatisme articulaire guéri est prise trois à quatre semaines après le début de troubles psychiques et hystériques, idées de persécution, refus de manger, sensation d'étouffement, pleurs, torsion des mains, convulsions oculaires, tremblement général et secousses : ces symptômes durent deux jours, paraissent céder à la suggestion ; l'hémichorée seule persiste.

La troisième malade, âgée de vingt ans, arrivée à la clinique avec de grandes crises d'hystérie journalière datant de un mois. L'hystéric fut enrayée en deux à trois jours par la suggestion. Alors seulement on s'aperçut que l'hystérie masquait une hémichorée gauche qui continua son évolution. En interrogeant la malade, on apprit que les mouvements choréiques existaient déjà quelque temps avant les crises.

7° *L'épilepsie peut être hystérogène*, c'est-à-dire que l'hystérie peut se greffer sur elle. Ce n'est pas de l'hystéro-épilepsie, ce n'est pas un type hybride qui

---

1. *Hypnotisme et Suggestion, Hystérie*, 9e édition, 1910, page 290.

créerait une crise à la fois épileptique et hystérique,
comme la dénomination mauvaise de hystéro-épilepsie
pourrait le faire supposer ; ce type dû à la combinaison de deux accès fusionnés en un n'existe pas. Les
deux accès sont distincts, chacun conserve son individualité. On peut toujours différencier l'un de l'autre. Dans tous les cas où les deux maladies existent
chez le même sujet, c'est l'*épilepsie qui a précédé et
crée l'hystérie*. Celle-ci n'est jamais épileptogène.

Comment l'épilepsie devient-elle hystérogène ? On
conçoit que l'épileptique, déprimé et nerveux, reste
anxieux sous l'imminence de nouvelles attaques suspendues sur sa tête comme une épée de Damoclès.
L'épilepsie elle-même ne se reproduit pas par autosuggestion ; car elle ne constitue pas une simple représentation mentale qu'on puisse, comme l'hystérie, créer
ou inhiber par suggestion. La crise vient indépendante de la volonté ; je parle du grand mal. Elle est
inconsciente. L'aura seule, précurseur de la crise qui
ressemble à l'aura hystérique est consciente, et le sujet
en garde le souvenir. Or cette aura peut par réminiscence émotive se produire comme simple représentation mentale ; cette aura ne peut pas, dans ce cas, si
elle n'est pas déja la première période de l'ictus, le déterminer ; le sujet ne peut pas reproduire cet ictus qu'il
ignore et qui évolue automatiquement dans l'inconscient. Mais suggestionné par l'idée anxieuse d'une
crise, il peut réaliser une crise émotive qui est alors
une crise d'hystérie. Si le sujet a vu chez d'autres des
crises d'épilepsie dont le spectacle l'a frappé, il peut
copier plus ou moins grossièrement les phénomènes
présents à son esprit ; mais il ne perdra pas connais-

sance, ne se blessera pas en tombant, ne se mordra pas sérieusement la langue, n'aura pas le stertor comateux consécutif ; sa crise pourra être inhibée. Il sera facile de reconnaître que cette pseudo-épilepsie n'est que de l'hystérie.

Hytérie convulsive chez un épileptique alcoolique.

X..., 28 ans, brossier, entre à l'hôpital le 21 mai 1896. Lourde hérédité névropathique. Enfance nerveuse avec incontinence nocturne d'urines. Caractère faible. Habitudes éthyliques.

Première crise d'épilepsie nocturne à 12 ans. Seconde crise identique huit jours plus tard. Depuis lors, crise tous les mois jusqu'à 16 ans. Alors il se mit à boire ; les accès devinrent plus fréquents, un tous les huit ou dix jours : chute soudaine, cri, perte absolue de connaissance, convulsions, urines involontaires, amnésie.

Depuis, affaiblissement intellectuel et perte de la mémoire. Agitation nocturne ; il bavarde, s'agite, renverse son lit sans souvenir au réveil. Onanisme depuis la puberté.

On constate : malade robuste, front bas, facies hébété, expression bestiale, parole bredouillante ; traces de morsure de la langue.

Le soir de son entrée, pendant l'examen, crise d'hystérie ; mains crispées, face vultueuse, respiration supirieuse, grands mouvements convulsifs, il se frappe la poitrine, serre les poings. Ensuite, tonisme, le corps en arc de cercle, les jambes levées. Par suggestion verbale, on arrête instantanément la crise. La pression d'une des fosses iliaques provoque une nouvelle crise qu'on inhibe rapidement.

Nouvelle crise le surlendemain que l'on arrête, reproduit et dirige à volonté. — Suggestion hypnotique continuée tous les jours.

A partir de ce jour, on ne constate plus de crise hystérique.

Le 26 au soir, il a une crise d'épilepsie bien caractérisée ; deux crises semblables dans la nuit du 31 mai.

Le 12 juin on note : pendant la dernière semaine, une crise d'épilepsie tous les 2 jours. Il urine souvent au lit.

Il reste encore à l'hôpital jusqu'au 4 novembre ; continue à avoir des crises d'épilepsie assez fréquentes ; mais n'a plus eu de crise d'hystérie depuis le 26 mai. On ne peut plus en provoquer.

Hystérie convulsive chez une épileptique. — Guérison de l'hystérie par suggestion.

X..., 23 ans, giletière, sœur du malade de la précédente observation, entre le 20 mai 1896.

Mariée depuis quatre ans et demi sans enfants. Habitudes alcooliques. — Premier accès d'épilepsie à 19 ans, avec morsure de la langue, urines involontaires, écume à la bouche, amnésie. — Quinze jours plus tard, second accès. Depuis lors, crise tous les deux ou trois mois environ, ensuite tous les huit jours (épilepsie ou hystérie).

On trouve le même aspect que le frère ; elle semble plus intelligente. Caratère sournois et méchant. Traces de contusions à la face et de morsures à la langue. Céphalée, boule à la gorge. Pas de stigmate hystérique,

Pendant l'interrogatoire, crise d'hystérie. Elle cesse de répondre aux questions, a une respiration sterto-

reuse, du cornage laryngé, sans perte de connaissance ; puis délire, appelle son mari, prononce des
phrases incompréhensibles. Tremblement général. La
suggestion inhibe cette crise, après une durée de
plusieurs minutes.

Le 21 mai, pendant l'interrogatoire, même crise,
avec convulsions généralisées, grands cris, hallucinations ; puis tout se calme ; elle ne se souvient de rien.
Léger subdélire pendant quelques instants. Je fais
une suggestion à laquelle elle cherche à résister.

Le lendemain, on peut provoquer de nouvelles
crises. Suggestion thérapeutique. A partir de ce jour,
elle n'a plus de nouvelles crises d'hystérie, malgré les
discussions fréquentes qu'elle a dans la salle en raison
de son mauvais caractère.

Elle continue à avoir des crises d'épilepsie. Dans
l'espace d'un mois, jusqu'au 22 juin, elle a six crises
d'épilepsie vraie, avec chute, tonisme, clonisme, etc.
Elle n'a plus de crises d'hystérie et fait elle-même la
distinction entre les deux genres de crises.

Elle quitte l'hôpital le 22 juin.

Hystérie greffée sur l'épilepsie.

X..., 19 ans, couturière, entre au service le 1er juin
1901. Père alcoolique, mère vive et emportée. Ses
crises ont débuté il y a quatre ans. Elle en a eu fréquemment la nuit, se réveillait, le lit défait, parfois
couchée à terre, souvent courbaturée, avec urines involontaires et morsure de la langue. Au début elle
avait environ une crise par mois ; dans ces derniers
temps, elle en a cinq ou six ; elle se fait quelquefois
mal en tombant, a eu des écorchures. Les crises ne
sont pas toujours les mêmes. Quelquefois elle s'agite,
fait de grands mouvements, a de la rigidité de mem-

bres et des cris persistants toute la durée ; ce seraient alors des crises d'hystérie. Elle a été traitée à la Maison de Secours, à l'hospice Saint-Julien, à l'asile de Maréville, pour de l'épilepsie.

Elle est bien constituée ; n'a aucun stigmate d'hystérie. La suggestion détermine une crise : le visage est fixe, la tête se tourne à droite ; la contracture est générale, avec cyanose ; la malade tombe, agite les bras, roule sur le plancher, crie. Au bout de quelques minutes, j'inhibe la crise. La malade se réveille, le regard vague, ne se souvient de rien ; mais on peut réveiller les souvenirs. Je fais l'éducation suggestive de la malade.

Depuis elle n'a plus de crise d'hystérie et on ne peut plus les produire. Mais elle a de fréquentes absences pendant une ou deux minutes ; elle a une crise nocturne d'épilepsie le 15 juin, quatre crises dans la journée du 17 ; de fréquentes absences le 27, des crises d'épilepsie nocturnes le 1er et 2 juillet, cinq crises le 5 décembre ; c'est de l'épilepsie pure, sans hystérie. Elle entre à l'asile de Maréville le 1er janvier 1902.

Épilepsie suivie d'hystérie. — Guérison de l'hystérie par suggestion.

X..., âgée de 40 ans, a fait de nombreux séjours à l'hôpital. Elle a accouché en 1893 à la Maternité d'un enfant qui a vécu onze mois. Quinze jours après ses couches, elle aurait eu une crise considérée comme épileptique.

En décembre 1893 et janvier 1894, étant au service, elle avait des crises tous les deux ou trois jours. Mais on s'aperçut que certaines de ces crises étaient nettement hystériques, avec grands mouvements désordonnés, suffocation, etc., et qu'on pouvait les reproduire par suggestion. Le traitement suggestif inhibe ces crises.

Les crises d'épilepsie continuèrent, moins fréquentes ; la malade est restée plusieurs années au service, comme infirmière adjointe ; elle est sortie deux fois pour entrer en condition ; mais elle a dû rentrer à l'hôpital au bout de deux ou trois mois, à la suite d'une crise d'épilepsie qui lui faisait perdre sa place. Ces crises viennent à dates irrégulières, environ une fois par mois. Mais pendant des années que nous l'avons suivie, elle n'a plus eu de crises hystériformes ; elle est d'ailleurs très suggestible et hypnotisable. La suggestion si efficace contre l'hystérie ne fait rien contre son épilepsie.

8° *Les maladies organiques du domaine nerveux*, les myélites, les ramollissements et l'hémorragie cérébrale, les méningo-encéphalites chroniques, etc. peuvent aussi s'accompagner de crise d'hystérie. Cependant cette concomitance n'est pas fréquente. On comprendrait par exemple que le tabes, avec ses douleurs fulgurantes, ses crises gastriques, laryngées, douloureuses et anxieuses, puisse réveiller l'appareil hystérogène. Cependant l'association hystérotabétique me paraît assez rare, comme les autres associations de maladies organiques nerveuses et d'hystérie. Sans doute on observe dans ces cas d'autres psychonévroses, anesthésie, hyperesthésie, spasmes, contractures ; mais la psychonévrose hystérie, je la trouve rarement dans mes observations de maladies organiques du système nerveux.

Je rapporterai seulement un cas intéressant et

instructif d'hystérie greffée sur une tumeur cérébelleuse.

*Tumeur cérébelleuse. — Vertige visuel par névrite
optique. -- Crises d'hystérie consécutives.*

Mme X..., âgée de 34 ans, est envoyée à ma clinique
le 22 janvier 1906, par un médecin des Vosges, pour
une cécité nerveuse greffée sur des crises d'hystérie.
Cette malade bien portante auparavant a, en effet,
été prise, fin avril, de crises de nerfs caractérisées par
une douleur occipitale, avec vertige suivi de chute et
perte de connaissance pendant cinq minutes environ,
crises se répétant cinq ou six fois par semaine.
Au bout de trois mois, ces crises devinrent plus
intenses ; au vertige, à la douleur occipitale plus
vive, succéda une sensation de boule et de strangulation, puis perte de connaissance, secousses convulsives. Elle eut jusqu'à six crises par jour, restant
aussi trois ou quatre jours sans en avoir. D'ailleurs
ni écume, ni morsure de la langue, ni blessure en
tombant, rien qui indiquât un caractère épileptique.
Depuis six semaines, les crises ont disparu avec le
vertige, mais la vue s'est perdue graduellement aux
deux yeux. Cette cécité va progressive. Les vertiges
depuis que la vue se perd, ont complètement cessé.
Il semble que tous ces symptômes soient hystériques
ou psychonerveux. C'est d'ailleurs une nerveuse impressionnable qui, depuis l'âge de 21 ans, était sujette
à la céphalée frontale et occipitale durant deux ou
trois jours, au début de chaque période menstruelle ;
à 15 ans elle avait eu de la céphalée pendant six semaines.
Mariée, elle avait accouché, en juillet 1903, d'un en-

fant mort-né ; en novembre 1904, d'un enfant qui vit. Cette couche a été laborieuse et suivie d'une violente émotion provoquée par une discussion entre sa mère et son mari.

Mais c'est près de cinq mois seulement après cet incident que survint brusquement pendant son travail la première crise.

La nature hystérique de ces crises me fut d'ailleurs démontrée par la possibilité de les provoquer artificiellement. Le 25 janvier, je fais de l'électrisation autour des yeux dans un but suggestif : la malade a quelques petites secousses, puis tombe dans une sorte de sommeil avec résolution, sans contracture, la sensibilité à la douleur persistant. Cela dure peu de minutes, puis elle pousse quelques cris inarticulés et se réveille. Une autre fois, en pressant légèrement l'épigastre et affirmant qu'une crise va se produire, je détermine quelques secousses, des cris plaintifs, des mouvements dans les bras. Revenue à son état normal par suggestion, elle dit : « Maman, maman, » sans se souvenir de rien.

Un autre jour, je suggère une crise ; elle fléchit l'avant-bras droit, porte sa main sur l'oreille ; ses membres sont contracturés, cela dure un quart de minute. Puis elle revient à elle en disant : « C'est passé. »

La cécité est-elle purement psychonerveuse, dite hystérique ? Elle est progressive, n'a pas les caractères de la cécité psychique ; reste rebelle aux procédés suggestifs ; à l'ophtalmoscope, on constate une neurorétinite double avec stase papillaire. C'est donc bien une cécité organique.

En interrogeant la malade, j'apprends que dès janvier 1905, trois ou quatre mois avant le début des crises, elle avait peu d'assurance en marchant, il lui semblait souvent, dit-elle, marcher comme une femme ivre. Pendant toute l'année dernière, elle eut de fréquents vomissements. Depuis les crises elle accusait souvent une *douleur occipitale*. La première crise, survenue sans cause pendant son travail, avait commencé par un vertige anxieux ; elle voyait tout tourner autour d'elle. Chaque crise préludait ainsi par un vertige ; la chute avec perte de connaissance était consécutive. Les vertiges ont disparu depuis qu'elle n'a plus de crises.

La malade resta au service pendant un mois jusqu'au 22 février.

Tous les traitements, les injections de bi-iodure de mercure, faites malgré l'absence d'antécédents et de signes spécifiques échouent.

Le mal de tête syncipital et occipital qui avait disparu revient fin janvier, par accès, souvent très violents, avec vomissements.

Le 12 février, par exemple, douleur intense à l'occiput, à la nuque, dans les épaules ; la malade ne peut fléchir la tête, présente le signe de KERNIG, vomit souvent dans l'après-midi, et la nuit elle est souvent réveillée par des nausées ; enfin elle a des moments d'obnubilation visuelle avec tendance syncopale sans vertige.

Le 15 février, on constate une respiration irrégulière, avec pauses respiratoires de deux à cinq secondes persistant même pendant le sommeil. Ces symptômes continuent les jours suivants. La démarche est toujours un peu incertaine.

Cet ensemble de symptômes, douleurs occipitales, vomissements, démarche mal assurée, neurorétinite avec stase papillaire, pauses respiratoires, ne laissent aucun doute sur l'existence a une tumeur cérébelleuse.

Par quel mécanisme cette tumeur a-t-elle créé l'hystérie ? Comment a-t-elle joué le rôle d'agent provocateur ?

Chaque crise a débuté par un vertige visuel qui provoque l'anxiété et la réaction psychodynamique hystérie consécutive. C'est ce vertige qui devenait hystérogène. La malade est très affirmative sur cette aura vertigineuse.

Ce vertige visuel était dû certainement à l'irritation neurorétinique consécutive à la tumeur. Aussitôt que la cécité s'accentua, que l'irritation fit place à l'atrophie dégénérative, le vertige, signe d'irritation disparut et les crises d'hystérie d'origine vertigineuse disparurent aussi. La relation de cause à effet est ainsi nettement démontrée.

Les crises d'hystérie n'ont été qu'un épiphénomène, une manifestation produite par le vertige neurorétinique et ont disparu avec le symptôme qui les commandait. On aurait pu sans doute, par la psychothérapie, apprendre à la malade à faire l'inhibition de ces crises ; son émotivité spéciale éduquée aurait supporté ces vertiges, sans réagir par des crises.

9° En dehors du domaine nerveux, *toutes les maladies organiques, locales ou générales, peuvent donner lieu à des crises nerveuses* chez certains sujets, parce que toutes comportent un élément nerveux ou psychique, douleur ou anxiété qui peut devenir hystérogène. C'est toujours par l'intermédiaire de ce phénomène que la réaction psychodynamique a lieu.

Voici des observations de maladies diverses dans

lesquelles la sensation douloureuse constitue l'agent provocateur.

Coliques hépatiques. — Crises d'hystérie provoquées par la douleur.

Mme X... entre au service le 20 juin 1906; elle est mariée, mère de cinq enfants, dont trois sont morts en bas âge. Elle a eu en 1898 une crise de coliques hépatiques, avec ictère pendant un mois et depuis elle a eu un accès à deux reprises.

En janvier 1905, trois jours après le début d'un accès, elle eut une douleur hépatique avec irradiations dans l'épaule droite ; à ce moment elle eut un malaise moral avec envie de pleurer, songeant avec tristesse au sort de ses trois enfants, si elle venait à disparaître, quand après une vive douleur à l'hypocondre droit, elle fut prise d'un étouffement avec gorge serrée, sensation de boule œsophagienne, puis secousses et grands mouvements dans les membres. Pendant un quart d'heure environ, elle se tordait dans son lit, avec de grands sauts par intervalles, criant fortement; puis tout se calme. Les coliques durèrent encore cinq à six jours.

Puis elle fut assez bien jusqu'en décembre, sauf les digestions un peu pénibles et des renvois aigres. A partir de décembre, crampes d'estomac avec régurgitations après le repas de midi, se calmant au lit.

En janvier 1906, crises de coliques hépatiques durant neuf jours sans hystérie.

Le 17 juin après le déjeuner, tout d'un coup, elle sent une vive douleur épigastrique et hypocondriaque, puis aussitôt sensation d'étouffement à la gorge, cris, constriction thoracique, irradiations douloureuses dans l'épaule et le bras droits, contracture des mains ;

elle ne pouvait fermer la bouche. Cette crise dura cinq minutes et se renouvelle trois fois en une demi-heure. Le médecin fit une injection de morphine.

Je pus provoquer une crise le 21 juin : cris spasmodiques, pleurs, étouffement, bouche ouverte et contracturée ; respiration saccadée.

J'inhibe la crise. Grâce à l'éducation suggestive, elles ne se reproduisent plus, malgré les douleurs, tant que la malade est au service.

Les crises d'hystérie ont été provoquées chaque fois par l'intensité des douleurs hépatiques.

Douleurs ostéomyélitiques avec crises d'hystérie consécutives.

X..., 16 ans, élève à l'Ecole primaire supérieure, entre au service le 21 décembre 1900. Il y a huit ans, il a eu une ostéomyélite du calcanéum droit avec suppuration pendant deux ans et issue de séquestre. Quelque temps après, tuméfaction douloureuse du tiers inférieur de l'humérus droit avec suppuration prolongée, et en même temps périostite du deuxième métacarpien gauche ; il a été traité à plusieurs reprises dans les services de chirurgie.

Il a encore de temps à autre depuis plusieurs années des poussées douloureuses dans le bras droit. Il y a cinq ans, à la suite d'une de ces crises de douleurs très violentes, attaque de nerfs d'une demi-heure pendant laquelle il se roula sur le plancher, agitant convulsivement bras et jambes et poussant des cris.

Depuis une vingtaine de jours, la douleur dans le bras est devenue très violente, causant des insomnies et même des cauchemars et du somnambulisme hallucinatoire. Après de fortes douleurs, il s'est assoupi et se croyait couché en l'air sur un monticule de cinquante mille cadavres ; il s'est réveillé graduellement et a continué à rêver éveillé. Puis il s'est imaginé que son père était la cause du mal ; il est descendu et voulait l'étrangler. Son frère l'entendant crier et proférer des menaces l'a retenu.

Je trouve un jeune homme amaigri, lymphatique, nerveux, intelligent, suggestible, onaniste. Le bras droit est rouge, gonflé, chaud.

Je suggère la disparition des cauchemars, des crises et des douleurs.

Depuis il n'a plus de cauchemars, ni de crises ; mais les douleurs persistent.

Il entre au service de chirurgie en janvier ; l'os est trépané ; on enlève un séquestre et on donne issue à un foyer purulent intra-osseux. — Il sort le 10 février, se trouvant bien, n'ayant plus eu de crises.

Ce sont les douleurs de l'ostéomyélite du bras qui ont déterminé les crises d'hystérie et le délire hallucinatoire, deux variétés de psychonévroses.

Douleurs de salpingite. — Crises d'hystérie consécutives. — Aphonie nerveuse.

X..., âgée de 21 ans, mécanicienne, entre au service le 20 avril 1606, pour une grippe avec aphonie.

Réglée à 11 ans et demi régulièrement ; elle a eu un enfant bien portant, à l'âge de 18 ans ; elle a eu depuis des poussées de métrite. En août 1905, elle eut une crise de salpingite aiguë, avec fièvre, et vives douleurs abdominales qui la tinrent alitée une huitaine de jours, tant que dura la fièvre. Le repos, les lavages vaginaux, l'héroïne, une vessie de glace sur le ventre calmèrent les douleurs.

La malade ne souffrait plus depuis deux mois, quand subitement en octobre 1905 les douleurs reparurent et elle dut cesser son travail.

Au bout de deux jours, les douleurs étant moindres, elle se rendit chez une voisine. Là elle eut un accès de douleurs plus violentes s'irradiant dans tout le ventre, puis une sensation de strangulation, d'oppression avec cris. En même temps, perte de connaissance et grands mouvements convulsifs des membres.

On la transporta chez elle, et dans la nuit, elle eut deux nouvelles crises, avec boule, strangulation, cris, grands mouvements, durant cinq à dix minutes.

Son médecin lui fit prendre des potions calmantes. Depuis ce moment elle va bien, ne souffre plus du ventre, mais elle est devenue nerveuse, impressionnable, irritable.

Elle entre au service pour des maux de tête, une légère angine, de l'aphonie datant de deux jours. C'est une grippe ; elle a des ronchus et des sibilances, pas de fièvre, pas de stigmates d'hystérie.

Elle est très suggestible et on peut créer facilement chez elle des points douloureux. Je pense que l'aphonie est en grande partie nerveuse, greffée sur une légère laryngite ; je suggère le retour de la voix par affirmation avec frictions sur le cou ; j'obtiens progressivement au bout d'un quart d'heure une voix normale qui se maintient.

Les douleurs aiguës de la salpingite ont produit des crises d'hystérie.

Plus tard une légère laryngite a provoqué une aphonie nerveuse. La malade est une psychonerveuse qui peut greffer sur des sensations réelles des réactions psychodynamiques.

Les crises peuvent se greffer sur des sensations anxieuses dues à des troubles gastriques, cardiaques, respiratoires.

Crise d'hystérie consécutive à une anxiété gastrique.

X..., 28 ans, ouvrière en chaussure, entre au service le 9 juin 1906 pour une crise nerveuse survenue la veille.

Pas d'antécédents héréditaires particuliers. — Vers l'âge de 15 ans, elle fut traitée à l'hôpital pour chloro-anémie et conserve depuis lors des troubles digestifs. Mariée, elle a deux enfants bien portants.

Depuis un mois la malade souffrait plus de l'estomac ; tiraillements continus dans cette région, même en dehors des repas, lourdeur, inappétence, renvois aigres, sans vomissements, constipation fréquente.

Le 8 juin, la malade s'était levée la tête lourde. A huit heures elle déjeune avec du pain chaud, du fromage et un verre de vin. Le pain chaud lui cause des douleurs stomacales vives. Une demi-heure après, sensation de lourdeur sur l'estomac, avec état nauséeux, et angoisse précordiale. Elle est allée chercher de l'éther. A ce moment survient de l'obnubilation visuelle avec des envies de vomir. Elle s'assied sur une chaise. Alors, sensation de boule partant de la région épigastrique, remontant le long de la gorge et la suffoquant. Perte de connaissance. Elle tombe et se débat en criant. Elle ne reprend connaissance qu'au bout d'une demi-heure environ.

Nous trouvons une femme pâle, mais bien constituée : les fonctions cardiaque et respiratoire sont normales. La langue est légèrement saburrale. L'estomac n'est pas dilaté. La palpation du ventre est douloureuse dans la fosse iliaque gauche. Leucorrhée abondante. Sensibilité normale, aucun stigmate d'hystérie.

La malade est habituellement triste, se tourmente facilement. Elle dit que très souvent à la suite de douleurs d'estomac, elle est prise de vertiges, la tête tourne, elle a des sueurs froides, des nausées avec sensation de défaillance, mais sans strangulation et sans perte de connaissance.

Je place la main sur son épigastre et lui suggère une crise.

Aussitôt elle se plaint de malaise cardiaque, sa respiration devient haletante, anxieuse, irrégulière ; elle pousse quelques cris. Son bras soulevé retombe inerte. Au bout d'une minute, elle ferme les yeux, les rouvre, se dit fatiguée, se plaint d'un engourdissement du bras droit, d'une vive douleur stomacale et d'envie de dormir.

Je fais l'éducation suggestive de la malade jusqu'au 20 juin ; je ne peux plus lui donner de crise. Les douleurs d'estomac diminuent ; elle passe un mois à l'hospice des convalescents. Nous la revoyons le 28 novembre ; elle n'a plus eu ni défaillance, ni crise.

Troubles gastriques avec nausées et vertiges. — Hystérie consécutive.

Mme X..., 33 ans, journalière, sans hérédité nerveuse, réglée à 17 ans et demi, a eu neuf enfants, dont cinq sont encore vivants. Elle a été hystérectomisée il y a quatre ans.

Elle a toujours été nerveuse et dyspeptique. La moindre émotion lui donnait des palpitations, de l'inappétence et des nausées. Elle souffre continuellement de l'estomac, ce qu'elle attribue à ce qu'elle ne mange pas à heure fixe et n'a pas le temps de se faire une cuisine régulière.

Il y a deux ans, elle se trouvait dans la cuisine de la personne qui l'employait, lorsqu'elle eut une première crise vers une heure de l'après-midi dans les circonstances suivantes. Elle avait été obligée de courir chez elle très rapidement et de manger en quelques minutes pour travailler aussitôt. Une fois au travail, elle ressentit une vive douleur d'estomac avec tiraillements épigastriques et nausées. Le dîner ne passait pas. Au bout d'une demi-heure environ, les nausées devinrent plus intenses ; elle eut trois vomissements successifs très amers, avec des sensations vertigineuses. Après les vomissements, le vertige s'accentua, il y eut de l'obnubilation visuelle et la malade tombe sans connaissance, elle ne se souvint de rien quand elle revint à elle.

La seconde crise se produisit peu de temps après, dans des circonstances analogues, à la suite d'une indigestion.

La dernière crise s'est produite trois semaines avant son entrée à l'hôpital ; elle fut due à l'émotion causée par la disparition d'un de ses enfants qu'elle avait cru égaré.

C'est une femme bien constituée, dont l'examen ne révèle rien d'anormal.

L'estomac n'est pas dilaté. Elle est un peu inquiète et a de l'insomnie depuis huit jours.

Je suggère une crise analogue à celles qu'elle a eues. Elle ressent comme un poids à la région épigastrique, de l'anxiété ; ses lèvres tremblent et sa respiration devient haletante. Au bout de deux minutes, elle ferme les yeux et présente une résolution musculaire générale, accompagnée de tremblements dans la lèvre supérieure. Elle reste plusieurs minutes dans cet état, le pouls normal. Je suggère la fin de la crise et le réveil. La malade ouvre les yeux, se trouve mal à l'aise et ne se souvient de rien.

Je suggère à la malade de ne plus avoir de crise et d'avoir son sommeil la nuit.

Elle reste au service jusqu'au 9 juin, dormant bien et calmée.

Je la revois le 20 novembre. Elle est restée bien portante et malgré différents ennuis, en particulier une chute avec contusions sérieuses faite il y a quelques semaines, elle n'a plus eu de crise.

Crises d'origine gastrique, cardiaque et émotive.

Mlle X..., âgée de 30 ans, cultivatrice, entre au service le 2 décembre 1905. Le père très nerveux est mort d'une affection cardiaque à 66 ans. La mère âgée de 63 ans, bien portante, a des crises de nerfs. Elle a quatre frères, dont un a eu des crises hystériques au régiment, deux sœurs dont l'une très nerveuse est morte tuberculeuse.

Célibataire, régulièrement menstruée depuis l'âge de 15 ans, irrégulièrement depuis un an, elle a eu des crachements de sang pendant trois ans.

Depuis ce temps, elle a des battements de cœur survenant d'abord après les repas et depuis deux ans, aussi en dehors des repas.

Il y a un an et demi, son père, cardiaque, eut un accès de suffocation. Elle fut tellement impressionnée qu'elle eut une crise de nerfs, la première, de vingt minutes environ. Cette crise fut caractérisée par des palpitations de cœur, d'abord ; puis angoisse rétro-sternale, tremblements d'abord dans les mains, puis généralisés. La malade se mit ensuite à crier en se cachant la figure dans les mains et tremblant de tout son corps, sans perdre connaissance.

Ces crises se sont reproduites assez fréquemment et surtout depuis un an. Elle a eu jusqu'à cinq crises par jour, survenues soit spontanément, soit à la suite de frayeur, soit après des battements de cœur, soit après des douleurs d'estomac. Celles-ci existent depuis un an, avec digestions pénibles ; la malade est au régime lacté.

Depuis six mois, elle est réveillée à une heure du matin et ne peut se rendormir. Chaque fois qu'elle veut le faire, elle est réveillée subitement par des battements de cœur et une forte dyspnée, qui durent environ cinq minutes.

La malade a fréquemment des battements de cœur, quelquefois avec irradiations douloureuses dans tout l'abdomen, surtout après les repas et pendant la nuit, durant environ une demi-heure. Elle a quelquefois plusieurs accès dans la journée et ne reste pas plus de deux jours sans en avoir. Les crises de nerfs sont précédées sonvent de palpitations.

La malade, bien constituée, un peu maigre, a le pouls régulier à 96. Elle est très irritable, sombre, triste, elle a des insomnies. Pas de stigmates hystériques! L'appétit est conservé. Après les repas, sensation de brûlure œsophagienne et régurgitations aigres. Légère constipation. L'estomac n'est pas dilaté. Les bruits du cœur sont nets ; légère tendance à l'hypertrophie du cœur gauche, battements épigastriques ; les veines du cou sont un peu dilatées, la respiration est normale.

Les crises nerveuses, durant dix à vingt minutes, débutent par une constriction allant de la gorge à l'épigastre, avec oppression ; surviennent ensuite des palpitations ; elle crie, s'agite, a des mouvements convulsifs des membres supérieurs surtout, se cache la figure entre ses mains, ne tombe pas, ne perd pas connaissance. Après la crise, elle a souvent une sensation de faim.

Le 4 décembre, dans la nuit, la malade est brusquement réveillée par des palpitations, une sensation de frisson sous le sein gauche s'irradiant vers l'aisselle, puis une crise survient. Nouvelle crise le matin. Je puis provoquer une crise et l'inhiber. Je fais l'éducation suggestive du sujet.

Malgré cela, le 6 décembre, à quatre heures, survient une nouvelle crise : constriction sous le sein gauche, cris perçants, tremblement de la main droite, puis mouvements de tête ; hallucinations pendant la crise ; elle voit un incendie et veut fuir. Cette crise qui a duré un quart d'heure environ a été précédée de trois ou quatre gros battements de cœur ; le pouls était à 105. Nouvelle crise à 5 heures. Continuation de la psychothérapie.

Les jours suivants, la malade n'a plus que des ébauches de crises, et on ne peut plus en provoquer. Elle a moins de palpitations, se réveille encore en sursaut plusieurs fois, mais se rendort. Elle a encore des douleurs d'estomac.

Dans la nuit du 4 décembre, elle a une nouvelle crise à la suite des palpitations, une autre le 5 janvier aussi après des palpitations.

Le 6 au matin je la trouve assise, souffrant d'un malaise général depuis une heure, les yeux fixes, la respiration fréquente ; de temps à autre, légers mouvements des bras et des jambes. La malade porte la main à la région précordiale, se plaignant d'un point. Au bout de quelques minutes, elle se raidit en catalepsie rigide, puis elle porte les mains à sa figure, en poussant de petits cris entrecoupés de larmes. Le cœur à ce moment bat avec violence, et soulève la poitrine, le pouls est rapide, régulier, égal, à 120.

J'arrête alors la crise par suggestion.

Le 7 janvier, crise de quelques minutes sans battements de cœur, à la suite de crampes d'estomac : boule laryngienne, tremblements. Elle dit en avoir eu de semblables chez elle à la suite de douleurs stomacales.

Le 18 janvier, au sortir d'un bain, même crise pendant un quart d'heure : douleur épigastrique, vertige, boule et constriction, secousses des membres. Je continue l'éducation suggestive.

Le 5 février, on note : les battements de cœur sont plus rares ; ils ne sont plus suivis de crise ; la malade a appris à les inhiber. Elle devient plus gaie et demande son exeat le 10 février.

Dans ce cas ce sont les palpitations du cœur, les douleurs d'estomac, les émotions diverses, qui ont provoqué les crises d'hystérie dont l'inhibition par la malade a été longue à obtenir par l'éducation.

Anxiété nerveuse et tachycardie chez une cardiaque. — Crises de défaillance hystérique consécutives.

Mme X. , âgée de 26 ans, cultivatrice, entre au service le 16 juillet 1902. Mariée, mère de deux enfants bien portants, sans maladie grave antérieure, elle est malade depuis six semaines. Elle a toujours été délicate, anxieuse, avec douleurs diffuses fugaces un peu partout.

Depuis six semaines, à la suite de fatigues, dit-elle, elle est plus faible. Quand elle marche, elle a une grande sensation de faiblesse, est obligée de s'arrêter, tombe et reste dans un état d'inertie physique et morale, incapable de bouger, entendant ce qui se dit autour d'elle : cela dure plusieurs minutes.

Quinze jours avant son entrée, il lui est arrivé de tomber ainsi quatre à cinq fois dans la même journée, sitôt qu'elle essayait de marcher. Elle dut s'aliter et garder le lit, sentant ses jambes incapables de la porter et craignant d'étouffer si elle marchait. De plus, elle est très émotive. Dès qu'une personne entre dans sa chambre, elle éprouve des battements de cœur, une vive dyspnée et une sueur froide.

C'est une femme blonde, lymphatique, un peu pâle, mais les joues sont colorées ; le pouls est à 60, égal, régulier, un peu dur ; elle a 16 respirations par minute. La pointe du cœur est légèrement déviée au dehors. Il existe un souffle systolique aortique un peu rude, propagé dans les carotides. La malade mange et digère assez bien, ne tousse, ni ne crache. Elle accuse de la céphalée et des douleurs dans les membres depuis quelques jours.

J'essaie de faire marcher la malade ; le pouls s'accélère jusqu'à 156, il a produit une dyspnée intense, une anxiété vive ; elle gémit et a peur de tomber. Je la rassure et la réconforte moralement, tout en la faisant marcher ; je la fais même courir, sans qu'il y ait de dyspnée ; mais l'anxiété est toujours intense. Je place une chaise à côté d'elle pour la rassurer. Tout en restant anxieuse, elle se rend compte maintenant qu'elle peut marcher, courir, porter un léger fardeau, sans avoir de crise de « faiblesse », comme elle dit, crise de défaillance hystérique.

Je puis d'ailleurs provoquer facilement chez elle une crise pareille.

Je fais son éducation suggestive.

Le 18 juillet, amélioration considérable. La malade

respire bien, n'étouffe plus et peut marcher sans peur, sans oppression.

Les malaises, céphalées, douleurs diffuses, sont moins intenses.

Cependant le 22 juillet, au moment de la visite, la malade pleure, est anxieuse, agitée, se plaint d'étouffer, d'avoir mal ; son pouls est à 160. Par la suggestion calmante, je le fais descendre progressivement ; et au bout de cinq minutes, il est à 80. Elle va de nouveau bien.

Mais le 25 au matin, de nouveau oppression, palpitations ; le pouls à 180 est ramené par suggestion calmante à 104.

La malade améliorée quitte le service le 27.

Il s'agit dans ce cas d'une anxieuse qui a un peu d'hypertrophie cardiaque avec lésion aortique, laquelle peut déterminer des battements de cœur et un certain degré d'oppression. L'anxiété autosuggestive de la malade exagère ces symptômes et y ajoute une vraie phobie de marcher, avec tachycardie nerveuse, angoisse et crises de défaillance hystérique. L'éducation morale dissipe les symptômes psychonerveux que le psychisme ajoute à la cardiopathie.

L'hystérie complique quelquefois les maladies infectieuses générales aiguës ou chroniques, telles que les fièvres éruptives, la fièvre typhoïde, la syphilis, l'influenza ; elle est surtout plus fréquente dans celle-ci par le mécanisme de la neurasthénie anxieuse grippale. Ainsi en est-il aussi plus rarement dans la fièvre typhoïde.

Voici un exemple.

Fièvre typhoïde — Neurasthénie consécutive. — Hystérie.

X..., âgée de 21 ans, domestique, entre à l'hôpital le 7 décembre 1886.

En juillet 1885 elle eut une fièvre typhoïde grave qui dura trois mois ; et depuis lors elle a continué à avoir des vertiges fréquents, de l'insomnie, des maux de tête, des troubles digestifs.

Elle eut une première attaque d'hystérie en décembre 1885 avec étouffement, strangulation, convulsions, perte de connaissance. Ces attaques se sont répétées depuis ; elle ignore leur fréquence ; la dernière eut lieu il y a 2 mois.

En avril 1886, elle entra à la clinique de Kussmaul, à Strasbourg, et y resta jusqu'en juin, avec des crises hystériques et entre autres symptômes des vomissements incoercibles. A sa sortie, elle ne vomissait plus que le repas du soir.

Depuis, elle n'a plus eu que deux attaques, mais les symptômes neurasthéniques ont persisté : anorexie, vomissements, vertiges fréquents, accès de céphalalgie bitemporale plusieurs fois par jour, douleur sous-claviculaire et sous-épineuse gauche, insomnie. La malade est d'ailleurs impressionnable, mais bien constituée, sans maladie antérieure à sa fièvre typhoïde.

Suggestion hypnotique du 7 décembre au 28. Les douleurs, les vertiges, les troubles digestifs disparaissent graduellement.

Pendant les vacances du nouvel an, la suggestion est suspendue ; la malade a deux petites crises d'hystérie à la suite d'émotions ; les vomissements reparaissent le 2 janvier.

La suggestion est reprise le 7 janvier. A partir de

ce moment, elle n'a plus de vomissements, ni de crises, ni d'insomnie ; elle quitte l'hôpital le 12.

Je l'ai revue à plusieurs reprises. Elle se porte bien, n'a plus eu de crises, mais seulement quelques troubles passagers : légère céphalalgie, inappétence, qu'elle attribue aux conditions précaires de son existence.

Il s'agit dans ce cas d'une *neurasthénie post-typhique hystérogène*.

Dans l'observation suivante, ce sont les symptômes nerveux du début de la fièvre qui ont déterminé une crise chez une ancienne hystérique.

Hystérie ancienne, réveillée par le début d'une fièvre typhoïde.

X..., 28 ans, cartonnière, entre au service le 6 mai 1902. Elle avait huit ans et demi, quand elle trouva son père suicidé ; elle tomba sans connaissance et pendant deux mois, eut tous les jours une crise nerveuse ; ces crises duraient vingt minutes environ, avec étouffement et grands mouvements. Puis les crises s'espacèrent.

Actuellement, elle a environ une crise par mois, en général à la suite d'émotions morales.

Il y a cinq jours, en se levant, ayant mal dormi, elle eut des maux de tête, de l'inappétence, un état de malaise. Elle alla tout de même à l'atelier. Vers neuf heures, elle fut prise de tremblements, de nausées, perdit connaissance et eut une crise avec grands mouvements durant une heure. On la reconduisit à la maison.

Depuis, elle accuse des douleurs diffuses, des bourdonnements d'oreille, des vertiges, des vomissements

bilieux et alimentaires, de la constipation, de la céphalée, de la fièvre.

A son entrée à l'hôpital elle a 39°.4 ; le pouls est à
100 ; le facies est prostré, la langue vernissée. Il n'y
a plus de vertiges. Les vomissements disparaissent,
ainsi que la céphalée, le 8 mai ; la fièvre continue.
C'est une fièvre typhoïde bénigne ; les taches rosées
sont nettes le 8e jour ; le ventre est sensible ; la
prostration est assez grande ; quelques ronchus aux
bases pulmonaires.

La maladie d'ailleurs est abortive ; la fièvre tombe
le 11e jour.

Il n'y a eu qu'une seule crise d'hystérie le premier
jour.

Dans l'observation suivante, c'est *le début d'une
grippe, le frisson initial qui a provoqué l'accès.*

Frisson initial de grippe. — Crise d'hystérie.

X..., âgée de 26 ans, domestique, entre au service
le 16 juin 1906.

Réglée à 16 ans, régulièrement, elle a accouché en
mai d'un enfant qui vit. Les suites de couches furent
normales. A sa sortie de la Maternité elle n'a pu
travailler pendant un mois, et a dépensé toute ses
économies. Puis elle a placé son enfant en nourrice
et est entrée en condition.

Le 12 juin, elle a été prise de courbature générale,
de maux de gorge et de coryza, elle continua à faire
son service.

Le 15 juin, vers le soir, elle dut s'aliter ; la courbature augmenta dans la nuit et elle eut de violents
frissons, grelottait, claquait des dents avec secousses
dans les membres. Elle ressentit ensuite une violente

constriction à la gorge, puis eut une crise nerveuse.

Mon ancien chef de clinique, le Dr STERNE fut appelé vers deux heures du matin. La malade, dit-il,
était en pleine crise, poussait des cris très violents
que l'on entendait jusque dans la rue. Entre temps,
elle se plaignait d'étouffements, disant qu'elle allait
mourir d'une attaque comme son père ; elle faisait de
grands mouvements des bras et des jambes. En deux
minutes, elle fut calmée par la suggestion verbale. Au
bout d'un instant elle eut un essai de reprise avec
ébauche de crise qui fut inhibée immédiatement par
suggestion. Température, 38°,4.

Le Dr STERNE revit la malade le 16 à midi. Température, 39°,2. Nouvelle ébauche de crise inhibée de
suite. La malade prend 2 grammes d'aspirine dans la
journée. A 3 heures, température, 38°,5. Elle entre
au service à 5 heures ; température, 36°,6. Pouls, 100.

La face est rouge, injectée ; l'aspect prostré ; elle a
de la céphalalgie frontale, des points douloureux dans
le dos et la base du thorax.

On constate de la pneumonie ; légère matité avec
râles sous-crépitants fins à la partie inférieure de l'aisselle droite. La température est à 39°,4 le soir, le pouls
à 132.

La pneumonie suit son cours, la céphalée persiste
avec des bourdonnements dans les oreilles. Le 21,
septième jour de la pneumonie, la température est à
38° le matin ; le pouls à 100 ; on constate un léger
épanchement à la base.

Il n'y a plus de crise d'hystérie et on ne peut plus
en provoquer par suggestion. La fièvre et l'anorexie
continuent.

La température redevient normale le 30 juin ; la
malade quitte le service et revient se montrer au dé-

but d'août ; elle va bien et n'a plus eu de crise, ni autre phénomène nerveux.

Dans l'observation suivante rapportée par GRASSET, c'est aussi le début fébrile de la grippe qui a provoqué l'accès d'hystérie.

Crise hystérique au début fébr..le d'une grippe. — Contracture psychonerveuse du poignet et de la main. — Crises répétées.

Il s'agit d'un soldat qui depuis qu'il est au régiment est devenu nerveux, impressionnable, irascible, sans antécédents nerveux autres.

Le 14 janvier 1890, occupé à travailler au polygone, il éprouve tout à coup des troubles de la vue, fait dix pas pour chercher à s'asseoir, et perd connaissance. La crise dure dix à quinze minutes. On le porte à l'infirmerie. Il a 39°,5 de température.

Le lendemain, il a 39°,8 et est très abattu. Le 16 janvier, il prend 1,50 d'ipéca contre un état saburral. Vingt minutes après, fortes coliques, puis crampes violentes dans les chevilles et les poignets ; puis contracture douloureuse en extension des membres inférieurs, en flexion des membres supérieurs. Cette crise sans perte de connaissance dure une demi-heure. Urines involontaires. Crise de larmes à la fin de l'accès. Les jambes restent douloureuses pendant deux ou trois jours. Cependant il peut se lever et marcher un peu le 18 janvier.

Il arrive à l'hôpital le 27 janvier.

On constate que la main et le poignet droit restent impotents ; le poignet en extension légère ; les doigts en flexion ne peuvent être étendus qu'avec de vives douleurs ; attitude de la préhension. Mobilité volontaire abolie dans la main et le poignet seuls, avec analgésie absolue en gant, qui s'étend le lendemain à la moitié inférieure de l'avant-bras. Les autres fonctions sont normales, sauf une toux nerveuse sèche fatigante qui persiste quelques jours,

L'application de courant continu provoque une imminence de crise, céphalalgie, bouffées de chaleur, strangulation ; et il faut interrompre l'expérience. Plus tard le malade a eu de grandes crises avec strangulation, contractures, clownisme.

Dans ce cas, c'est aussi le malaise fébrile initial de la grippe qui a provoqué le premier accès sur lequel s'est greffée une psychonévrose sensitivo-motrice. Il s'agissait d'un malade irritable, dont l'impressionnabilité psychonerveuse a sans doute été exagérée par la grippe.

Dans le cas suivant des secousses nerveuses, ébauches hystériques, se manifestent dans le cours d'une grippe fébrile infecticuse prolongée.

Secouses nerveuses dans le cours d'une grippe infectieuse.

X..., âgée de 21 ans, garçon coiffeur, entre au service le 1er décembre 1905. Il n'a pas d'antécédents morbides autres que des crampes dans les membres inférieurs, surtout à droite ; il n'a pas d'habitudes alcooliques.

En décembre 1904, à la suite d'une grippe, il contracta une pneumonie du lobe droit inférieur qui fut traitée à l'hôpital de Saint-Mihiel. Un mois après survinrent des secousses dans les bras et les jambes, durant environ dix minutes et reparaissant toutes les heures dans la journée. Ces séries de secousses se reproduisaient tous les trois jours du 10 au 20 janvier. Le malade se sentait faible.

Le 20 janvier, frisson et délire de neuf heures du soir à quatre heures du matin, avec température élevée.

Les jours suivants, crises de secousses de dix minutes dans les membres.

Le 5 février, la crise s'accompagnait de délire et hallucinations avec perte de connaissance.

A partir de mars jusqu'à l'entrée à l'hôpital, crises de secousses assez fréquentes dans les membres. Le malade est devenu triste et irritable.

Le 20 novembre, nouvelle manifestation : adénite sous-maxillaire. Nous constatons : teint pâle, face amaigrie, température 38° ; tuméfaction volumineuse des ganglions sous-maxillaires droits. Exagération des réflexes patellaires et trépidation épileptoïde des pieds. Depuis huit jours il dort mal, a des céphalées et une névralgie faciale droite le soir. Quand il se lève, il a des fourmillements dans les jambes ; aussitôt couché il a des secousses durant dix minutes dans les membres inférieurs.

Les secousses cèdent à la suggestion et ne reparaissent plus : on continue l'éducation suggestive inhibitoire.

La fièvre tombe le 2 décembre ; elle remonte vers 38° le 6 et le 7 décembre, pour tomber définitivement.

L'adénite existe toujours. De plus, le 6 décembre, on a constaté un malaise général, des douleurs avec fourmillements et anesthésie dans les muscles antérieurs de la cuisse droite, et des élancements douloureux du cou-de-pied jusqu'au genou, qu'on rapporte à de la névrite grippale.

Enfin le 11 décembre, éruption générale papuleuse et maculeuse sur le corps et les membres avec prurit intense ; crise de tremblements dans les membres inférieurs pendant un quart d'heure. — Continuation de la psychothérapie.

Le 17 décembre, l'adénite a disparu. Vers sept heures, le malade accuse des douleurs et des crampes dans le mollet droit ; le 18, douleurs dans les deux mollets, avec fatigue générale. L'éruption persiste avec prurit. Plus de secousses, ni de tremblement. La température reste normale.

Le 21 décembre, teinte subictérique des sclérotiques, inappétence, aigreurs depuis deux jours, dégoût pour la viande ; le foie est de volume normal.

L'ictère s'accentue le 22. Urines 600 centimètres cubes, densité 1030, bilieuses. Pouls 84. Démangeaisons vives. Le malade a eu hier soir de légers tremblements dans les mains.

L'ictère diminue le 29 ; il n'y a plus de secousses. On constate encore un léger mouvement fébrile du 4 au 8 janvier. Depuis, le malade va bien, n'a plus de secousses, plus d'ictère ; l'appétit revient ; exeat le 18 janvier.

Pendant cette longue évolution d'accidents infectieux qu'il est permis de rattacher à l'influenza, pneumonie, névrites périphériques, irritabilité nerveuse, hallucinations, exagération des réflexes tendineux, adénite sous-maxillaire, dermatose, ictère, le malade a eu des secousses dans les membres durant dix minutes, sous forme de crises, qui ont été justiciables de la suggestion. Ce sont des ébauches de crises qu'on peut considérer comme des *crises d'hystérie localisées, greffées peut-être sur des névrites in-*

fectieuses des membres. Ces crises psychonerveuses n'ont jamais dégénéré en vraies crises d'hystérie générale.

Voici quelques cas d'hystérie grippale relatés par BIDON[1].

Crise d'hystérie légère dans le cours d'une grippe.

Journaliste, 31 ans, fils d'arthritique, alcoolique, menant la grande vie ; deux pneumonies très graves en cinq ans. Foie très gros. Très nerveux ; humeur très mobile, colère ; frappe ceux qui le contrarient ; jalousie. Grippe légère ; durant la convalescence crise d'énervement avec boule au gosier, se terminant par d'abondantes larmes et une émission d'une grande quantité d'urine incolore. Tout rentre vite dans l'ordre.

C'est le nervosisme habituel qui, exagéré par la grippe, a provoqué une crise.

Grippe. — Délire hallucinatoire consécutif avec crise d'hystérie.

Dame de 28 ans, sans profession. La grippe commence le 24 janvier à 5 heures du soir ; le 26, la fièvre tombe. Dans la nuit du 26 au 29, on me fait appeler chez elle pour un violent délire. Je la trouve très effrayée ; elle a dormi jusqu'à une heure du matin ; alors elle s'est réveillée en sursaut avec de violentes palpitations et suffocations causées par la boule pha-

---

1. H. BIDON. Étude de l'action exercée par la grippe sur le système nerveux. *Revue de médecine.* 1890, page 684.

ryngée. Elle s'est d'abord débattue, puis a perdu connaissance ; c'est alors que la bonne entendant du bruit a donné l'alarme. Quand elle fut calmée, elle reconnut ses parents rangés autour du lit, mais sans être rassurée, parce qu'au fond de son alcôve, elle voyait des hommes noirs qui la menaçaient. Tout en sachant que c'était une illusion, elle les voyait. A mon arrivée, elle était un peu surexcitée ; elle ne voulait ni rester seule, ni s'endormir, parce quelle voyait des fantômes dès qu'elle fermait les yeux.

Le lendemain, à 11 heures du matin, elle est bien, mais elle a peur de voir les fantômes. Je la fis boire et manger, et depuis elle va bien, sauf un peu d'émotivité durant quelques jours ; palpitations et boule pharyngée au moindre bruit. Avant la grippe, pas d'attaque, caractère changeant et un peu craintif.

Dans ce cas, c'est le délire hallucinatoire avec anxiété postgrippale qui a déterminé la crise d'hystérie.

Grippe légère. — Neuropathie consécutive avec crises d'hystérie légères.

Jeune fille de 19 ans, un peu chlorotique depuis quelques mois. Le 18 décembre, grippe très bénigne durant à peine deux à trois jours et sans localisation pulmonaire. Depuis faiblesse, énervement · soubresauts et palpitations au moindre bruit, parfois boule hystérique, se terminant par des crises de rire involontaire et envie de s'étirer. Douleurs vagues ; quelques points de névralgie intercostale des deux côtés à la base du thorax. Le 2 janvier, douleur violente et subite sous la clavicule droite, sans fièvre, ni dyspnée, ni toux, ni expectoration. Submatité limitée sous la

clavicule avec léger affaiblissement du bruit vésicu-
laire, expiration prolongée, sans râles, ni broncho-
phonie. Tous ces symptômes disparaissent en trois
jours ; et la santé redevient excellente.

Dans ce cas, ce sont des symptômes nerveux post-
grippaux qui ont créé l'émotivité hystérogène.

Dans toutes ces observations, on le voit, il ne
s'agit pas d'hystérie grippale à proprement parler.
C'est toujours l'anxiété produite par les symptômes
névropathiques ou neurasthéniques de la grippe qui
a provoqué la réaction psychonerveuse hystérie, qui
est parfois associée à d'autres psychonévroses.

L'hystérie vient rarement dans le cours de la syphilis, et dans ce cas, ce n'est pas une manifestation
de la syphilis comme accident spécifique, mais un
phénomène émotif greffé sur un des symptômes.

Crises d'hystérie dans le cours d'une polynévrite syphilitique.

X..., journalière, âgée de 23 ans, entre à l'hôpital le
7 mai 1892 : nerveuse et impressionnable ; elle a contracté la syphilis à 14 ans. Adénite suppurée inguinale, accidents secondaires bénins non traités, chan-
cres mous à l'âge de 18 ans. Depuis diplopie et
céphalée frontale gauche qui a été très vive p   'ant
un mois, plus faible depuis.

Il y a deux mois, elle eut des douleurs lancinantes
scapulaires persistantes, et qui depuis un mois s'accompagnent de paralysie graduelle du bras gauche,
puis du bras droit, avec faiblesse progressive des

membres inférieurs et strabisme convergent des deux
yeux.

La malade est amaigrie, a de l'asymétrie faciale, la
pupille gauche plus dilatée, du strabisme convergent
des deux yeux, de la faiblesse des muscles mastica-
teurs avec difficulté de serrer les dents, l'extension
du pied droit impossible avec tendance à l'équinisme,
les réflexes diminués, des douleurs spontanées très
vives dans les pieds et les mollets, avec sensation de
piqûres et d'engourdissement, de la douleur à la pression des cuisses. Diminution notable de l'excitabilité
faradique dans les extenseurs des orteils droits. Le
bras gauche ne peut être séparé volontairement du
tronc, le bras droit ne peut être soulevé au-dessus de
l'horizontale.

Atrophie des deltoïdes, surtout à gauche.

Il s'agit évidemment d'une *polynévrite spécifique*. Il y
a quelques mois, la malade a eu trois grandes crises
d'hystérie, avec obnubilation de la vue, sensation de
constriction rétro-sternale, perte incomplète de connaissance, tremblement généralisé. Dans ce dernier
mois, plusieurs petites crises caractérisées par de
l'étouffement et de la défaillance nerveuse, impossibilité de parler. Au moment des grandes crises la malade était sujette aux vertiges se reproduisant fréquemment et durant quelques jours ; elle avait aussi
des douleurs inguinales lancinantes.

Les crises ne se sont pas reproduites ; la malade
reste au service jusqu'au 13 mai, améliorée par le
traitement mercuriel ; mais les phénomènes paralyti-
ques persistent.

Les crises d'hystérie passagères sont-elles dues à
l'anxiété vertigineuse ou aux douleurs inguinales ?
L'observation n'est pas assez explicite pour le dire.

*Syphilis. — Ulcérations de la verge et phimosis
suppuré. — Hystérie.*

Mon collègue Spillmann présente le 28 février 1883
à la Société de médecine de Nancy un jeune homme
de 17 ans, ayant de grandes crises d'hystérie. Sa mère
est névropathe, mais il a dix-sept frères et sœurs qui
n'ont jamais eu de symptômes nerveux.

Enfant il présente des symptômes de somnambulisme, se levant la nuit et allant se promener dans le
village ; on était obligé de le ramener chez lui. Peu
intelligent, il sait à peine lire et écrire.

Il y a trois ans, il contracte la syphilis ; il présente
des syphilides du cuir chevelu, de la peau et des muqueuses, etc. Il entre à la maison de secours le 4 novembre 1882.

La verge est enflammée, volumineuse, avec deux
ulcérations profondes de l'étendue d'une pièce de un
franc. Phimosis congénital avec écoulement d'un pus
fétide par le prépuce.

Un mois après son entrée, X... est pris sans cause
connue d'une attaque débutant par des grincements de
dents, des cris, suivis de perte de connaissance, de
convulsions, de délire ; enfin résolution et coma. L'attaque est précédée d'une sensation de boule qui part
de l'extrémité de la verge, remonte dans la région
inguinale gauche, contourne l'os iliaque et longe le
rachis jusqu'à la sixième vertèbre dorsale. Ensuite
sensation de chaleur, vertiges et perte de connaissance, etc.

Le malade présente en outre de l'hémi-anesthésie
sensitivo-sensorielle droite, du rétrécissement du
champ visuel, une zone d'anesthésie entre les deux

omoplates de l'étendue de deux pièces de cinq francs ;
la pression de cette zone est hystérogène.

Le 22 janvier le prépuce est incisé et d'énormes
végétations recouvertes d'enduit sébacé fétide sont
enlevées au thermocautère. Depuis cette époque le
malade n'a plus eu de crises spontanées.

L'inefficacité du traitement mercuriel, et l'efficacité
du traitement chirurgical, le caractère spécial de
l'aura hystérique, montrent dans ce cas que l'hystérie, avait sa cause dans la lésion locale du prépuce
et de la verge d'où émanaient les sensations anxieuses
et douloureuses hystérogènes.

L'hystérie peut se greffer sur un traumatisme et
constituer l'hystérotraumatisme. Nous reviendrons
plus loin sur cette question, à laquelle nous consacrons un chapitre spécial.

L'hystérie peut se greffer, nous l'avons dit, sur les
maladies infectieuses et toxiques. Mais *l'hystérie elle-
même n'est ni infectieuse, ni toxique.* Quand elle se
manifeste à la suite ou dans le cours d'une fièvre
typhoïde, d'une influenza, d'une tuberculose, ou
autre infection, elle est déterminée par les sensations
anxieuses que ces maladies peuvent développer, frissons, vertiges, céphalée, délire, neurasthénie, etc.

Il n'y a pas d'hystérie saturnine, ni alcoolique, ni
toxique en général. Ce n'est pas le plomb qui crée
l'hystérie, ce sont les douleurs abdominales, céphaliques, arthralgiques, etc. que le saturnisme peut
créer, douleurs qui peuvent être exagérées par l'impressionnabilité nerveuse exaltée. Ce n'est pas l'alcoo-

lisme qui fait l'hystérie, c'est l'excitation cérébrale avec délire, cauchemars, hallucinations qui crée l'émotivité hystérogène. Il en est des toxiques et des toxines comme des autres causes.

L'hystérie n'est pas une maladie autonome, c'est une réaction émotive, c'est un *épiphénomène* qui peut s'ajouter aux diverses maladies. C'est ce que les observations que j'ai relatées établissent d'une façon incontestable.

Les agents provocateurs de l'hystérie, tels que Gui-non les a énumérés dans sa thèse, le traumatisme, les intoxications (plomb, alcool, mercure, sulfure de carbone, etc.), les maladies infectieuses (fièvre ty-phoïde, grippe, syphilis, etc.), les maladies chro-niques du système nerveux (sclérose en plaque, myo-pathies, etc.) n'ont pas d'action spéciale ; toutes ces maladies peuvent se compliquer de crises à la faveur de l'émotivité due à certains de leurs symptômes.

On a eu le tort encore d'englober sous le nom d'hystérie non seulement tous les troubles fonction-nels dus à l'émotion, en même temps que la crise, mais encore parfois toute la symptomatologie des maladies diverses sur lesquelles l'hystérie est venue se greffer : je citerai plus loin des exemples de cette confusion. C'est ainsi que l'hystérie est devenue une maladie polymorphe extraordinaire qui fait et simule tout. Symptôme tapageur et impressionnant, la crise a frappé l'imagination et en a imposé comme une en-tité morbide, dominant les symptômes concomitants qu'on lui a à tort subordonnés et qui sont simplement coexistants, et cependant cette crise n'est qu'un inci-

dent, une réaction individuelle. Et la preuve irré-
fragable de ce que j'avance, c'est que cette réaction,
quelque terrible qu'elle apparaisse, je puis toujours
la supprimer, c'est-à-dire apprendre au sujet à l'inhiber. Quand elle existe seule, due à une émotion
accidentelle de la vie, je guéris tout. Quand elle est
associée à une autre maladie, je puis toujours par la
psychothérapie la détacher de la maladie fondamentale. Celle-ci continue, débarrassée de ses crises d'hystérie surajoutées. Le traitement mercuriel ne guérit
pas les maladies organiques ni les évolutions infectieuses ou cytotoxiques, il ne guérit pas la vraie
neurasthénie, ni la mélancolie, ni les psychoses
anxieuses, ni la chorée, etc. ; il leur enlève seulement
les crises d'hystérie qui peuvent s'y ajouter.

*Pourquoi la crise d'hystérie est-elle incomparable-
ment plus fréquente chez la femme que chez l'homme?*
Sur cent observations je trouve 14 hystéries mascu-
lines.

Est-ce que la femme est plus émotive que l'homme?
A-t-elle plus de causes d'émotion? Mais il y a beaucoup d'hommes très impressionnables, anxieux, hypocondres, neurasthéniques ; ils ont plus que la femme
le souci et la lutte pour l'existence. Il est vrai que
la femme a des périodes menstruelles qui augmentent
son impressionnabilité et que les crises sont plus fréquentes chez elle pendant ces périodes ; il est vrai
que l'évolution de la puberté est plus riche chez elle
en accidents nerveux. Mais cette raison n'est pas suffisante à expliquer leur prédisposition aux crises.
L'hystérabilité chez elles n'est pas d'ailleurs en rap

port avec leur nervosisme. Beaucoup très nerveuses n'ont jamais de crises.

Dira-t-on que d'une façon générale les femmes réagissent plus vivement aux émotions que les hommes ?

Cependant l'homme impulsif extériorise souvent ses impressions avec plus de vivacité que la femme. Celle-ci a en général plus de réserve, elle sait mieux souvent cacher et dominer ses impressions. Est-ce alors parce que ses impressions se concentrent et sont moins extériorisées par des gestes et des actes, qu'elles éclatent sous forme de crises ?

Tout ce que nous pouvons dire c'est que l'organisme de la femme réagit plus souvent que celui de l'homme par des crises nerveuses, qu'elle est plus hystérisable. C'est la simple constatation du fait, c'est une vérité d'observation ; et la clinique doit se contenter presque toujours, sans les interpréter, de vérités d'observation.

En examinant 130 de mes observations au point de vue de l'étiologie des crises, j'obtient les chiffres suivants :

1° Émotions diverses de cause extérieure, colère, frayeur, chagrins, ennuis, etc., 60.

J'ajoute aux causes émotives les suivantes : Cathétérisme de la trompe, 1. Injection hypodermique, 1. Tentative d'hypnotisation, 1. Chloroformisation, 1.

2° Traumatisme agissant par le choc émotif, 6.

2° Psychoneurasthénie, 14 (dont 5 sont des psychoneurasthénies liées à l'évolution juvénile).

4° Psychoses diverses, 6.

5° Anxiété native sans autre cause, 5. De plus

cette anxiété native existe le plus souvent, associée aux autres causes émotives.

6° Anxiété avec douleur précordiale nerveuse, 1.

7° Symptômes gastriques (douleurs, nausées, vertiges), 7.

8° Affection cardiaque, 1.

9° Grippe avec nervosisme ou neurasthénie consécutive, 8.

10° Fièvre typhoïde, 3.

11° Epilepsie, 4.

12° Lithiase biliaire avec coliques ou gastralgie, 2.

13° Chorée, 1.

14° Pelvipéritonite, suite de fausse couche, 1.

15° Salpingite douloureuse, 1.

15° Ostéomyélite douloureuse, 1.

17° Tumeur cérébelleuse, 1.

18° Névralgies, 4.

Sur ces 130 observations, 16 concernent le sexe masculin.

CHAPITRE VI

PRODROMES. — STIGMATES. — ACCIDENTS DE L'HYSTÉRIE CLASSIQUE

Prodromes ou symptômes précurseurs. — Stigmates ou symptômes permanents. — Accidents ou symptômes non constants, épisodiques. — Énumération des accidents décrits par les auteurs.

Nous avons décrit les crises d'hystérie, leurs variétés, leurs causes, leur mécanisme psychodynamique. Il en reste à établir que l'hystérie n'a pas d'autre histoire que celle de ses crises.

D'après la doctrine classique, depuis Sydenham, ces crises ne constituent pas toute la maladie ; elles ne seraient qu'un des accidents.

L'hystérie comprendrait des *prodromes*, des *stigmates* et des *accidents*.

Examinons ces divers éléments constituants de la maladie telle qu'on la décrit.

1° Les *prodromes* qui précèdent pendant un temps variable les crises ne sont autre chose que les symptômes des états morbides qui peuvent provoquer ces crises. Un sujet a des troubles psychonerveux ou neurasthéniques : il est triste, anxieux, a des douleurs, des angoisses. Sur une exacerbation paroxystique de l'un de ces symptômes se greffe une crise nerveuse : nous ne dirons pas que ce symptôme a été un prodrome, mais un agent provocateur de l'hystérie.

Un autre sujet a de la migraine avec céphalée, vertige et obnubilation visuelle; une crise nerveuse éclate, déterminée par l'anxiété vertigineuse qui est la cause et non le prodrome.

Un autre a de la gastralgie, des nausées, des vomissements. Survient une boule épigastrique ascendante, avec étouffement et convulsions. Ces sensations stomacales préexistantes n'étaient pas de l'hystérie prodromale, mais elles sont devenues hystérogènes.

La psychothérapie peut empêcher les crises d'éclater, laissant persister les symptômes organiques ou neurasthéniques qui les déterminaient et qui, grâce à elle, ne les détermineront plus. Elle ne guérit ces symptômes hystérogènes précédant la crise que si ces symptômes sont eux-mêmes simplement psycho-nerveux, sans lésion ni toxine, c'est-à-dire de simples représentations mentales justiciables aussi de la suggestion, comme les crises elles-mêmes. Telles certaines douleurs exagérées par le sensorium, certaines peurs, certaines anxiétés cardiaques ou respiratoires autosuggestives.

2° Les *stigmates* seraient des symptômes fixes et permanents qui constitueraient le fond de l'hystérie. Ces stigmates sont *sensitivo-sensoriels, moteurs* et *psychiques*.

Les premiers comprennent l'anesthésie, l'hyperesthésie, les paresthésies, les zones hystérogènes. Parmi ces troubles, on attache surtout une grande importance à l'hémi-anesthésie sensitivo-sensorielle et au rétrécissement du champ visuel.

Les stigmates moteurs comprennent l'amyosthénie, la diathèse de contracture et des troubles divers dans les mouvements.

Les stigmates psychiques comprennent l'amnésie, l'aboulie, la crédulité, les troubles des émotions et du caractère.

3° Les *accidents* qui ne sont pas bien différenciés d'avec les stigmates, ou qui n'en diffèrent que parce qu'ils ne sont pas constants, mais seulement épisodiques, comprennent d'abord les crises d'hystérie, et en outre une série de troubles excessivement nombreux dans tous les domaines fonctionnels. Je les énumère, d'après les livres classiques.

Ce sont des accidents *moteurs* : paralysies et contractures, monoplégie brachiale ou crurale, hémiplégie, quadriplégie, flasques ou spasmodiques; paralysie faciale inférieure; hémispasme glosso-labial; blepharo-spasme; troubles moteurs des muscles des yeux; strabisme convergent et divergent; diplopie hystérique. Ophtalmoplégie.

Torticolis; scoliose. Paralysie hystérique du diaphragme. Arthralgies hystériques, avec hyperesthésie et contracture des muscles de l'articulation, compliquée parfois de troubles trophiques et vasomoteurs (œdème, atrophie). Parmi ces arthralgies, on décrit surtout la coxalgie dite hystérique avec contracture douloureuse des muscles de l'articulation coxofémorale. Astasie abasie, spasme saltatoire, paramyoclonus multiplex, chorées hystériques, ses diverses variétés : rythmique, saltatoire, natatoire, malléatoire, aryth-

mique, tremblements hystériques à formes variables,
tics.

Ce sont des *accidents sensitivo-sensoriels* dont quelques-uns sont décrit avec les stigmates. Céphalalgie:
clou ou œuf hystérique, migraine ophtalmique,
névralgies faciales. Hyperesthésies, anesthésies ou
paresthésies de la sensibilité des organes sensoriels ;
cécité, surdité, anosmie, perte du goût, aberrations
visuelles, olfactives, auditives, gustatives, bruits sub-
jectifs des oreilles, dépravation du goût, etc. Hyperesthésie rachidienne, pleuralgie, pseudo-mal de Pott.
Hyperesthésie épigastrique avec crises gastriques.
Douleurs précordiales, angine de poitrine : forme
névralgique; forme vasomotrice, avec face pâle,
extrémités froides, respiration irrégulière.

Ce sont des *accidents trophiques et vasomoteurs.*

Ils sont cutanés ou *muqueux* : éruptions vésicu-
leuses, papuleuses, pemphigoïdes, gangrène (VUL-
PIAN, WEIR MITCHELL) rupia, zona gangreneux
(KAPOSI). Hémoptysie, hémophilie, hématémèse,
hémorragies cutanées, sueurs de sang, chromhy-
drose. Érythème éphémère. Syncope locale et
asphyxie des extrémités. Dermographisme. Œdème
hystérique blanc. Œdème bleu. Sein hystérique.

Ces troubles trophiques peuvent être musculaires.
Amyotrophie dite hystérique : formes myopathiques
et myélopathiques.

Ce sont enfin des *accidents viscéraux multiples.*

L'hystérie respiratoire : spasme glottique ou bron-
chique, tachypnée, bradypnée, respiration de CHEYNE-
STOKES. Paralysie du diaphragme. Aphonie. Mutisme.
Bégaiement. Bruits laryngés expiratoires : toux,

renâclement; bruits inspiratoires, hoquet, reniflement. Aboiement, hurlement, miaulement. Éternument, rire, bâillement. Congestion pulmonaire et hémoptysie.

Hystérie digestive et abdominale. Dysphagie, œsophagisme, vomissement. Hématémèse. Anorexie. Régurgitation. Borborygmes. Ileus nerveux. Pseudo-péritonite. Pseudo-tympanite. Grossesse hystérique. Tympanites partielles et tumeurs fantômes. Pseudocoliques hépatiques, néphrétiques, appendiculaires, intestinales.

Hystérie cérébrale. Douleurs, délire, hallucinations, folie hystérique. Pseudo-méningite. Impulsions, kleptomanie, etc. Vertige pseudo-cérébelleux. Somnambulisme, etc.

Hystérie génito-urinaire. Oligurie et ischurie. Polyurie. Anurie. Rétention et incontinence d'urine. Vaginisme. Nymphomanie. Aberrations du sens génésique, etc. Ténesme urétral, vésical, tc.

Fièvre. Troubles de la nutrition générale. Modifications du chimisme urinaire.

Un mot sur ces modifications qu'on a cru pouvoir considérer comme caractéristiques de l'hystérie.

Gilles de la Tourette et Cathelineau ont constaté qu'à la suite des crises d'hystérie convulsives, à forme d'épilepsie, de délire, de sommeil, le chimisme urinaire est modifié; il y a diminution considérable du résidu fixe, le taux de l'urée s'abaisse à une moyenne de 13,27, au lieu de 20,78 dans l'intervalle; l'acide phosphorique total tombe de 2,50 à 1,24; le rapport entre les phosphates alcalins et terreux au lieu d'être de 3 à 1, tombe à 2 pour 1, 1 pour 1 et même au-dessous.

L'urologie de l'accès d'épilepsie générale ou partielle aurait une formule inverse; augmentation de l'urée et de l'acide phosphorique, comme l'ont constaté LÉPINE et MAIRET.

Mais cette assertion a été contestée : nombre de syndromes épileptiques auraient la même formule urinaire; et l'inversion des phosphates peut faire défaut dans la crise hystérique.

Si cette urologie était exacte et constante, d'ailleurs, elle ne serait pas due à l'entité hystérie; car dans l'intervalle des crises, même s'il y a contracture, paralysie, tremblements, l'urine est normale. Cette modification serait donc secondaire aux crises. Les perturbations dynamiques et psychiques de celles-ci peuvent sans doute bouleverser la nutrition générale. Bosc[1] a constaté dans ces cas une hypotoxicité considérable des urines.

Cette longue nomenclature encore incomplète des manifestations qu'on rattache à l'hystérie montre combien vaste serait son domaine envahissant toutes les fonctions, tous les organes, réalisant tous les symptômes, simulant toutes les maladies. Une seule de ces manifestations, alors même qu'il n'y a pas de crise, constituerait une hystérie mono-symptomatique. D'autres fois une ou plusieurs sont associées, avec ou sans crises. Maladie protéiforme, à symptômes disparates, sans évolution, indéfinissable,

____

1. *Société de biologie.* 1892.

indescriptible! Quand on a lu dans les traités la description de tous ces phénomènes innombrables de l'hystérie dite interparoxystique, l'esprit reste confondu par ce vaste et inextricable chaos et se demande quelle est cette mystérieuse entité morbide faite d'éléments si hétérogènes?

S'agit-il bien d'une entité morbide définie? Sont-ce bien des symptômes ressortissant à une même maladie, ou n'a-t-on pas artificiellement réuni sous le nom de cette maladie, hystérie, des milliers de troubles divers, par cela seul qu'on peut les rencontrer chez des sujets ayant des crises de nerfs, alors qu'ils n'ont avec elles aucune subordination?

La maladie monstrueuse polymorphe, dite hystérie, existe-t-elle?

Pour répondre à cette question, examinons d'abord quelques-uns des stigmates ou signes permanents qui caractériseraient cette entité.

CHAPITRE VII.

DES STIGMATES SENSITIVO-SENSORIELS

Des anesthésies sensitives et sensorielles. — Leurs variétés. —
De l'hémi-anesthésie. — De leur nature psychique et suggestive. — Achromatopsie hystérique. — Matérialisation de certaines anesthésies. — Mécanisme des anesthésies psychiques.
— Rôle de la suggestion médicale inconsciente dans leur production, dans l'hystérie et en dehors de l'hystérie. — Rétrécissement concentrique du champ visuel. — Autres troubles
de sensibilité.

J'insiste sur cette question de l'*anesthésie dite hysté-*
rique, que j'appelle *psychique ou psychonerveuse,* car
ce symptôme, avec le rétrécissement du champ visuel
a servi à édifier une théorie psychologique de l'hystérie. Parmi les stigmates de la maladie ce serait le plus
fréquent, celui qui signerait le mieux le diagnostic.

L'anesthésie nerveuse était connue par les anciens.
Pendant le moyen âge les zones d'anesthésie chez les
sorciers et les possédés constituaient le signe du diable, *stygma diaboli.*

Les anesthésies sensorielles sont signalées dans
Primerose (liv. III, cap. vii). « Quædam non vident
apertis oculis ; quædam non audiunt. » Pomme avait
en 1771 relaté un cas d'amaurose hystérique. C'est
Piorry en 1843 qui, d'après Briquet, fut l'un des

premiers à faire constater aux élèves de sa clinique l'existence, chez les hystériques, des anesthésies de la peau, des sens et des muscles. Gendrin, dans sa lettre à l'Académie de médecine en 1846, et son élève Henrot, dans sa thèse de Paris en 1847, établissent que dans tous les cas d'hystérie sans exception, il existe de l'anesthésie générale ou partielle de la peau, des muqueuses, des muscles, des organes sensoriels, que ce symptôme en dehors des attaqués suffit à caractériser la maladie.

Briquet a étudié particulièrement ce phénomène : « Sur 400 hystériques écrit-il, il ne s'en est trouvé que 240, c'est-à-dire 60 pour 100 qui aient présenté des signes évidents et constants d'anesthésie. Dans cette évaluation, je ne tiens pas compte des cas où il existe seulement de l'insensibilité à la conjonctive de l'œil gauche qu'on rencontre sur la très grande majorité des hystériques, ni de ces anesthésies de quelques heures qu'on observe chez certains hystériques au sortir d'une attaque. »

Briquet a vu 61 femmes n'ayant jamais eu de crises nerveuses qui présentaient de l'anesthésie manifeste. Il montre aussi que les fortes émotions chez les individus normaux peuvent développer cette insensibilité ; la peau pâlit, se refroidit, s'engourdit, les objets ne sont plus sentis quand l'esprit est préoccupé, les jambes se dérobent par la frayeur.

Exceptionnellement, l'anesthésie hystérique serait générale, 4 fois sur 235 cas d'après Briquet. Le plus souvent elle est partielle.

On décrit trois types de celle-ci : 1° l'*anesthésie insulaire* ou *en îlots*, irrégulièrement disséminée en îlots ;

2° L'*anesthésie segmentaire,* disposée en territoires géométriques circonscrits, occupant un membre ou un segment de membre, telle qu'anesthésie en gant, en manchette, en manche de veste, en botte, etc. Elle est souvent superposée aux paralysies et contractures, occupant un membre ou un segment de membre.

3° L'*hémi-anesthésie sensitive ou sensitivo-sensorielle*; complète ou incomplète, affectant tous les sens ou seulement quelques-uns, plus souvent la vision.

Sur 235 observations d'anesthésie hystérique, Briquet trouve 198 cas d'anesthésie en îlots et 93 cas d'hémi-anesthésie. Pitres trouve l'anesthésie générale dans 20 pour 100 de la totalité des cas d'hystérie, celle en îlots dans 25 pour 100, l'hémi-anesthésie dans 45 pour 100.

C'est surtout l'hémi-anesthésie sensitivo-sensorielle, trois fois plus fréquente à gauche, existant donc, d'après Pitres, chez un peu moins de la moitié des hystériques, qui a frappé les auteurs. Hémi-anesthésie sensitivo-sensorielle, en dehors de toute affection cérébrale organique, est devenue pour tous l'indice le plus certain de l'hystérie.

J'avais moi-même autrefois constaté la fréquence de cette hémi-anesthésie chez les hystériques. Dans mon livre de la suggestion appliquée à la thérapeutique, publié en 1889, je relatais 16 observations personnelles d'hystérie recueillies de 1883 à 1887. Sur ces 16 cas, il y avait 10 fois de l'hémi-anesthésie sensitivo-sensorielle ; des tracés périmétriques du champ visuel figurant avec ces observations et recueillis avec soin ne laissaient aucun doute.

La fréquence de l'anesthésie en général, de l'hémi-anesthésie en particulier, chez les hystériques, parsait donc bien démontré. Quelle est sa nature?

Déjà Lasèque (*Archives de médecine,* 1864) et avant lui Mesnet (*Thèse,* Paris, 1852) avaient signalé ce fait peu compréhensible et d'apparence paradoxale que souvent les hystériques anesthésiques peuvent se servir de la main insensible, qu'ils ignorent parfois leur anesthésie et sont surpris quand on la leur fait constater.

J'ai établi en 1886[1] que toute *cette anesthésie sensitive et sensorielle est purement psychique ; elle se comporte absolument comme l'anesthésie artificiellement créée par suggestion expérimentale.* Une hystérique avec une anesthésie totale d'une main pourra se servir de cette main, coudre, tricoter, écrire, ramasser une épingle. Une mère tenant un enfant dans ses mains privées de sensibilité ne le laissera pas tomber comme une anesthésique ordinaire. Un hystérique avec la plante des pieds complètement anesthésiée marchera sans regarder le sol, comme s'il le sentait. Ceci existe pour les anesthésies par suggestion comme pour les anesthésies spontanées nerveuses. En réalité *le sujet sent sans savoir qu'il sent. La sensation est perçue* ; je dis qu'elle est perçue, j'ajoute même qu'*elle entre dans le domaine de la conscience* ; mais le sujet la neutralise et crée ce que j'ai appelé une *suggestion négative.* Cela est vrai pour l'anesthésie sensitive et les anesthésies sensorielles.

---

1. *Association pour l'avancement des sciences. Communication à la session de Nancy en 1886.* — De la suggestion et de ses applications à la thérapeutique, p. 66, 2ᵉ édition. Paris, 1888.

Pierre Janet en 1889[1] a confirmé les faits que j'annonçais.

Voici des expériences démonstratives pour l'anesthésie sensitive.

Et d'abord la topographie de la zone anesthésique n'a pas de frontière précise. Je fais l'expérience suivante sur un sujet, en lui fermant les yeux ou en explorant le dos, pour éliminer les indications qui lui seraient fournies par la vision. Il y a, je suppose, hémi-anesthésie gauche ; j'explore avec l'épingle le côté gauche du dos en allant progressivement de gauche à droite et je prie le sujet d'indiquer le moment précis où il commence à sentir l'épingle. Je marque alors le point touché par l'épingle avec un crayon coloré ; je continue ainsi de haut en bas à la région dorsale et je trace la frontière de séparation entre la région sensible et la région anesthésiée. Celle-ci tracée, je répète la même exploration et je répète à plusieurs reprises, ayant soin de ne pas fournir l'indication au sujet par une pression plus forte ou un arrêt involontaire de l'épingle. Je constate que la frontière est variable, irrégulière, subordonnée aux caprices de l'imagination du sujet ; souvent il la dépasse, entraîné au delà par l'idée d'anesthésie.

Il en est de même pour les anesthésies segmentaires. Donc le sujet, quand il ne peut pas contrôler avec ses yeux, sent à des endroits où il ne sentait pas, quand il pouvait contrôler.

Voici comme exemples deux observations dans

2. Janet. *Automatisme Psychologique*. Paris, 1889.

lesquelles ce mode d'exploration, indiquant le mécanisme psychique du phénomène, a été en même
temps un procédé thérapeutique efficace.

Une hystérique âgée de 23 ans qui avait eu des
crises convulsives et d'autres nombreuses manifestations psychonerveuses sur lesquelles je n'insiste pas,
se présente à ma consultation le 5 mai 1900 avec de
l'anesthésie et de la parésie localisée dans la main
gauche. Le 9 mai, elle revient ; l'anesthésie, sur laquelle naturellement son attention était appelée, s'est
perfectionnée et étendue à tout le membre supérieur
et au thorax du même côté ; tous les modes de sensibilité sont abolis, y compris le sens musculaire.
Le 16 mai, elle se décide à entrer à l'hôpital.
L'hémi-anesthésie occupe toute la moitié gauche du
corps, avec hémiparésie et anesthésies sensorielles.
Les mouvements sont très limités ; le dynamomètre
donne 37 pour la main droite et 2 pour la gauche. A
partir du 22 mai, la malade ne peut plus se tenir debout.
Ces symptômes persistent ; la suggestion directe,
les frictions, l'électrisation sont inefficaces.
Le 13 juin, je dis à la malade : je vais employer un
nouveau procédé pour guérir votre paralysie ; avec
l'épingle, je cherche la sensibilité sur le côté droit
du thorax où elle existe, et je la ramène à gauche où
elle n'est plus. Je l'invite à fermer les yeux, et je
touche avec l'épingle le côté latéral droit du thorax ;
de là je la ramène de droite à gauche, en la priant de
dire quand elle cessera de la sentir. Quand l'épingle
arrive au niveau du sternum, elle dit ne plus sentir.
Avec le crayon rouge, au lieu de marquer ce point
limite, je le marque en deçà, à deux travers de doigt
à gauche de la ligne sternale qu'elle m'avait indiquée,

et je complète la ligne de haut en bas. La malade ouvrant les yeux, je lui montre la ligne frontière en
disant : « voyez, votre sensibilité est revenue jusqu'à
cette ligne. » Et en effet, elle sentait l'épingle jusqu'à
deux travers de doigt de la ligne médiane, en avant et
sur le dos.

Le lendemain le résultat s'est maintenu. De plus,
spontanément, la malade remue mieux les doigts, fait
les mouvements de pronation et de supination, lève
bien l'avant-bras, ce qu'elle ne pouvait faire.

Je continue la même tactique au crayon rouge.
Dans une première opération je gagne encore deux
travers de doigt. Dans une seconde, je rétablis la sen-
siblilité jusqu'au bord antérieur de l'aisselle, sur l'abdomen jusqu'à une ligne verticale passant par l'épine
iliaque antérieure, à la face jusqu'au niveau de la
tempe.

Dans une troisième exploration, procédant de même
avec l'épingle sur les membres anesthésiés de haut en
bas, je restaure la sensibilité dans le bras jusqu'au
coude, dans le membre inférieur jusqu'au genou. Le
sens musculaire est revenu en même temps, ainsi que
les sensibilités sensorielles, sans suggestion spéciale.

Je ne continue pas le récit détaillé de l'observation.
Après une rechute d'hémi-anesthésie sensitive gauche
qui dura près de deux jours, la malade suggestionnée
guérit définitivement en quelques jours.

Tous mes hémi-anesthésiques, hystériques ou simplement nerveux, se sont comportés dé cette façon.
Seulement la restauration n'est pas toujours aussi
rapide ; elle ne s'obtient parfois que lentement et
graduellement, le sujet ne se laissant pas toujours
aussi facilement suggestionner.

Je rappelle encore une seconde observation instructive :

Une ouvrière, âgée de 18 ans, entre à la clinique le 9 mai 1896 avec une anesthésie totale de la main droite, d'origine traumatique, qui s'est compliquée de paralysie avec contracture. L'anesthésie affecte tous les modes de sensibilité, tactile, à la douleur et musculaire. Il n'y avait aucun autre signe d'hystérie.

Un séjour de deux mois dans un établissement d'électrothérapie n'avait donné aucun résultat. J'essayai infructueusement tous les modes de suggestion quand me vint l'idée d'essayer l'artifice au crayon coloré. J'applique un aimant fictif sur la main, puis après quelques minutes, je dis : « Votre main est encore insensible. Je vais voir cependant s'il n'y a pas un peu d'amélioration. Vous allez me dire quand vous sentirez la piqûre. »

Alors tenant les yeux de la malade fermés, je pique avec l'épingle depuis l'extrémité des doigts jusqu'au poignet ; elle accuse la piqûre au niveau de la ligne radiocarpienne ; je marque la frontière avec un crayon rouge, mais en l'avançant frauduleusement de 1 centimètre et demi.

La malade les yeux ouverts et voyant la ligne rouge frontière, sentit en effet nettement la piqûre à partir de cette ligne. Je fis un second simulacre d'aimantation ; puis, usant du même artifice, j'avançai encore la frontière de 1 centimètre et demi. J'avais ainsi rétabli sur les faces palmaire et dorsale de la main une zone de sensibilité de 3 centimètres ; j'eus soin de dire que la vie et la motilité devaient revenir avec la sensibilité. La malade, si rebelle dans son autosuggestion à tous les traitements, était tombée ingénument dans ce piège.

Continuant ce mode de traitement suggestif, j'arrivai ainsi en une dizaine de jours à guérir cette psychonévrose sensitive et motrice.

Un artifice grossier surprenant le cerveau, l'oblige à faire le mécanisme dynamogénique curateur.

Ces observations montrent bien la nature auto-suggestive de l'anesthésie dite hystérique, et psycho-nerveuse en général.

Voici d'autres expériences démonstratives de cette assertion.

Une malade a de l'hémi-anesthésie complète gauche ; je la prie d'enchevêtrer les doigts de la main droite avec ceux de la main gauche ; puis je pique assez rapidement tantôt un doigt de la main gauche anesthésique, tantôt un de la main droite sensible, au hasard, sans qu'elle puisse voir, ni localiser d'une façon précise la sensation d'un côté ou de l'autre, étant donnée la situation des doigts. Je lui demande combien elle a senti de piqûres. Dans ces cas, elle se trompe toujours, et confond les deux côtés ; elle a même de la tendance à supprimer un certain nombre de piqûres perçues du côté droit, comme si elle craignait d'être prise en défaut.

Voici une autre hémi-anesthésique qui a perdu en même temps que la sensibilité cutanée, le sens musculaire, c'est-à-dire la notion de la position du membre. Je tiens ses yeux clos et déplace son bras anesthésique ; elle ne sait pas où il est, au lit ou en l'air. Invitée à chercher la main gauche insensible avec sa main droite ; elle ne la trouve pas ou la trouve difficilement en suivant le thorax et la racine du membre jusqu'à la main. Quelquefois si je mets sur son chemin ma propre main, elle la prend, croyant toucher la sienne. Ainsi cela se passe également dans l'anesthésie organique. Mais dans l'anesthésie psychique, on peut constater quelque chose de plus. Non seulement la main droite sensible ne trouve pas la main gauche anesthésique ; mais *elle évite de la trouver*, elle tourne autour d'elle ; elle la fuit. Je place la main gauche en face et à côté de la main droite, de façon que celle-ci soit presque obligée de la toucher. Le sujet souvent ne la touche pas ; actionné par l'idée qu'il ne doit pas savoir où elle est, il se comporte avec une ingénuité naïve, trop naïve même pour être de la simulation volontaire.

Alors je dis devant les élèves : « Maintenant je magnétise la main gauche et alors vous verrez la main droite attirée par elle, comme par un aimant. » Le sujet manque rarement de tomber dans le piège. Soit d'emblée, soit avec un peu d'insistance de ma part, s'il paraît hésiter, la main droite va toucher la main gauche, montrant ainsi que le sujet sait et sent où elle est, qu'il a conservé la notion de la position du membre, que le phénomène est purement psychique.

Ce n'est pas de la simulation, c'est de l'autosuggestion. L'expérience réussit chez les sujets qui ont une sensibilité à la douleur excessivement développée, qui réagissent vivement quand on les pique du côté normal et plus tard du côté anesthésié, aussitôt que la sensibilité est ainsi restaurée par suggestion ; il est impossible de simuler l'analgésie avec une impressionnabilité aussi vive. Ces faits d'ailleurs sont constants.

Il est facile de démontrer que les anesthésies sensorielles hystériques sont comme l'anesthésie sensitive, aussi des autosuggestions. L'amaurose hystérique, ai-je dit, n'est pas une paralysie de la rétine, mais elle est purement psychique ; le sujet voit avec sa rétine qui perçoit l'impression, il voit avec son cerveau ; le centre cortical visuel perçoit l'impression ; elle entre même dans le domaine de la conscience. Mais cette image visuelle perçue, l'amaurotique par autosuggestion dite hystérique, comme celui créé par suggestion expérimentale, la neutralise et l'efface immédiatement ; il en a l'amnésie. *L'amaurose nerveuse n'est qu'une illusion négative.*

J'avais observé que parmi les sujets auxquels j'avais suggéré pendant leur sommeil qu'au réveil ils ne me verraient pas, quelques-uns paraissaient d'emblée ne pas me voir ; mais d'autres commençaient par me regarder, comme si le souvenir de la chose suggérée n'existait pas encore ; puis tout d'un coup ce souvenir renaissant, la suggestion se réalisait ; leur physionomie se modifiait, devenait inerte à mon égard ; ils ne me voyaient plus ; et plus tard, la vision revenue, ils croyaient et affirmaient ne pas m'avoir vu, même immédiatement après le réveil, alors qu'ils me regardaient. J'ai montré aussi ce fait : voici un sujet chez lequel j'ai créé une cécité complète des deux yeux par suggestion, et pendant cette cécité, je place devant les yeux du sujet une série d'objets, je fais des grimaces devant lui, etc. Quand il a recouvré la vision, il affirme avoir été totalement aveugle et n'avoir rien vu. Je lui ferme les yeux, je mets la main sur son front, j'affirme qu'il va savoir tout ce que je lui ai fait pendant qu'il n'y voyait pas.

Bernheim.   11

Au bout d'un temps en général assez court, il se rappelle les objets que j'ai placés devant lui, les grimaces que j'ai faites. Donc il a vu, et les objets ont été consciemment vus ; mais la suggestion a effacé ou au moins rendu latent le souvenir des images vues, laissant l'*illusion de pas vu*.

J'ai pu démontrer la chose expérimentalement pour l'amaurose unilatérale suggérée et pour celle des hystériques qui se comporte absolument de la même façon.

Voici, par exemple, une hystérique qui a une amaurose complète du côté gauche. Cet œil fermé, elle est totalement aveugle. Il est facile de s'assurer que cette cécité est purement psychique. A cet effet je me sers de l'appareil de SNELLEN, modifié par STŒBER, qui sert à déjouer les amauroses simulées. On place devant les yeux du sujet une paire de lunettes dont l'un des verres est rouge et l'autre vert et on lui fait lire sur un cadre noir six lettres recouvertes de carrés de verre alternativement rouges et verts. En regardant les deux yeux ouverts, on lit les six lettres ; en regardant avec un seul œil, l'autre étant fermé, on n'en voit que trois, celles recouvertes par le verre à même couleur que celle du verre de lunette correspondant à l'œil qui regarde : les lettres rouges, si c'est l'œil à verre rouge qui regarde, les lettres vertes, si c'est l'œil à verre vert. Ceci résulte de ce que le vert et le rouge mélangés font du noir ; si avec un verre rouge, on regarde du vert par transparence, on voit du noir.

Cela posé, nos hystériques avec amaurose unilatérale regardant à travers la lunette les six lettres, les lisent toutes sans hésiter un instant ; elles lisent toutes celles qu'elles sont censées ne pas voir. Donc elles voient de l'œil gauche à leur insu ; et l'image entre dans le domaine de la conscience. Si on leur ferme alors cet œil gauche, elles ne voient plus que trois lettres.

Une autre expérience confirmative est celle du prisme. On sait qu'un prisme placé devant un œil dévie l'image des objets placés devant cet œil et produit ainsi de la diplopie. Si l'autre œil est fermé, il n'y a qu'une seule image, dont la déviation ne saurait faire de la diplopie.

Nos hystériques à amaurose unilatérale, si l'amaurose était réelle, ne devraient voir qu'une image à travers le prisme placé sur l'autre œil. Or ils en voient tous deux, également distinctes ; et celle fournie par l'œil amaurotique se déplace en rapport avec la position donnée au prisme. Donc l'œil amaurotique voit, et voit consciemment, quand il ne le sait pas et ne songe pas à faire l'inhibition. Un savant au courant des propriétés du prisme ferait l'inhibition de la sensation perçue par l'œil qu'il croit aumaurotique et ne verrait qu'une image.

Mon explication paraît, à ma grande surprise, n'avoir pas été très saisie par les auteurs. PITRES expliquait ces expériences par ce fait qu'il est dans la nature de cette amblyopie d'exister seulement dans la vision monoculaire. Aussitôt que les deux yeux sont ouverts et qu'ils agissent synergiquement, l'amblyopie disparaîtrait et la vision redeviendrait normale. Il expliquait ce caractère par la doctrine de FERRIER sur la distinction du centre de la vision

monoculaire (gyrus angulaire, croisé) et du centre
de la vision binoculaire (lobe occipital, direct, hémi-
latéral). Cette interprétation est certainement insuffisante. Le réveil des souvenirs visuels latents fournis par les yeux, dans la cécité par suggestion, que
nous avons signalé, ne s'explique que par l'interprétation que j'ai donnée. Les autres faits que je vais ci-
ter relatifs aux troubles visuels de l'œil et ceux des
autres organes sensoriels ne me paraissent justiciables
aussi que de cette interprétation.

*L'achromatopsie suggestive et celle constatée chez les
hystériques sont purement psychiques, comme l'aumau-
rose.*

Voici une expérience faite à la Salpêtrière autrefois
par le Dr Parinaud. Une hystérique est achromatope
de l'œil gauche ; un carré de papier vert est vu
gris par cet œil seul, tandis qu'il est vert pour l'œil
droit seul ; l'autre œil étant chaque fois fermé. Si
nous plaçons sur l'œil sain un prisme à base supérieure, la malade ayant les deux yeux ouverts verra
deux carrés de papier et les verra non pas, comme
cela devrait être chez elle, l'un vert et l'autre gris,
mais tous deux verts, c'est-à-dire que dans ces conditions, l'œil achromatope voit la couleur. Si on
place au contraire le prisme sur l'œil achromatope,
la plupart verront les deux carrés gris ; les deux yeux
seront devenus achromatopes.

L'auteur expliquait ce fait par cette hypothèse singulière que dans la vision de chaque œil séparément
la rétine se met en rapport avec l'hémisphère opposé ;
tandis que dans la vision binoculaire, les deux yeux

peuvent se mettre en rapport avec l'un ou l'autre hémisphère ! En réalité, il s'agit là d'un phénomène purement psychique dans lequel l'imagination du sujet fait tout. Si je place devant son œil normal un carton vert et que je lui fasse regarder ce carton à travers un prisme, au lieu de voir une image grise fournie par l'œil achromatique et une image verte fournie par l'œil normal, il voit deux images vertes. Ceci prouve que l'image fournie par l'œil soi-disant achromatope est verte, quand le sujet ne sait pas qu'elle vient de cet œil, croyant que le prisme dédouble l'image verte de l'œil normal ; l'achromatopsie est donc purement psychique.

Si je place le prisme sur l'œil achromatique et que je lui fasse de nouveau regarder le carton vert, au lieu de voir un carton gris et un carton vert, il voit les deux images grises. Pourquoi ? Toujours parce que ne connaissant pas la propriété du prisme, croyant qu'il dédouble l'image de chaque œil devant lequel il est placé, et sachant que son œil gauche voit gris, il se suggère ainsi que le carton vert étant vu gris par cet œil, le prisme placé devant lui doit lui faire voir deux cartons gris. S'il savait comme un homme de science, que l'une des images est fournie par l'autre œil, il verrait un carton vert et un carton gris. C'est donc un simple phénomène de suggestion.

Voici une autre expérience qui montre bien combien le phénomène est subordonné à l'imagination.

Une hystérique de mon service, en 1887, avait l'œil gauche achromatique : un objet rouge est devenu gris pour cet œil, il est rouge par l'autre. Je la fais regarder à travers le prisme, les deux yeux ouverts,

elle voit l'objet double. Je ferme l'œil gauche achromatique et je la fais regarder l'objet à travers le prisme
placé sur l'œil droit, elle voit un seul objet rouge,
ce qui est conforme à l'optique. Si au contraire fermant l'œil droit, je place devant l'œil achromatique
un objet rouge, elle le voit gris. Si alors je place un
prisme devant cet œil, l'autre étant toujours fermé, au
lieu de voir l'objet simple et gris, elle le voit double
et avec sa vraie couleur. Le prisme a rétabli la vraie
couleur et a créé une double image avec un seul œil,
en dépit de toutes les lois de la physique et de la
physiologie, il a désorienté l'imagination de la malade.

Il s'agit donc là incontestablement et uniquement
de phénomènes d'autosuggestion inconsciente.

D'autres troubles visuels signalés à la Salpêtrière
par PARINAUD continuent à figurer dans tous les livres
classiques. Telle est la *diplopie* ou *polyopie monoculaire*. Un objet placé près de l'œil est éloigné lentement ; à la distance de 10 à 15 centimètres, une seconde image apparaît. A mesure que l'objet s'éloigne,
les deux images s'écartent, quelquefois une troisième
moins intense apparaît du côté opposé. On comprend
qu'on puisse avec un œil normal produire de cette
façon deux images, l'autre œil étant ouvert ; l'objet
placé devant un œil et fixé particulièrement par lui,
les axes optiques des deux yeux ne concordent pas.

On a signalé en même temps la *macropsie* ou la
micropsie par l'éloignement ou le rapprochement de
l'objet. La suggestion joue certainement un rôle dans
ce phénomène que je n'ai jamais observé spontanément.

J'ai signalé ces vieilles expériences, parce que beaucoup d'auteurs actuels ne me paraissent pas encore en saisir le vrai mécanisme autosuggestif.

Il est facile de démontrer que les autres anesthésies sensorielles, auditives, gustatives, olfactives, créées par suggestion ou par l'hystérie, sont purement psychiques.

Voici un sujet qui par suggestion paraît complètement sourd : j'ai beau crier et corner à ses oreilles, il ne sourcille pas, il ne m'entend pas. Si alors je dis une ou plusieurs fois : « Vous m'entendez de nouveau », sa figure exprime un profond étonnement, il m'entend et me répond. J'ai beau lui dire : « Vous avez dû m'entendre tout le temps, puisque votre surdité prétendue s'est dissipée, quand j'ai affirmé que vous m'entendiez de nouveau ; vous avez donc entendu cette suggestion. » Il est convaincu qu'il n'a rien entendu, et ne sait comment l'ouïe est revenue. Je répète l'expérience sur lui avec le même succès. Un simulateur vrai ne se laisse pas déjouer chaque fois avec tant d'ingénuité.

Voici une hystérique avec surdité gauche : j'applique ma montre contre son oreille gauche, elle ne l'entend pas. Je ferme avec le doigt introduit dans le conduit l'oreille droite bonne, et je crie fortement ; la malade ne sourcille pas. Je débouche cette oreille, sans que cela paraisse, de façon que le sujet croie qu'elle est encore bouchée avec mon doigt, et je continue à crier ; le sujet reste absolument inerte et ne répond pas, bien que je crie : « Vous entendez très bien. » Il ne m'entendait pas, parce qu'il croyait que

mon doigt obstruait encore la bonne oreille. Ce n'est
que quand ostensiblement je retirai ma main appliquée contre elle, qu'il entendit tout de suite distinctement.

Un sujet a de l'anesthésie gustative unilatérale à
gauche : je lui place sur la moitié gauche de la
langue tantôt du sel, tantôt du sucre. Il ne sent rien,
ne sait pas si c'est salé ou sucré. Il ferme la bouche;
j'attends un instant pour laisser le temps à la poudre
de se diffuser sur la langue tout entière; je lui demande alors ce qu'il sent : il ne sent rien, bien que
le côté droit de la langue soit certainement garni de
la poudre, comme je m'en suis assuré. Aussitôt que
je mets alors ostensiblement du sel sur le côté droit,
il réagit vivement et trouve que c'est salé.

Un sujet a de l'anesthésie olfactive à gauche : je
place devant la narine gauche de l'eau de Cologne,
du vinaigre, de l'ammoniaque. Il n'accuse aucune
sensation et ne reconnaît pas la substance. J'introduis
alors dans la narine gauche une baguette de papier
imprégnée de vinaigre que je pousse jusqu'au pharynx : le sujet ne bronche pas, et, bien que l'odeur
doive par le pharynx pénétrer dans la cavité nasale
droite, et que le sujet doive la percevoir, il affirme ne
pas sentir et ne peut dire quelle est la substance qui
imprègne le papier; je l'approche alors de la narine
droite : il la reconnaît tout de suite et réagit.

J'ai souvent fait des expériences semblables pour
tous les modes d'anesthésie hystérique ou psychique,
visuelle, olfactive, gustative, tactile, musculaire; et
j'ai pu chaque fois m'assurer que toutes sont purement fictives et que toutes les impressions sont per-

çues, entrent dans le champ de la conscience, mais que le souvenir de l'impression perçue est immédiatement aboli par autosuggestion. C'est l'*amnésie de la perception consciente*.

Mais si ce mécanisme est incontestablement démontré par les faits qui précèdent, je dois dire qu'il me paraît insuffisant à expliquer tous les faits d'observation.

Quand avec une épingle, à l'insu du sujet, je pique son membre affecté d'anesthésie nerveuse, il a un mouvement réflexe et sa figure reflète la douleur perçue, bien qu'il affirme de bonne foi n'avoir rien senti. Ici, l'amnésie s'est superposée à la sensation.

Mais si ensuite je continue, le sujet étant prévenu, à piquer, il ne trahit plus aucune réaction et reste impassible, et je continue indéfiniment à le torturer, sans aucune sensation manifestée, ce qu'il ne pourrait pas faire, si je traitais ainsi l'autre bras. Peut-on admettre que la sensation douloureuse perçue ainsi d'une façon continue et prolongée puisse être suivie à chaque instant d'amnésie, de façon à donner l'illusion d'une analgésie continue?

Bien plus, chez certains de ces analgésiques, quand cette analgésie dure déjà depuis un certain temps, je puis faire l'expérience suivante : je le fais causer et rire. Pendant ce temps, une personne placée derrière lui pique à l'improviste la région insensible. Or, il continue à causer et rire, comme si de rien n'était; il ne manifeste rien, tandis qu'il pousse un cri, aussitôt qu'on pique la région sensible.

Ici, le sujet n'a pas eu le temps de se cuirasser

contre la douleur provoquée à son insu. S'il y a eu sensation consciente, puis amnésie, les deux phénomènes n'auraient pu se suivre d'assez près pour que la première sensation imprévue pût être effacée instantanément. Sa sensation devait précéder l'amnésie et se manifester par un court réflexe douloureux.

Certains sujets ainsi expérimentés déroutent toutes les expériences qu'on fait pour les prendre en flagrant délit de simulation ou d'auto-suggestion. Nous avons eu réellement, dans ces cas, l'impression d'une analgésie réelle ; *certaines anesthésies nerveuses peuvent devenir, après un certain temps, ou un certain nombre d'expérimentations, des anesthésies qui ne sont plus simplement psychiques, qui sont organiques.*

Cela n'a rien d'extraordinaire, ai-je dit ailleurs. La cellule cérébrale, actionnée par une idée, actionne les nerfs qui doivent la réaliser : toute idée tend à devenir acte. L'idée d'une diarrhée peut créer la diarrhée, c'est-à-dire déterminer une congestion active catarrhale de la muqueuse intestinale. Des rougeurs, des éruptions, des stigmates surviennent par suggestion. Le cerveau, actionné par l'idée, agit sur l'estomac, l'intestin, le cœur, les capillaires ; il peut agir aussi sur les nerfs de sensibilité et produire peut-être des modifications organiques qui réalisent l'analgésie non plus psychiquement, mais organiquement. Des altérations visibles et tangibles s'observent parfois sur les mains affectées d'anesthésie nerveuse : œdème, congestion ou pâleur ischémique, abaissement de température : phénomènes matériels corrélatifs de l'anesthésie.

L'idée pourrait donc réaliser dans les nerfs des

modifications organiques suffisantes pour empêcher l'impression périphérique de passer. Ces modifications, qu'on peut appeler dynamiques, sont d'ailleurs transitoires et susceptibles de résolution ; elles n'aboutissent pas à une lésion profonde. Je n'ai pas vu d'anesthésie purement suggestive ou nerveuse devenir persistante ; la modalité anatomique nerveuse produite par le psychisme ne devient jamais névrite dégénérative.

Quelle que soit cette lésion, si elle existe, dans certaines anesthésies nerveuses de la peau, où siégerait-elle ? Je pense que c'est à la périphérie, dans les filets terminaux cutanés, là où le phénomène d'analgésie est perçu. Là où le cerveau la localise psychiquement d'abord, il peut la réaliser matériellement.

L'expérience suivante me paraît le démontrer : un sujet a de l'anesthésie avec analgésie nerveuse localisée à l'avant-bras, la main et le bras restant sensibles. L'analgésie paraît réelle : une piqûre faite à l'insu du sujet sur l'avant-bras ne détermine aucune manifestation. Or, si je pique avec l'épingle la main restée sensible du même côté, le sujet sent parfaitement. Donc, l'impression a traversé sans entrave les troncs nerveux de la région anesthésiée ; ces troncs sont donc indemnes ; elle a traversé les filets sensitifs de la moelle et du cerveau jusqu'à l'écorce où elle a été perçue ; c'est à la périphérie sensitive cutanée, dans les petits filets nerveux périphériques, que doit donc exister la modalité anatomique et fonctionnelle qui empêche la transmission de l'impression jusqu'aux troncs nerveux.

Cette modalité anatomique, le cerveau peut la

réaliser instantanément. Rappelons cette expérience :
je crée une anesthésie par suggestion; elle peut être
purement psychique. Si je pique le sujet à l'improviste, il réagit tout d'abord, puis oublie qu'il a senti.
Si ensuite je continue à piquer indéfiniment, le sujet
ne réagit plus et ne manifeste plus aucune impression;
il semble que l'anesthésie est devenue organique. Mais
je puis instantanément par suggestion restaurer la
sensibilité, ou la transférer d'un côté à l'autre. Donc,
la modalité anatomique qui fait l'anesthésie peut être
créée et défaite instantanément : le sujet a pour ainsi
dire la propriété de boucler et de déboucler instantanément sa périphérie nerveuse sensitive.

Chez certains sujets, la lésion plus persistante,
peut-être plus profonde, résiste d'avantage à la suggestion. La région anesthésique surprise à l'improviste
par une piqûre ne réagit pas : l'altération anatomique ne se résout pas aussi rapidement ; l'anesthésie
persiste plus longtemps, la sensibilité ne se reconstitue que lentement et graduellement ; il faut des jours
et des semaines pour la guérison complète de cette
anesthésie, qui paraît avoir été dans ce cas matérialisée. Ceci est toutefois encore une hypothèse. La seule
chose démontrée c'est la nature psychique des anesthésies sensitives et sensorielles. Elles se comportent
absolument comme les anesthésies obtenues par suggestion.

Une question dès lors se pose à l'esprit. Quel est
le mécanisme de ces anesthésies psychiques spontanées ? Où est la suggestion dans ces cas ? Si elle ne
vient pas du dehors, comment le sujet a-t-il l'idée

de se suggérer une anesthésie partielle et surtout l'hémi-anesthésie sensitivo-sensorielle, phénomène dont il ignore l'existence.

J'avais pensé à des troubles de circulation dus à la constriction ou à la dilatation vasculaire d'origine vasomatrice, fréquents chez les hystériques. Briquet avait constaté un abaissement de la température locale, un ralentissement de la circulation capillaire, une sensation de froid dans l'anesthésie hystérique. Chez un de mes malades, atteint d'hémi-anesthésie gauche, j'ai constaté une teinte bleuâtre avec abaissement de la température très net dans la main et l'avant-bras anesthésiés. On comprend qu'un spasme vasculaire subit, déterminant une ischémie, ou bien une stase paralytique locale avec ralentissement de la circulation, puisse produire une sensation d'hypo-esthésie ou d'anesthésie locale. On conçoit aussi que pareille constriction ou dilatation vasculaire puisse se produire dans l'encéphale pendant une crise d'hystérie, dans un territoire vasculaire limité, ou plus diffuse, mais prédominante dans un hémisphère. De là pendant la crise ou même sans crise chez un hystérique psycho-nerveux sujet aux spasmes vasculaires, une sensation d'anesthésie dans un membre, ou une sensation d'hémi-anesthésie ou d'engourdissement dans une moitié du corps. Cette sensation peut être simplement passagère et se dissiper avec le trouble vasculaire transitoire qui l'a produite. Mais chez certains, cette sensation réelle de cause vasculaire fait office de suggestion ; elle est retenue dans le sensorium et persiste après la crise d'hystérie ou après le spasme vasculaire causal. Ainsi en est-il aussi d'autres phénomènes, contractures paralysies, produits pendant l'orage convulsif de la crise et qui chez certains lui survivent. L'image psychique du phénomène persiste dans le cerveau et entretient le phénomène, alors que la cause organique n'existe plus. L'anesthésie est devenue psychique.

Cette explication me paraissait cependant insuffisante. Comment peut-elle s'appliquer aux hémi-anesthésies sensorielles que le sujet ne sent pas, qu'il ignore, que souvent il n'apprend à connaître que quand l'exploration médicale les a découvertes, et qui, par conséquent si elles avaient existé à son insu, n'ont pu être retenues par le psychisme qui les ignorait ?

J'avais constaté d'ailleurs que l'anesthésie totale, surtout la forme segmentaire et en îlôts est beaucoup moins fréquente dans l'hystérie qu'on ne le croit ; j'avais constaté d'autre part que l'*hémi-anesthésie qui me paraissait assez fréquente pouvait être créée de toutes pièces par suggestion médicale.*

Dans les services d'hôpitaux où sont réunies plusieurs hystériques il arrive que si on cherche et trouve l'hémi-anesthésie chez une, les autres qui assistent à l'exploration de ce symptôme, le copient et se l'assimilent par suggestion inconsciente. Il faut éviter quand on examine un de ces sujets éminemment suggestible, d'appeler son attention sur l'anesthésie ; car la signaler ou la rechercher d'une certaine façon, c'est parfois la provoquer. J'en ai fait très souvent l'expérience devant les élèves. Voici une hystérique : je m'assure rapidement avec l'épingle que la main gauche sent. Alors, sans rien suggérer directement au sujet, je dis devant les élèves : « Nous allons explorer la sensibilité dans la moitié droite et la moitié gauche du corps. » Je pique la main droite ; elle sent. Je dis : « Le côté droit sent toujours, c'est le côté gauche qui ne sent pas. » Cette assertion peut suffire pour que l'hémi-anesthésie soit constituée. J'aurais pu faire cette suggestion à mon insu, par l'exploration, et découvrir un phénomène que j'avais créé moi-même sans m'en douter. C'est surtout dans les services où on a l'habitude de faire cette recherche et où les hystériques connaissent l'existence de ce symptôme, qu'ils se le suggèrent eux-mêmes spontanément.

Avec quelle inconscience le médecin le plus familiarisé avec la suggestion peut créer cette hémi-anesthésie, mon propre exemple le démontre. Dans mon livre *De la suggestion et de ses applications à la thérapeutique*, 2ᵉ édition, publié en 1888, je relate, comme j'ai dit, 16 observations personnelles, recueillies de 1883 à 1887. Sur ces 16 cas, il y avait 11 fois de l'hémi-anesthésie sensitivo-sensorielle.

Dans la seconde édition de ce livre *Hypnotisme, Suggestion, Psychothérapie*, parue en 1890, je relate 14 observations nouvelles recueillies postérieurement la plupart après 1889. Sur ces 14 observations, il y avait trois fois seulement de l'hémi-anesthésie.

La thèse de mon interne AMSELLE parue en 1907 contient 86 observations, la plupart nouvelles recueillies de 1904 à 1907 ; il n'y a plus un seul cas d'hémi-anesthésie.

Depuis 1900 environ, je n'observe plus un seul cas d'hémi-anesthésie chez les hystériques qui n'ont pas subi d'explorations antérieures ayant pu les créer.

Je conclus que je faisais encore autrefois, comme

tous les médecins et sans m'en douter, de la suggestion médicale involontaire qui créait l'hémi-anesthésie ; et on m'aurait fort étonné si on m'avait accusé
d'en faire. Mais je croyais alors à l'existence fréquente
de cette hémi-anesthésie et j'explorais avec l'idée de
la trouver. Aujourd'hui j'explore avec l'idée qu'elle
n'existe pas, et cette idée suffit à modifier mon procédé d'exploration et à éliminer son caractère suggestif. Mais cette modification dans ma manière de faire
s'est fait à mon insu, sans que j'aie songé à suspecter
ma manière de faire antérieure, sans que j'aie mis
en doute, pendant longtemps, la nature spontanée
des hémi-anesthésies observées antérieurement. Aujourd'hui je puis affirmer catégoriquement que l'*hémi-
anesthésie sensitivo-sensorielle complète spontanée des
hystériques n'existe pas, là où la suggestion n'est pas
en jeu.*

Sans doute les hystériques, comme tous les nerveux, peuvent avoir des régions moins sensibles, de
l'*hypo-esthésie*; ils peuvent avoir un côté du corps
moins sensible que l'autre, une *hémi-hypoesthésie* :
Cela peut même exister chez des sujets normaux.
Mais l'anesthésie complète ou l'hémi-anesthésie complète, spontanée, je ne l'ai jamais constatée depuis
nombre d'années.

Mon interne, le Dr BLUM, dans sa thèse faite à
ma clinique relate avoir examiné 23 hystériques,
c'est-à-dire 23 malades ayant présenté des crises d'hystérie.

Sur ces 23, sept avaient déjà été examinés par des
médecins et six d'entre eux présentaient de l'anesthésie. Chez l'un, elle était très légère et générale ;

chez deux, elle était hémilatérale gauche ; chez le
quatrième, elle était hémilatérale droite ; chez le cinquième, elle était localisée au membre supérieur ;
chez le dernier, déjà examiné quelques jours auparavant, il y avait une hémi-anesthésie sensitivo-sensorielle qui du reste ne dura pas.

Sur les 16 malades non encore examinés, il en a
trouvé 9 qui ne présentaient à un premier examen
aucune espèce d'anesthésie et 7 qui ont paru avoir
une sensibilité diminuée, c'est-à-dire qu'ils ne réagissaient pas ou réagissaient moins à certaines piqûres et
encore la réaction du sujet était variable suivant les
moments d'un même examen. En tous cas, il ne
m'a pas semblé, dit M. Blum, que cette anesthésie
relative eût des limites ou une topographie très précise. « La seule conclusion que je puisse tirer, c'est
que 7 de mes sujets sur 16, c'est-à-dire 44 pour 100
ont une sensibilité en quelque sorte émoussée. A ce
premier examen, je n'ai jamais trouvé d'hémi-anesthésie sensitivo-sensorielle complète. Par contre 4
sur 7 ont paru moins sentir dans une moitié du
corps, 3 du côté gauche et 1 du côté droit. Les trois
autres sujets présentaient des anesthésies variables,
et incomplètes des deux membres supérieurs. Cette
méthode d'examen est d'ailleurs facilement sujette à
erreurs. Pour peu que l'examen se prolonge, on voit
l'anesthésie s'étendre ou se restreindre, aller d'une
région à l'autre, et le temps est en somme limité où
l'on peut surprendre, si je puis dire, l'anesthésie telle
qu'elle est. La topographie varie dans les moments
successifs du même examen.

L'anesthésie hémilatérale d'emblée est moins variable comme intensité et comme étendue, bien que sa limite sur la ligne médiane frontière soit variable.

Ainsi sur 16 hystériques n'ayant pas été explorées encore comme sensibilité, 44 pour 100 présentent de l'anesthésie plus ou moins marquée. Sur 7 déjà explorées, 86 pour 100 en présentaient.

Mais dans les jours suivants, tous les malades ayant été examinés à la clinique par le personnel du service et par l'interne, en se gardant seulement de faire de la suggestion orale, sans autre précaution pour l'éviter, 13 sur 16, c'est-à-dire 81 pour 100 avaient des anesthésies qui en outre étaient plus complètes. »

Ces chiffres montrent, sans conteste, l'influence considérable de la suggestion sur la production et le développement du phénomène.

Dans presque toutes mes observations d'hystériques avec hémi-anesthésie, j'ai pu constater que l'exploration journalière du sujet perfectionne le symptôme ; elle transforme l'hypo-esthésie en anesthésie complète ; elle étend l'anesthésie d'un membre au tronc, à la moitié du corps, au membre inférieur ; elle crée les anesthésies sensorielles, et l'appareil anesthésique ainsi créé est parfois longtemps rebelle à la suggestion qui cherche à l'effacer. Il y a là des variantes individuelles déconcertantes, inhérentes au psychisme de chacun.

On dira : sans doute l'anesthésie des hystériques est purement psychique et créée par autosuggestion et suggestion médicale. Mais ce qui caractérise précisément l'hystérie, c'est cette extrême suggestibilité et cette aptitude à réaliser l'anesthésie dès que l'idée du phénomène, qui peut être évoquée par une sensation réelle d'hypo-esthésie, se présente ou est présentée à son esprit.

Ce serait là une erreur, à moins d'appeler hystérique tout sujet suggestible à l'anesthésie, c'est-à-dire la plus grande majorité des humains. Mon élève Blum a examiné à ce point de vue 95 sujets de mon service, dont 55 femmes et 40 hommes, en éliminant tous ceux qui avaient eu comme antécédents des crises hystériques.

Sur ces 95 sujets rhumatisants, tuberculeux, cardiaques, convalescents, etc., choisis au hasard des entrées, il en a trouvé 60, c'est-à-dire 63,15 pour 100, chez lesquels il a pu créer des anesthésies plus ou moins complètes et durables ; ces 60 sujets comprenaient 45 femmes et 15 hommes. Il appuyait la main sur le membre, en disant qu'il comprimait les nerfs pour insensibiliser le membre qui allait s'engourdir.

L'anesthésie était souvent complète en 2 ou 3 minutes ; et en poursuivant cette opération suggestive sur les autres régions, en un quart d'heure l'hémianesthésie était complétée. Quelquefois il fallait répéter cette manœuvre de pseudo-compression des nerfs pendant plusieurs jours pour réaliser l'hémianesthésie totale. Pour obtenir l'amblyopie et la surdité psychiques une suggestion spéciale était nécessaire ; par exemple pseudo-compression de la région sus-orbitaire ou mastoïdienne. Il a pu réaliser ces anesthésies sensorielles chez 25 sujets dont 18 femmes et 7 hommes.

Ces anesthésies ainsi provoquées chez des sujets de

toute espèce, nullement hystériques, ont absolument
les mêmes caractères que celles des hystériques ;
elles peuvent être fugaces et variables, ou persistantes;
elles peuvent se perfectionner et s'étendre sur une
région plus étendue, durer longtemps, rebelles, mais
toujours justiciables de la psychothérapie.

Les anesthésies organiques peuvent quelquefois,
quand la cause organique a disparu, continuer à persister par autosuggestion chez des sujets qui ne sont
nullement hystériques ; il en peut être ainsi de beaucoup de phénomènes nerveux.

Voici, par exemple, un malade qui, à la suite d'une
contusion du nerf radial, a la main anesthésiée et
cette anesthésie survit à la lésion, entretenue par le
sensorium, purement psychique, car elle guérit rapidement par la psychothérapie.

J'ai publié cinq observations [1] d'hémiplégie organique avec hémi-anesthésie sensitivo-sensorielle, due
à des foyers de ramollissement.

Dans un des cas l'hémi-anesthésie datait d'un an,
dans l'autre elle datait de quatre ans. Or toutes ces
hémi-anesthésies guérirent en quelques jours par la
suggestion, affirmant ainsi leur persistance purement
psychique. Dans une de ces observations, l'autopsie
ultérieure montra bien qu'il y avait un foyer de ramollissement dans la région opto-striée, intéressant
légèrement la capsule blanche interne. Cette lésion
n'était pas assez étendue pour créer une hémi-anes-

---

1. Bernheim. *De la suggestion et de ses applications à la thérapeutique*, 2ᵉ édition, p. 308.

thésie totale persistante. C'est surtout le choc dynamique de la lésion qui a complété le symptôme au moment de l'attaque.

Mais le choc disparu, le symptôme a survécu par auto-suggestion, peut-être entretenu et complété par l'exploration médicale. Une seule suggestion a effacé cette image psychique d'hémi-anesthésie.

Un malade entre dans mon service pour une hémiplégie organique avec hémi-anesthésie sensitivo-sensorielle, quand je l'examinai.

La veille à son entrée, mon chef de clinique avait constaté que cette hémi-anesthésie était incomplète et indécise; le malade sentait parfois la piqûre d'épingle, d'autres fois, il ne savait pas s'il la sentait ou s'il ne la sentait pas.

Le lendemain l'hémi-anesthésie s'était complétée, avec des anesthésies sensorielles ayant tous les caractères des anesthésies psychiques.

Le trouble fonctionnel organique s'était perfectionné et complété par l'autosuggestion du malade ; car la suggestion médicale ramena les anesthésies au degré adéquat à la lésion, sans les faire disparaître complètement.

Je relate encore deux exemples. Un peintre en bâtiments atteint d'intoxication saturnine a une paralysie des extenseurs de la main droite avec anesthésie complète et analgésie à la face dorsale de la main, depuis la racine des doigts jusqu'au poignet.

Or cette anesthésie purement autosuggestive associée par l'esprit du malade à la paralysie des extenseurs est facilement enlevée par suggestion.

C'est la face dorsale de la main et du poignet que le malade ne peut pas relever ; c'est là au siège de la paralysie motrice périphérique organique que l'imagination du malade crée logiquement une paralysie sensitive psychique.

Un tabétique entre dans mon service avec anesthésie complète des deux jambes, dans tous ses modes, avec analgésie et perte du sens musculaire. Je constate que cette anesthésie a les caractères de l'anesthésie suggestive ; et j'arrive par suggestion à restaurer la sensibilité tactile et le sens musculaire. Mais la restauration n'est pas parfaite : il persiste invariablement de l'analgésie et une certaine diminution constatée par l'esthésiomètre de la sensibilité tactile.

Donc la maladie tabétique avait fait une analgésie avec hypo-esthésie ; ceci est organique. Le sensorium du sujet avait transformé cette hypo-esthésie en anesthésie complète.

Les deux malades n'étaient pas des hystériques : il ne s'agit pas d'hystérie saturnine, ni tabétique, mais de l'exagération psychique d'un phénomène réel, ce que nous constatons journellement chez les sujets sains ou malades.

Je pourrais multiplier ces exemples qui peuvent induire en erreur les médecins non familiarisés avec l'élément psychique.

N'est-il pas démontré que *l'anesthésie n'est pas un stigmate de l'hystérie et que la suggestibilité à l'anesthésie n'est pas particulièrement dévolue aux hystéri-*

ques et qu'elle est la même chez ceux qui ne le sont pas ?

Le *rétrécissement concentrique du champ visuel* coexiste souvent, dit-on, avec l'hémi-anesthésie, ou peut exister sans elle. On le considère aussi comme un stigmate important de l'hystérie. Ce rétrécissement peut être bilatéral, symétrique ou inégal d'un côté à l'autre. Il peut être unilatéral du même côté que l'hémi-anesthésie. L'acuité visuelle est en même temps diminuée ou elle reste normale. Le rétrécissement concentrique peut envahir l'aire centrale entière et devenir amblyopie complète, ordinairement unilatérale.

Ce rétrécissement que j'observais fréquemment autrefois dans l'hystérie associé à l'hémi-anesthésie, comme les autres médecins, je ne le constate plus aujourd'hui, depuis que j'ai appris à ne plus le créer par l'exploration. Le champ visuel, comme la sensibilité cutanée, est très facile à influencer chez les sujets impressionnables. L'examen périmétrique de l'œil suffit pour donner à certains l'idée d'un affaiblissement de la vision et crée un rétrécissement du champ visuel que la suggestion peut d'ailleurs élargir de nouveau. Voici un exemple démonstratif. Je suggère à un sujet suggestible qu'il ne voit pas de l'œil gauche. Je constate alors, en examinant les deux yeux, qu'il a, non seulement, l'amblyopie gauche suggérée, mais en outre une diminution dans l'acuité visuelle de l'œil droit avec rétrécissement de son champ visuel. C'est là un phénomène d'autosuggestion corrélatif.

Si j'agis sur le psychisme en appliquant sur cet œil un verre simple auquel j'attribue faussement des propriétés grossissantes, j'élargis de nouveau son champ visuel et je renforce son acuité.

Le Dr Paul BLUM, examinant à ce point de vue 5 sujets rendus anesthésiques, a trouvé chez 4 le champ visuel normal, chez un seul il était légèrement rétréci. Mais si, sans prévenir le sujet du but de la recherche, on le place plusieurs jours devant le campimètre et si on note l'étendue de son champ visuel, il est rare qu'au bout du troisième examen on n'ait pas constaté le rétrécissement concentrique que le sujet, devinant la cause de ces examens successifs, finit inconsciemment par se suggérer.

Le rétrécissement du champ visuel, pas plus que l'anesthésie, n'est pas un stigmate de l'hystérie.

Je choisis une de mes observations qui me paraît particulièrement démontrer les assertions émises dans ce chapitre. Elle a été recueillie dans mon service par mon ancien interne, le Dr Paul BLUM.

X..., âgée de 19 ans et demi, couturière, entre au service le 15 août 1905. Depuis deux ans, elle souffre de l'estomac et vomit souvent.

Le 15 août à la suite d'une vive émotion, elle a sa première crise convulsive nerveuse à dix heures du matin, pendant quelques minutes, mais suivie de sommeil et d'inconscience apparente jusqu'à midi. Dans l'après- midi, elle a plusieurs autres crises qui surviennent brusquement et assez fortes pour faire tomber la malade hors de son lit.

J'assiste (Dr BLUM) à une de ces crises ; la malade

pousse des cris inarticulés, les bras et les jambes sont agités de mouvements convulsifs ; l'anesthésie est complète. J'arrête la crise par suggestion.

Quand la malade est redevenue calme, j'examine sa sensibilité *sans lui poser aucune question* ; je constate qu'il y a une légère hypo-esthésie générale ; mais que la malade sent partout, car si j'enfonce l'aiguille un peu profondément, elle réagit.

Le lendemain et les jours suivants, sans poser aucune question à la malade, j'examine la sensibilité toujours du côté gauche.

Au bout de quelques jours, il existait une hémi-anesthésie très complète du côté gauche. Je demande alors à la malade si elle avait déjà remarqué qu'elle fût insensible de ce côté ; elle me répond qu'elle s'en est aperçue par mon examen. En même temps j'explore la vision, l'audition, l'olfaction et la gustation ; sous l'influence de cette suggestion exploratrice elle n'accuse encore ce jour-là qu'une légère diminution de l'ouïe, les autres sens sont encore indemmes. Mais nous verrons que le germe suggestif introduit dans le sensorium ne tarda pas à mûrir.

Le côté droit présentait une sensibilité plutôt exagérée ; l'anesthésie ne dépassait pas la ligne médiane. Les crises devenaient de plus en plus rares.

Sur ces entrefaites, dit mon interne, je quitte le service pendant 28 jours.

A mon retour je constate que l'hémi-anesthésie est très bien marquée ; elle dépasse la ligne médiane de deux travers de doigt. On peut surprendre la malade, la piquer à l'improviste du côté gauche ; elle reste impassible ; par contre, les piqûres faites du côté droit sont très vivement ressenties.

Cependant les crises demeurent de plus en plus rares. Mais il se produit alors des vomissements, aussitôt après le repas, et malgré la suggestion, ces vomissements ne cessent qu'au bout de huit jours. L'estomac est dilaté et descend jusqu'à un travers de doigt au-dessous de l'ombilic.

Elle a sa dernière crise nerveuse le 6 octobre ; depuis elle n'en a plus eu.

Le 4 novembre, j'examine de nouveau les organes sensoriels et je vois que l'exploration suggestive du premier jour, mûrie par l'autosuggestion de la malade, avait fait son œuvre ; je constate que l'hémi-anesthésie était devenue, en apparence spontanément, sensitivo-sensorielle ; ce qu'elle n'aurait pas été sans notre exploration. L'amblyopie est complète, la surdité absolue, l'odorat, le goût, le sens musculaire n'existent plus. L'épreuve du prisme montre que l'amblyopie est psychique ; et toutes les autres anesthésies sensorielles présentent les caractères des anesthésies suggérées, c'est-à-dire sont aussi psychiques. Seule l'anesthésie cutanée semblait être réelle, c'est-à-dire jusqu'à un certain point matérialisée, car il est impossible, même pendant le sommeil hypnotique, de restaurer la sensibilité du côté gauche ; son anesthésie persiste, alors même qu'on suggère le transfert à droite, et qu'on crée ainsi en plus une hémi-anesthésie droite.

La malade est d'ailleurs particulièrement suggestible ; on peut réaliser chez elle par simple affirmation à l'état de veille, instantanément, une amaurose, une surdité bilatérale, une mutité complète, qui durent jusqu'à ce qu'on lui ait rendu par suggestion la vue, l'ouïe ou la parole. Malgré cette extrême suggestibilité, il est impossible de retrouver la sensibilité du côté gauche.

Ce n'est qu'*après huit jours* d'essais que j'arrive à le faire. La malade sent de nouveau, mais moins qu'à droite, et encore l'anesthésie se reproduit facilement si on reste quelques jours sans faire de suggestion.

Dans les derniers jours de novembre, la sensibilité est complètement revenue et la malade sent également des deux côtés.

J'ai choisi cette observation de mon service parce que la malade n'a pas été vue pendant les vacances par moi, mais par mon interne qui l'a explorée d'après mes idées. On pourrait soupçonner que mon intervention directe, étant donnée ma notoriété en fait d'hypnotisme, a, sur certains sujets, une influence suggestive spéciale, à mon insu. Ce n'est pas exact ; tous les médecins peuvent obtenir les mêmes résultats que moi.

On voit dans cette observation l'exploration médicale créer une hémi-anesthésie sensitivo-sensorielle gauche esquissée dès la première recherche et qui s'est ensuite complétée spontanément par suite d'auto-suggestion, sans nouvelle intervention. Pour un médecin non prévenu, il eût été impossible de ne pas croire à l'existsnce spontanée d'une hemi-anesthésie hystérique, et c'est l'erreur que tous les médecins ont commise, avant que je n'eusse démontré le mécanisme suggestif de ce phénomène. Cette observation à laquelle je pourrais ajouter nombre d'autres le montre du doigt.

Elle semble montrer aussi qu'une anesthésie certaine simplement suggestive peut au bout de quelque temps se matérialiser, pour ainsi dire, c'est-à-dire se réaliser *organiquement* par une modalité particulière que le psychisme peut accomplir à la périphérie nerveuse. L'hémi-anesthésie cutanée en effet est devenue persistante, n'obéissant plus immédiatement ni complètement à la suggestion et n'a guéri que graduellement au bout d'un certain temps, à mesure que la modalité anatomique créée par le psychisme et qui l'entretenait a disparu. J'ajoute que cette matérialisation apparente que j'ai observée souvent pour l'anesthésie cutanée, je ne l'ai jamais observée pour les anesthésies sensorielles. Celles-ci ont toujours conservé leur caractère purement psychique. Dans tous les cas, sans exception, d'amblyopie unilatérale suggérée ou spontanée nerveuse, l'expérience du prisme m'a montré que l'œil amaurotique voyait très distinctement.

Si j'ai insisté sur ce phénomène anesthésie, bien que ce ne soit pas un stigmate de l'hystérie, c'est que les auteurs ont basé sur ce symptôme toute la théorie psychologique de l'hystérie. Il y a, pense JANET, un rétrécissement du champ de la conscience, un affaiblissement de la synthèse psychologique: ainsi un certain nombre de sensations perçues ne trouvent pas de place dans le domaine rétréci de la conscience. Pour GRASSET, les sensations arrivent bien aux *centres automatiques supérieurs* qui les perçoivent inconsciemment et peuvent les transformer en réflexes moteurs ; mais elles n'arrivent pas *au centre psychique supérieur* qui est le centre du moi personnel conscient ; elles ne sont pas conscientes.

Or j'ai établi que, sauf peut-être les cas d'anesthésie tactile avec modification de la périphérie nerveuse consécutive, les sensations sont perçues et pénètrent dans le domaine de la conscience.

Si l'anesthésie n'est pas un stigmate de l'hystérie, les autres troubles de la sensibilité, hyperesthésie, douleurs diverses, paresthésies, ne le sont pas davantage. Nous avons vu que l'ovarialgie et les zones hystériques, à la fois spasmogènes et spasmofrénatrices variables, n'acquièrent que par suggestion médicale, une précision topographique. Toutes les douleurs spontanées ou provoquées chez les hystérisables peuvent devenir hystérogènes.

Que de douleurs diverses chez les arthritiques, les neurasthéniques, les psychonerveux, les anémiques, les intoxiqués divers, sans hystérie, ou avec hystérie surajoutée, si l'acuité de ces douleurs peut réaliser de crises ! Que de douleurs organiquement légères exagérées par le psychisme chez des sujets qui n'ont aucune manifestation d'hystérie ! Est-il étonnant qu'on trouve des points ou zones douloureuses aussi chez certains sujets affectés de crises ? Elles n'ont aucun caractère spécial et ne constituent certainement pas des stigmates.

Existe-t-il une *aphalgésie*, symptôme signalé par Pitres, sensation douloureuse développée chez les hystériques par le contact avec la région anesthésiée de certaines substances, par exemple cuivre, zinc, or ou argent ? C'est là un symptôme qui n'existe pas en dehors de la suggestion ou de l'autosuggestion du sujet.

CHAPITRE VIII

STYGMATES MOTEURS ET ACCIDENTS

Diathèse de contracture. — Cataleptibilité. — Accidents. —
Psychonévroses de sensibilité, sensorielles, motrices, respiratoires, digestives, abdominales, génitales, cérébrales. — Psychonévroses expérimentales ou phénomènes de suggestion. —
Distinction entre psychonévrose et neurasthénie. — L'hystérie est une psychonévrose. — Doctrine de MOEBIUS et STRUM-
PEL, de BABINSKI. — Doctrine de BREUER et FREUD.

Un mot sur les prétendus *stygmates moteurs* ; on
signale la diathèse de contracture, l'amyosthénie, les
troubles moteurs divers.

L'état que CHARCOT [1] appelait *diathèse ou opportunité de contracture,* n'est, dit-on, ni « la diathèse,
ni la contracture, et cependant il tient un peu de
l'une et de l'autre. Il ne se traduit extérieurement
par aucun signe objectif ; le malade conserve toute
la liberté de ses mouvements ; et les manifestations de
cet état spécial que nous désignons sous le nom de
diathèse de contracture demandent à être provoquées
soit par les recherches du médecin, soit par un accident fortuit. Cet état tient de la paralysie en ce qu'il

1. CHARCOT et Paul RICHER. Diathèse de contracture. *Progrès médical,* 1883.

coïncide le plus souvent avec un affaiblissement musculaire, il tient de la contracture en ce qu'il suffit
souvent de la cause la plus légère pour la faire apparaître. — En y regardant d'un peu près, on reconnaît presque toujours que du côté où cette contracture s'est développée, il existe une anesthésie plus ou
moins nette, une douleur ovarienne, un certain degré de paralysie, accidents relativement bénins, mais
qui, tout porte à le croire, ont précédé l'apparition de
la contracture ».

Voici ce que j'ai constaté. On observe parfois à la
suite d'un choc traumatique ou d'un choc émotif
chez certains sujets, une contracture partielle d'un
membre, surtout du membre traumatisé, d'un membre supérieur ou inférieur ou de deux membres ; c'est
une *psychonévrose de contracture* qu'on peut appeler,
si l'on veut, hystérie locale, bien que le mot me semble impropre. Quelquefois cette contracture est générale, avec trismus, avec ou sans perte de connaissance apparente, et constitue alors une vraie crise
d'hystérie.

Ces psychonévroses partielles de contracture peuvent se développer passagères ou durables, chez des
sujets qui n'ont jamais eu et n'auront jamais de crise
d'hystérie. D'autre part, cette contracture partielle
peut survivre parfois à une crise d'hystérie. Chez
certains sujets on peut créer facilement par suggestion de la contracture partielle ou générale ; c'est là
un signe de suggestibilité et non d'hystérabilité, car
on le crée aussi facilement chez les hystériques à crises
que chez les sujets qui n'ont aucun signe d'hystérie.

Nous avons vu que beaucoup de sujets sont nor-

malement, sans hypnotisme, ni hystérie, catalepti-
sables ; c'est-à-dire qu'ils gardent l'attitude qu'on
imprime à leurs membres supérieurs. Je lève leur
bras en l'air, je fléchis l'avant-bras, j'applique leur
index sur le nez, je leur donne une attitude bizarre ; ils
la conservent ou tendent à la conserver. C'est la catalepsie ; elle est souple chez les uns : le bras levé retombe, si
on le pousse légèrement ; elle est élastique chez d'autres : le bras poussé suit l'impulsion donnée, mais revient comme un ressort à la position cataleptique ; elle
est chez d'autres rigide et tétanique : le membre restant
contracturé, et résistant aux tentatives qu'on fait pour
le baisser ou le fléchir. Dans les membres inférieurs,
cette catalepsie s'obtient plus rarement et est moins
accentuée en raison de la pesanteur qui neutralise
cette tendance. Chez certains, il suffit d'étendre le
bras et de le maintenir une ou quelques secondes en
extension, pour qu'il se contracture dans cette position
et résiste alors aux efforts qu'on fait pour le fléchir.

*Cette aptitude à la catalepsie et à la contracture
n'est ni un stigmate de l'hystérie, ni une propriété
spéciale aux hystériques.* Elle s'obtient, comme je
l'ai dit, chez beaucoup de sujets qui ont naturellement peu d'initiative psychique, ou qui ont cette
initiative diminuée par un état morbide, fièvre typhoïde, dépression mentale, catatonie.

Le sujet garde l'attitude imprimée parce qu'il n'a
pas assez d'initiative pour la modifier ; il la garde
comme le suggestionné garde l'idée qu'on lui donne.
Il croit devoir la garder par une sorte d'autosuggestion et certains font même des efforts volontaires
pour la maintenir.

C'est donc un phénomène de conscience qui implique la persistance du cerveau psychique ; s'il y a inconscience ou coma, la catalepsie disparaît et fait place à la résolution.

On est étonné de voir combien ce phénomène est fréquent dans un service d'hôpital, chez des sujets nullement nerveux, et sans imitation.

Ce n'est certainement pas un phénomène hystérique. Ce n'est pas non plus un phénomène spinal qui serait indépendant du psychisme ; il ne s'accompagne pas d'exagération du réflexe patellaire, ni de trépidation spinale.

L'*amyosthénie* est décrite comme un affaiblissement des mouvements volontaires général ou localisé. Elle ne se révélerait que si on la cherche, par exemple en étudiant au dynamomètre la force de pression des deux mains ; c'est plus souvent du côté gauche ou côté anesthésique, que la diminution notable de la force musculaire s'observe ; mais elle existe aussi sans anesthésie concomitante. Elle se manifesterait seulement pour les mouvements volontaires, lorsqu'on invite le sujet, par exemple, à serrer un objet volontairement ; elle n'existerait pas pour les mouvements automatiques ; le sujet peut soulever des charges et déployer une énergie musculaire considérable pour les actes habituels de la vie courante. Cette amyosthénie serait donc due à une faiblesse de l'action volontaire, à une sorte d'aboulie, comme les autres stigmates de l'hystérie.

Je n'ai jamais pu constater ce mode d'amyosthénie spéciale, en dehors de la suggestion ; je n'ai constaté d'asthénie musculaire chez les hystériques qu'à la

suite des convulsions ayant déterminé de la fatigue
ou chez ceux affectés de neurasthénie dépressive, ou
d'anxiété hystérogène. C'est un symptôme banal qui
peut exister ou manquer; ce n'est certainement pas
un stigmate.

On parle aussi de troubles dans les mouvements
qui existeraient surtout dans les membres atteints
d'anesthésie tactile et musculaire complète. Comme
cette anesthésie elle-même n'est pas pour nous un
signe d'hystérie, je ne m'arrêterai pas à l'étude de
ces troubles.

On décrit aussi quelques troubles rares décorés de
noms bizarres : la *syncinésie,* c'est-à-dire le fait de
lever les deux bras en même temps, quand on commande au sujet d'en lever un seul ; l'*allocinésie,* c'est-
à-dire l'élévation du bras du côté opposé ; l'*hétéroci-
nésie,* à savoir l'exécution d'un mouvement inverse
à celui qui a été commandé. Est-il nécessaire de dire
que ces actes n'ont rien à faire avec les crises d'hystérie et relèvent simplement de la suggestion médicale ou d'une autosuggestion contradictoire du
sujet ?

En réalité, il *n'y a pas de stigmates sensitivo-sensoriels, ni moteurs de l'hystérie,* je veux dire de l'hystérabilité, c'est-à-dire de l'aptitude du sujet à avoir
des crises de nerfs, à moins que, je ne saurais trop
le répéter, détournant le mot de son sens primitif,
on n'attache aucune importance aux crises qui ont
fait créer ce mot, et qu'on ne donne systématiquement ce nom à tous ces stigmates souvent artificiellement créés.

On a décrit des stigmates mentaux et c'est sur ces

stigmates surtout, associés aux précédents, qu'on a édifié la théorie psychologique moderne de l'hystérie. Ces stigmates existent-ils ?

Avant d'aborder cette question, je veux examiner celle des *accidents ou paroxysmes,* autres que les crises elles-mêmes, qui constitueraient avec les stigmates la maladie hystérie.

Parmi ces innombrables accidents dont j'ai fait l'énumération incomplète, telle qu'elle est dans les livres, les uns sont dus à des maladies ou états morbides divers qui ne sont pas l'hystérie, mais qui peuvent accompagner, précéder ou déterminer les crises. Tels sont, nous l'avons vu, les symptômes dits à tort précurseurs, par exemple douleurs, fourmillements, vertiges, gastralgie, malaises divers, qui peuvent être dus au nervosisme ou à l'anxiété hystérogène. Tels sont aussi les syndromes divers dus à des maladies nombreuses, céphalée, douleurs épigastriques, dysménorrhée, névralgies, troubles psychiques, hypocondrie, mélancolie, hallucinations, etc., tous symptômes, je le répète, qui peuvent devenir hystérogènes, mais qui ne constituent pas les symptômes de l'hystérie. Ici la différenciation est encore assez souvent faite par la plupart des observateurs.

Mais ce qu'on appelle surtout accidents de l'hystérie, ce sont des symptômes qui ne se rapportent à aucune maladie organique, ni toxique, qui sont simplement dynamiques, fonctionnels purs. Ces accidents passagers, mais plus ou moins durables, peuvent se manifester pendant la période des crises, ou en dehors de cette période, chez des sujets qui en ont eu, ou en auront dans la suite ; ils semblent affirmer ainsi une identité de nature, une équivalence des crises.

Ces symptômes appelés tantôt stigmates, tantôt accidents, sont en effet dus à un mécanisme analogue. Tels sont les contractures, les paralysies, les anesthésies sensitives et sensorielles nerveuses, dont il a été question, l'aphonie nerveuse, les vomissements nerveux, etc. Tout ce groupe de syndromes dynamiques, que nous allons examiner rapidement, constitue ce que j'appelle le groupe des psychonévroses. La crise d'hystérie est une de ces psychonévroses. Mais toutes ces psychonévroses ne doivent pas être confondues sous le nom d'hystérie.

Qu'est-ce qu'une psychonévrose ? J'insiste sur cette définition, car la fausse conception de l'hystérie et toute la confusion qui a régné et règne encore sur cette question est due, il me semble, à ce qu'on n'a pas suffisamment élucidé la pathogénie de ces manifestations diverses qu'on appelle psychonévroses. On confond volontiers neurasthénie, psychonévroses, psychoses, psychasthénies.

Je définis *psychonévroses des troubles nerveux d'origine émotive, susceptibles d'être entretenus ou reproduits par représentation mentale, ou d'être créés d'emblée par représentation mentale émotive.* Le mot névrose implique l'idée de symptôme nerveux sans lésion, le mot psychique implique l'idée de mécanisme psychique.

La *crise d'hystérie est une psychonévrose.* Nous avons vu que c'est un dynamisme nerveux anormal d'origine émotive, qui peut se reproduire par la même émotion, ou, sans nouvelle émotion par évocation du souvenir de la première crise, c'est-à-dire par simple représentation mentale émotive, par autosuggestion.

On objectera : l'origine émotive ne suffit pas à prouver la nature dynamique du trouble fonctionnel. L'émotion ne fait-elle pas de la diarrhée, des vomissements, de l'ictère, symptômes certainement organiques ou toxiques? Qu'est-ce qui prouve que la crise d'hystérie et la diathèse hystérique ne sont pas une maladie organique ou toxique créée par l'émotivité?

Ce qui démontre que la crise nerveuse n'est qu'un syndrome fonctionnel, c'est qu'elle peut se produire instantanément par le choc émotif, avant qu'aucun désordre organique ou toxique n'ait eu le temps de se produire, c'est qu'on peut inhiber chaque crise, dès que les premiers symptômes se manifestent, qu'on peut l'inhiber, en pleine évolution, on peut l'empêcher de se produire, en apprenant au sujet à maîtriser son émotivité spéciale hystérogène. On peut, par l'éducation psychique, guérir très rapidement la diathèse, c'est-à-dire l'aptitude à reproduire la crise. C'est ce que nous verrons au chapitre Thérapeutique.

On peut de même créer facilement des crises d'hystérie chez les sujets qui peuvent les réaliser.

Il s'agit donc bien d'un *dynamisme simple sans lésion*, d'origine émotive, entretenu par représentation mentale.

Ce dynamisme hystérique est souvent très complexe : la crise d'hystérie peut affecter la motilité

(convulsions, contracture, résolution musculaire) ; la
sensibilité générale (douleurs, hyperesthésies, anesthésies) ; les fonctions sensorielles (hallucinations, obnu-
bilations sensorielles) ; le psychisme (délire, sommeil,
défaillance psychique) ; les fonctions viscérales (strangulation, oppression, tachycardie, viscéralgies, etc.),
et tout cela, je le répète, peut se résoudre en quelques instants, sans retour, par la psychothérapie,
affirmant ainsi sa nature dynamique.

Outre l'hystérie, il y a des milliers de psychonévroses ; elles peuvent être plus simples que l'hystérie
et n'affecter qu'une seule fonction ; elles peuvent se
développer spontanément, à la suite d'un choc émotif, ou se greffer sur d'autres maladies. Peut-être
même n'y a-t-il pas une maladie à laquelle ne s'associe un élément psychodynamique que nous n'appelons psychonévrose que lorsqu'il acquiert une certaine intensité ?

Citons quelques exemples de psychonévroses
simples.

Au lieu d'une crise, un choc émotif produit une
vive douleur de tête que la suggestion dissipe. C'est
une *psychonévrose de sensibilité*.

Une douleur due à une contusion est grossie par
le sensorium et survit à sa cause ; elle cède à la psychothérapie. C'est encore une psychonévrose de sensibilité.

Tel à la suite d'une contusion nerveuse ou d'un
spasme vasculaire, a une sensation d'engourdissement
et d'insensibilité dans un membre ; il exagère cette
impression et la conserve alors qu'elle n'est plus justi-
fiée ; il la transforme en anesthésie avec analgésie

complète. Cette anesthésie peut persister longtemps, s'étendre, disparaître rapidement ou céder à des procédés suggestifs. Il s'agit donc d'une *anesthésie psychonerveuse*. Nous l'avons longuement étudiée.

Une obnubilation accidentelle de la vue ou de l'ouïe peut être transformée par le psychisme chez certains sujets en amblyopie ou en surdité, souvent unilatérale.

Ou bien des sensations purement subjectives, nébulosités visuelles, tintements d'oreilles, conservées par autosuggestion, sont inhibées par le traitement psychique; ce sont des *psychonévroses sensorielles*.

Une crampe passagère dans un membre à la suite d'un choc, d'un trouble de circulation, d'un réflexe douloureux, d'une fausse position, peut être exagérée et conservée, donnant lieu à une contracture.

L'immobilisation prolongée d'un membre dans un appareil plâtré produit parfois une certaine raideur du membre, que le sujet continue à maintenir en extension rigide. Ces contractures psychonerveuses qu'on appelle à tort hystériques, car elles surviennent chez des personnes qui peuvent n'avoir aucune disposition aux crises d'hystérie, après avoir persisté des mois, quelquefois guérissent subitement par une émotion morale ou une suggestion inhibitoire. C'est une *psychonévrose motrice de contracture*.

Voici un exemple relaté par DÉJERINE. Une femme me fut amenée dans mon service de la Salpêtrière pour une contracture du membre supérieur droit : contracture en extension de l'avant-bras sur le bras, bras en abduction, mais dans l'attitude du poing fermé. Anesthésie en gigot de tout ce membre. Cette contracture datait de la veille et était survenue dans les circonstances suivantes. D'un caractère peu commode, très acariâtre, cette femme avait fréquemment des disputes avec son mari. En proie à une violente colère, elle voulut lui donner un coup de poing. Elle le donna, mais sa main resta figée dans la position qu'elle avait prise et qui était en effet celle que prend le membre qui veut donner un coup de poing. Cette contracture était très intense, on ne pouvait la vaincre. Elle persista sans changement pendant 15 jours, puis peu à peu, l'isolement et la psychothérapie aidant, en un mois tous les phénomènes avaient disparu. Il y a de cela 3 ans, et plusieurs fois depuis, j'ai revu cette malade qui n'a jamais présenté d'accidents (*Revue neurologique*, 1909, page 1603).

Un rhumatisme, un traumatisme, une maladie fébrile, un choc émotif, une convulsion, etc., peuvent laisser à leur suite une faiblesse des membres inférieurs que le malade exagère et transforme parfois en paralysie psychique complète ou incomplète. C'est une *psychonévrose de paralysie*.

A ces contractures, à ces paralysies psychiques, le malade peut associer de l'anesthésie ou de l'hyperesthésie; il y a coexistence de psychonévroses de motilité et de sensibilité.

Des tics, des tremblements, des mouvements désordonnés peuvent se produire à la suite d'émotions, de fatigue ou par imitation, par simple représentation mentale, et devenir des habitudes nerveuses.

Un écrivain ou un violoniste peut, à la suite de son exercice professionnel prolongé, avoir une crampe accidentelle ou de l'incoordination motrice dans la main ; ces phénomènes accidentels peuvent se répéter chez quelques-uns par autosuggestion, chaque fois qu'ils manient la plume ou l'archet, constituant un spasme fonctionnel professionnel. Ces troubles, s'ils ne sont pas trop incarnés dans le centre nerveux par une habitude trop ancienne, sont accessibles à l'éducation suggestive.

Sans doute, elle ne réussit pas toujours ; une longue habitude nerveuse peut devenir indestructible ; une fonction longtemps troublée détermine des altérations organiques consécutives ; la fonction fait l'organe ; l'altération de la fonction déforme aussi l'organe, la psychonévrose peut se matérialiser ; comme nous l'avons dit à propos de l'anesthésie cutanée. Mais je ne veux parler ici que des cas où la psychonévrose montre, par sa curabilité rapide, qu'elle est simplement dynamique.

Toutes les fonctions organiques ont leurs psychonévroses. Une irritation légère de la gorge produit une toux sèche qui chez certains survit à l'irritation et devient une *toux nerveuse*. Un enrouement catarrhal léger ou une fatigue passagère des cordes vocales devient chez quelques-uns *aphonie nerveuse*, dite hystérique, qui peut durer des semaines et être inhibée rapidement. Une constriction émotive de la gorge ou un picotement laryngé dû à un peu de mucus peut dégénérer en vrai *spasme de la glotte*, pareil à celui des enfants ou à celui des crises d'hystérie ; ce sont des *psychonévroses laryngées*.

Une sensation de malaise thoracique dû à de l'anxiété, ou un malaise abdominal dû à de la dyspepsie flatulente, engendre chez certains sujets impressionnables une dyspnée, continue ou sous forme d'accès, qui peuvent se répéter par autosuggestion; c'est une *psychonévrose respiratoire.*

Une gêne pharyngée accidentelle pendant la déglutition peut rester inscrite dans le sensorium et devenir un spasme laryngé à chaque bol alimentaire qui franchit le pharynx; c'est une *psychonévrose pharyngée*; elle peut aussi être *œsophagienne.*

Des vomissements accidentels, d'origine dyspeptique ou gravidique, peuvent survivre à leur cause première et devenir des vomissements incoercibles. On croit à un rétrécissement organique ou spasmodique du pylore, alors que ce ne sont que des vomissements nerveux : l'idée de vomir fait vomir. J'ai souvent fait dans ces cas, par la psychothérapie, le diagnostic et la guérison. C'est de la *psychonévrose gastrique.*

La grossesse nerveuse n'est qu'une pseudo-tympanite abdominale, dont le mécanisme mal connu est actionné par l'autosuggestion de grossesse; c'est une *psychonévrose abdominale.*

Que de sensations abdominales, lourdeur, tiraillements, douleurs intenses, crampes, etc., souvent greffées sur des lésions viscérales, sur des ptoses, des déviations utérines, des adhérences pelviennes, qui peuvent bien avoir une origine réelle, mais qui sont exagérées et conservées par autosuggestion, devenant des obsessions douloureuses chez certains sujets !

Ces sensations survivent souvent à toutes les tentatives opératoires, souvent aussi à la psychothérapie, si bien qu'il est difficile alors de différencier ce qui est organique d'avec ce qui est dynamique et psychique.

Les fonctions génitales peuvent être inhibées accidentellement chez l'homme par une impression morale. Chez quelques-uns cette inhibition peut se répéter à chaque essai de coït par représentation mentale ; c'est une impuissance nerveuse, une *psychonévrose génitale*.

Il existe des *psychonévroses cérébrales*. Une émotion morale laisse un impression de tristesse, d'impuissance dont le sujet quelquefois ne peut se débarrasser par lui-même ; elle peut céder rapidement à la diversion et au remontage moral qui modifie la représentation mentale.

Un mauvais rêve, une terreur nocturne chez les enfants, un cauchemar accidentel peuvent par auto-suggestion se répéter toutes les nuits. Les rêves en action, accès de somnambulisme, constituent une psychonévrose cérébrale, justiciable de la psychothérapie.

Certaines hallucinations, comme les apparitions miraculeuses, se répètent facilement chez certains sujets mystiques, à l'état de veille ; ce sont des auto-suggestions ou *psychonévroses hallucinatoires*. Le rêve normal peut être considéré lui-même comme une *psychonévrose physiologique*.

Je pourrais multiplier indéfiniment la liste des psychonévroses. Elles peuvent s'associer entre elles, se greffer sur toutes les maladies. Toute représentation mentale anormale est un trouble psychonerveux qui devient maladie ou psychonévrose lorsqu'il est persistant ou se répète souvent.

Il y a des psychonévroses expérimentales qui éclairent le mécanisme de celles qui sont spontanées et que nous venons de passer en revue très rapidement. Tous les phénomènes dits hypnotiques ou de suggestion sont de cet ordre : l'anesthésie, la catalepsie, la contracture, la paralysie, les hallucinations, le sommeil dit hypnotique, obtenus par suggestion, sont des psychonévroses suggérées. On peut suggérer à l'état de veille, de l'anesthésie, de la contracture, des paralysies, de la cécité, de la surdité, des vomissements, de l'aphonie, de la toux nerveuse, des hallucinations, etc., et les troubles fonctionnels ainsi créés expérimentalement sont identiques à ceux produits par l'émotivité et entretenus ou reproduits par autosuggestion.

Toutes les psychonévroses spontanées peuvent être reproduites, dans certaines conditions expérimentales.

La plupart des auteurs confondent encore la neurasthénie avec les psychonévroses. Il y a là, à mon avis, une grande erreur que j'ai souvent combattue. La neurasthénie ou psychoneurasthénie n'est pas une simple psychonévrose qui serait due, comme on le dit, à la fatigue du système nerveux par le surmenage physique et moral.

Sans doute à la suite d'un grand chagrin, d'une grande déception, on peut sentir une dépression nerveuse avec tristesse, inertie, impuissance, anorexie, Mais cet état peut se dissiper rapidement ; une diversion heureuse ou le remontage moral, faisant office de psychothérapie, chasse les ombres noires et ramène l'équibre. *Ceci est une psychonévrose émotive, ce n'est pas la neurasthénie.*

Les vrais neurasthéniques sont précisément ceux qui en dépit du temps, des diversions, des exhortations morales, ne peuvent sortir de cet état et vont consulter le médecin. Ils ont une dépression nerveuse permanente, avec aboulie, anxiété et souvent mélancolie ; ils ont un sentiment de vide, de vague, de lourdeur, ou de douleurs dans la tête, ils ont une lassitude générale et souvent d'autres symptômes mieux définis, tels que vertiges, bourdonnements d'oreille, dyspepsie flatulente, entérite, battements de cœur, exagération des réflexes tendineux du pied et du genou indiquant une participation de la moelle, symptômes variables d'ailleurs avec les sujets, indiquant une *maladie générale à localisations diverses.* Cet état peut survenir spontanément, sans secousse morale, sans surmenage ; il est quelquefois continu, avec exacerbations ; il est souvent périodique, durant plusieurs mois à un an, pour guérir spontanément et revenir à échéance plus ou mieux lointaine. Ce qui montre que ce n'est pas une simple représentation mentale, ce sont les symptômes somatiques, gastriques, intestinaux, médullaires, etc., qui l'accompagnent et quelquefois dominent la scène ; c'est aussi ce fait que l'évolution n'est ni enragée, ni abrégée par la psychothérapie, ni par les autres médications. Il en est d'elle comme des psychoses, qui sont aussi des maladies évolutives rebelles au traitement moral. *La neurasthénie ou psychoneurasthénie est une affection générale, probablement autotoxique, greffée souvent sur un fonds natif constitutionnel.*

Confondre une dépression nerveuse émotive passagère justiciable de la suggestion avec une vraie neurasthénie qui n'en est pas justiciable, c'est comme si on confondait une dépression morale passagère due à un chagrin avec la mélancolie vraie, comme si on confondait un rêve avec une hallucination toxique ou pathologique.

Donc la neurasthénie et les psychoses, maladies évolutives que la suggestion ne peut pas inhiber, ne sont pas des psychonévroses.

Mais des psychonévroses diverses peuvent se greffer sur une psychoneurasthénie primitive, comme nous en avons cité de nombreux exemples. Parmi ces psychonévroses peut se trouver l'hystérie.

Voici, par exemple, parmi mes observations une jeune fille qui à la suite d'une suspension de règles provoquée par un refroidissement contracta une psychoneurasthénie avec maux de tête, cauchemars, vertiges, insomnie, palpitations, gastralgie. Au bout de 14 mois, des vomissements nerveux persistants se greffèrent sur les douleurs d'estomac qu'elle avait après les repas.

Un an plus tard l'exacerbation de cette douleur épigastrique provoqua de grandes crises d'hystérie qui durèrent 4 mois et finirent par être inhibées par le médecin.

Les vomissements nerveux persistèrent, malgré la suppression des douleurs épigastriques. Au bout de dix-huit mois une aphonie nerveuse s'y ajouta et durait depuis onze mois, quand la malade vint au service. Le tout cède rapidement à la psychothérapie.

Voilà donc *associée à une psychoneurasthénie, une*

série de psychonévroses, qui paraissent lui avoir survécu, douleur épigastrique excessive, vomissements nerveux, crises d'hystérie, aphonie nerveuse.

C'est en créant des sensations anxieuses nombreuses c'est en exaltant l'impressionabilité nerveuse générale du malade, que la psychoneurasthénie, maladie générale toxique constitutionnelle, ou d'origine grippale, par exemple, est susceptible de s'ajouter des psychonévroses, avec ou sans hystérie comprise, affections simplement dynamiques. La psychoneurasthénie a exagéré un état psychonerveux natif ou bien elle a par ses symptômes fourni matière à certaines manifestations de cet état.

Il y a d'ailleurs beaucoup de sujets naturellement, par droit de naissance, psychonerveux, émotifs, chez lesquels l'émotion crée facilement des processus dynamiques par représentation mentale ; chez l'un, c'est une crise d'hystérie comme nous l'avons vu, chez l'autre, c'est une aphonie, chez d'autres c'est une contracture, un hoquet, des vomissements nerveux ; chez d'autres, c'est une hallucination, chez d'autres encore, ce sont deux ou plusieurs psychonévroses concomitantes ou consécutives.

Voici, par exemple, un garçon de sept ans, que je vois actuellement, très intelligent, sans maladie antérieure, impressionnable. Il a depuis deux jours de l'enrouement due à une légère laryngite grippale. Sur cette maladie organique se greffent deux psychonévroses. C'est d'abord une aphonie nerveuse complète, exagération purement psychique de la sensation d'enrouement ; je la guéris en peu de minutes, en incitant l'enfant à parler à haute voix devant moi, et à actionner ainsi ses cordes vocales, ce qu'il fit rapidement, grâce à cette suggestion. C'étaient en même temps de violents accès de dyspnée spasmodique, avec mouvements précipités du diaphragme et de la strangulation, accès de spasme glottique et diaphragmatique. Ces accès continuant malgré la suggestion verbale simple, je pus facilement par suggestion avec quelques frictions sur le larynx provoquer une crise, en faire l'inhibition et suggérer que ces crises ne se reproduiraient plus spontanément et je montrai que je pouvais frictionner la gorge sans les provoquer. C'est le procédé que j'emploie, comme on verra, pour guérir l'hystérie.

Survint chez l'enfant une troisième psychonévrose. Quant au bout de deux jours, il voulut se lever, il titubait avec une sensation vertigineuse, ce qui lui arrivait facilement quand une indisposition l'avait retenue dans son lit. Je le fis se lever, le fis marcher devant moi, en lui rendant confiance en lui-même ; et en moins de cinq minutes, vertiges et titubation avaient disparu.

L'enfant n'a jamais eu de crise d'hystérie ; s'il en avait une, à la suite d'une grande émotion, ce serait une quatrième psychonévrose.

Voilà donc un enfant à *psychonévroses multiples, sans crise d'hystérie.*

Il est des sujets avec réactions émotives vives qui ont des *psychonévroses pendant toute leur existence.* Ce sont déjà dès l'enfance des colères avec trépignement, grincement de dents, tremblement et même des mouvements convulsifs, ce sont des rêves avec terreurs nocturnes, des cauchemars, plus tard des hallucinations et du somnambulisme, ce sont à l'époque de la puberté, des impotences, des contractures, des vomissements nerveux, de l'anorexie. C'est pendant toute la vie, une exagération de tous les malaises physiques et moraux, qui ajoute aux maladies réelles des psychonévroses diverses. L'éducation de la vie et l'expérience de l'âge peuvent diminuer dans une certaine mesure cette impressionnabilité native et apprendre au sujet à modérer les réactions consécutives ; mais le fonds constitutionnel psychonerveux subsiste toujours. Parmi ces psychonévroses, peut se trouver ou non l'hystérie, suivant que le sujet est ou non hystérisable.

Voici, par exemple, une dame de 4o ans, très distinguée comme culture intellectuelle et morale, et qui pendant toute sa vie fut victime de sa diathèse psychonerveuse. Son histoire est relatée et ingénieusement commentée par S. Freud[1]. Toutes les impressions profondes paraissaient depuis son enfance emmagasinées dans son cerveau, fournir un aliment à son anxiété native, et être rééditées souvent par réminiscence émotive, avec les actes corrélatifs.

Voici quelques-unes de ces manifestations que j'extrais de l'observation.

Comme enfant, elle ne voulut pas manger de viande à table. Sa mère pour corriger cette habitude l'obligeait deux heures après à manger la viande laissée sur l'assiette. Cette viande froide avec la graisse figée lui inspirait du dégoût, et cette impression persistait encore à son âge ; elle voyait toujours devant elle, à

---

1. Bréuer et Freud. *Studien ueber Hysterie*, 1895.

table, l'assiette avec son contenu et conservait sa répugnance pour la viande.

A 17 ans, elle eut ainsi que sa famille un déran-
gement d'estomac produit en voyage par l'ingestion
d'une eau mauvaise.

Chez les autres cela se passa ; elle conserva son intolérance, avec peur de l'eau, même de l'eau miné-
rale.

Vers cette époque aussi, son frère lui ayant jeté un
crapaud mort, elle eut une syncope avec quelques secousses nerveuses. Un autre jour, trouvant un crapaud sous une pierre, elle perdit la voix pendant des
heures.

Depuis elle a conservé la peur des crapauds et
d'autres animaux en général ; elle a eu des zoopsies,
elle a vu une fois les pieds et le dos de sa chaise trans-
formés en serpents ; une autre fois, un oiseau de
proie lui rongeait le corps. Un jour voulant toucher
une pelote de laine, c'était une souris, etc.

A l'âge de 7 ans, elle fut épouvantée par la vue de
sa sœur dans son cercueil, un autre jour par son frère
déguisé en fantôme avec un drap blanc. Elle conserve
ces souvenirs terrifiants, qui de temps en temps sont
évoqués par son imagination comme des réalités ;
alors son épouvante se traduit par des secousses, des
horripilations, de l'anxiété respiratoire, une voix
tremblante et gémissante.

Une autre impression qu'elle manifeste est la terreur des asiles d'aliénés.

A l'âge de 15 ans, elle vit sa sœur menée dans un
asile ; elle voulut appeler au secours, mais ne le put
et resta jusqu'au soir sans parole. Une bonne lui

ayant raconté plus tard des histoires sur les traitements et tortures qu'on infligeait aux aliénés dans les asiles, elle ne pouvait plus y penser sans voir ces scènes de torture et pousser des cris d'horreur.

A l'âge de 32 ans, à peine guérie d'une inflammation du bas-ventre, elle soigne son frère malade et contracte une douleur dans la jambe droite qui s'accompagne parfois de parésie avec insensibilité. Depuis la réminiscence reproduit souvent chez elle des douleurs dans les deux jambes avec impotence, allant jusqu'à la paraplégie double avec anesthésie.

Pendant qu'elle soignait son frère délirant, elle ressentait aussi des douleurs dans les bras avec crampes et constriction de la nuque, sensation de froid douloureux des extrémités, prostration, impossibilité de parler.

Ces symptômes se manifestaient par accès durant 6 à 12 heures.

C'étaient des crises de défaillance nerveuse.

A l'âge de 37 ans, veillant un enfant malade et craignant de faire le moindre bruit pouvant le réveiller, elle contracta la bouche et serra sa mâchoire pour ne pas proférer un mot. Cette contrainte provoqua par contre-suggestion émotive une sorte de tic spasmodique avec claquement spécial de la langue projetée hors les lèvres contractées. Depuis, à l'occasion des émotions, ce tic se reproduit avec un bégaiement spasmodique.

Ce symptôme tendait à disparaître ; mais il reparut à l'occasion d'un accident. Les chevaux de sa voiture effrayés par un orage dans la forêt se cabraient, et le cocher cherchait à les retenir. Elle fit des efforts pour ne pas crier, craignant d'effrayer les chevaux davantage, et de ce jour le tic avec bégaiement spasmodique reparut plus intense.

Depuis qu'elle avait vu son père mourir subitement, elle avait peur d'un accident subit pour ses enfants, qu'ils ne tombassent de l'ascenseur, etc., vivant avec cette obsession continue.

Voilà donc une série de troubles fonctionnels nombreux d'origine émotive par représentation mentale, dans les domaines moteurs, sensitifs, sensoriels, gastrique, émotifs, divers. Tous ces troubles, pour FREUD, d'accord en cela avec presque tous les méde-cins, ressortiraient de l'hystérie.

Pour nous, ce sont autant de psychonévroses diverses ; seules les crises de défaillance nerveuse dont nous avons parlé ressemblent à des crises hystériques. Mais la psychonévrose hystérie ne joue qu'un petit rôle dans cet ensemble de manifestations ; c'est un des traits du tableau. Il s'agit, on le voit, d'une anxieuse à psychonévroses multiples qui paie un lourd tribut à sa modalité constitutionnelle.

D'autres paient un tribut moindre ; ils n'ont qu'une seule réaction ou un petit nombre de réactions psychonerveuses à l'égard de certaines émotions ; c'est une céphalée intense, c'est une contracture, c'est une aphonie, c'est un vomissement, c'est une angoisse respiratoire, c'est une crise de nerfs, tous symptômes purement dynamiques, comme le montre souvent leur docilité à la suggestion.

Chacun réagit à sa façon ; chacun a sa suggestibilité ou ses suggestibilités spéciales, spéciales quant à l'émotion particulière qui l'actionne, spéciales quant à la réaction fonctionnelle provoquée.

Faut-il, comme on le fait depuis Sydenham, considérer comme des manifestations d'une maladie dite hystérie tous ces dynamismes nerveux variables, douleurs, anesthésie, paralysies fonctionnelles, aphonie nerveuse, toux nerveuse, hoquet nerveux, vomissements nerveux, dyspnée nerveuse, bâillements nerveux, etc., par cela seul qu'ils sont purement fonctionnels, qu'ils coexistent parfois, l'un ou l'autre, avec les crises, qu'ils sont entretenus comme elles par l'auto-suggestion, qu'ils relèvent tous du mécanisme émotif? Mais une dyspnée émotive n'est pas la même maladie qu'une hallucination émotive.

Ces mêmes phénomènes, ces auto-suggestibilités diverses existent le plus souvent à titre de phénomènes particuliers, sans association de crises, et les crises d'hystérie peuvent exister sans elles.

Sur 114 de mes observations, les psychonévroses concomitantes sont notées dans 34. Dans 78 cas, les crises d'hystérie étaient pures, au moins pendant tout le temps que les malades furent observés.

L'association de l'hystérie avec les autres psychonévroses, la fréquence de celles-ci chez les sujets hystérisables s'expliquent naturellement par leur impressionnabilité, leurs réactions faciles, leur aptitude à emmagasiner dans leur système nerveux les impressions diverses, les souvenirs des réactions accidentelles, et à en évoquer la nouvelle réalisation.

Faut-il appeler hystérie tous ces dynamismes nerveux sans lésion susceptibles d'être reproduits par auto-suggestion? C'est la conclusion à laquelle devaient forcément aboutir les auteurs qui englobent sous ce nom les innombrables psychonévroses dont nous avons parlé pouvant affecter l'homme sain et malade, qui les considèrent toutes comme constituant une seule maladie, l'entité morbide hystérie.

Moebius et Strümpell appellent hystériques toutes les modifications maladives du corps qui sont constituées par des représentations mentales, c'est un ensemble de maladies par représentations.

Babinski accepte sous une autre forme la même définition. Il a fait peu à peu, après les avoir combattues, une évolution vers mes idées, en reconnaissant après moi le rôle prépondérant de la suggestion dans la production des stigmates et des autres manifestations de l'hystérie. Il va même plus loin et confond presque hystérie avec suggestion. « Ce qui caractérise, dit-il, les manifestations hystériques, c'est la possibilité de les reproduire chez certains sujets avec une exactitude rigoureuse par suggestion, et d'autre part de les faire disparaître sous l'influence exclusive de la persuasion. Le mot *pithiatisme* fabriqué avec deux mots grecs signifiant « persuasion » et « guérissable » est proposé par l'auteur pour remplacer le mot hystérie. »

Autrement dit, le mot *pithiatisme ou hystérie comprendrait toutes les manifestations par représentation mentale.* Que toutes ces manifestations puissent être créées et guéries par suggestion ou persuasion, c'est ce que j'ai établi dès 1886[1]. Que tous les symptômes[2]

---

1. Je n'accepte pas la distinction arbitraire que M. Babinski s'efforce d'établir entre suggestion et persuasion (*Hypnotisme et Suggestion*, 3e édition. Lire l'Introduction).

2. *De la suggestion et de ses applications à la thérapeutique,* 1re édition. Paris, O. Doin, 1886.

décrits comme hystériques soient entretenus par re-présentation mentale et comme tels justiciables de la psychothérapie, j'ai été le premier à l'établir [1].

Mais peut-on dire que tous les troubles suggestifs susceptibles de guérir par persuasion soient de l'hys-térie ? C'est détourner singulièrement le mot hystérie de son sens primitif et lui donner une signification inattendue.

Convient-il d'englober sous le nom d'hystérie ou de pithiatisme des milliers de troubles divers dans toutes les sphères motrices, sensitives, sensorielles, viscérales, émotives, troubles purement fonctionnels que le psychisme crée accidentellement, qu'il greffe aussi sur les maladies réelles ?

L'hystérie ne serait plus une maladie, ni un symp-tôme, mais une classe de symptômes disparates.

Citons quelques exemples pour montrer où abou-tirait pareille conception.

Voici un médecin qui en présence d'un malade couvert de poux se figure en avoir attrapé et ressent par auto-suggestion de vives démangeaisons. Je le persuade qu'il n'a pas de puces ; les démangeaisons disparaissent. Est-ce une *démangeaison hystérique ou pithiatique*? Produite par auto-suggestion, elle a dis-paru par persuasion.

Tel autre, par hasard, a vomi, en mangeant des carottes. Depuis, chaque fois qu'il en mange, l'idée de vomissement se présente à son esprit et il vomit. La persuasion le guérit. Sont-ce des vomissements hystériques? Ils sont psychonerveux.

_____

1. *Hypnotisme, Suggestion, Psychothérapie*, 1re édition, 1891.

Un enfant, à la suite d'une excoriation douloureuse
à l'ombilic qui est guérie continue à avoir à ce niveau une hyperesthésie douloureuse ; le moindre atta-
chement le fait crier. J'enlève cette douleur par persuasion. Est-ce une douleur hystérique ou pithiatique?
C'est une douleur psychonerveuse.

Voici un cas rapporté par CRUCHET, de Bordeaux,
qui combat aussi la définition de BABINSKI[1].

Un de mes anciens camarades, le soir de sa récep-
tion à l'internat, s'étant livré à des libations exagérées, fut transporté sur le tard dans sa chambre, en
état de douce ébriété. Ses collègues, pour lui jouer
un bon tour, l'étendirent sur son lit, lui confection-
nèrent sur le champ un appareil de SCULTET, le lui
appliquèrent dans toutes les règles de l'art ; puis un
d'eux demeura auprès du pseudo-malade, attendant
son réveil qui se produisit tardivement dans la matinée. Alors avec force détails, il lui fut expliqué comment le soi-disant accident était arrivé, si bien que le
malheureux absolument convaincu par la véracité du
récit, se mit à se lamenter et même à éprouver *des
douleurs vives au siège de la pseudo-fracture*. Cela
persista ainsi quelques heures. Puis la vérité fut dé-
voilée ; et le sujet, persuadé, se leva guéri, et se mit
aussitôt à marcher.

Les douleurs spontanément évoquées par auto-suggestion au siège de la pseudo-fracture étaient elles
hystériques ? Elles étaient psychonerveuses.

Un homme de quarante-cinq ans était entré dans
mon service hospitalier pour une tumeur du cervelet,

1. *Province médicale,* 5 octobre 1907.

disait-on. Depuis plus de trois mois, il avait de violentes douleurs à la région occipitale, s'irradiant à la nuque, souvent aussi à la région frontale. Ces douleurs durant de quatre à cinq heures venaient par accès. Depuis deux mois, quand il marchait, il tenait sa tête dans ses mains, craignant de la remuer et gémissait sans cesse. Cette peur de remuer la tête de côté et d'autre rendait sa marche un peu titubante ; des vomissements depuis deux jours semblaient confirmer le diagnostic. Cependant l'intensité même des douleurs et la possibilité de les localiser par l'exploration sur un point quelconque de l'occiput me firent penser à une douleur psychique ou du moins exagérée par le psychisme. Rassurant le malade, je pus imprimer à la tête tous les mouvements sur le cou, sans douleur et sans raideur ; je pus faire marcher le malade, la tête libre et sans titubation, alors que rassuré par moi, il ne craignait plus de regarder de côté.

Je constatai d'ailleurs que ce malade, cordonnier, sans nervosisme apparent, était très suggestible ; je pus facilement, à l'état de veille, par simple affirmation, lui suggérer de la contracture du bras et de l'analgésie.

Ceci étant démontré, je pensai que toute sa douleur était psychique ; et en l'interrogeant. je pus en découvrir le mécanisme. Dans le courant de l'été dernier, étant affligé d'un rhume de cerveau, on lui conseilla de renifler de l'eau salée par le nez et de la faire repasser par la gorge, ce qu'il continua à faire consciencieusement l'hiver. A partir de janvier, cette eau étant très froide détermina à son passage par l'arrière-nez et la gorge une sensation de douleur vive qu'il localisa à la nuque. Ces douleurs augmentèrent d'intensité en février, et se reproduisirent spontanément par accès prolongés, arrivant à un paroxysme excessif.

Je débarrassai le malade par le traitement suggestif, mais il fallut une dizaine de jours pour détruire cette autosuggestion renaissante. Je dus aider la suggestion verbale par des injections hypodermiques d'eau simple que je qualifiai de morphine, auxquelles le malade renonça spontanément au bout de 5 jours, craignant de devenir morphinomane.

N'est-ce pas là une image psychique grossie et retenue par suggestion ? La sensation douloureuse produite par le passage de l'eau froide à travers l'isthme du gosier est restée inscrite dans le cerveau comme une autosuggestion.

Était-ce une douleur hystérique ? Cet homme bien portant, bon travailleur, père de famille, nullement impulsif, sans maladie antérieure, est resté guéri depuis des années, et n'a jamais eu ni stigmate hystérique, ni psychonévrose autre.

J'ai insisté sur cette observation instructive. Je pourrais en multiplier indéfiniment le nombre. Le psychisme crée de toutes pièces, et greffe sur les maladies une série de troubles fonctionnels divers. Veut-on qualifier chacun de ces troubles du nom d'hystérie ou de pithiatisme ? Ce n'est qu'une question de définition ! Peut-on enlever au mot hystérie employé depuis l'origine de la médecine à désigner les crises nerveuses, sa signification traditionnelle pour le consacrer à toutes les psychonévroses, par la raison que ces psychonévroses *peuvent* exister chez les hystériques ? A-t-on le droit de substituer le mot nouveau pithiatisme au mot hystérie, parce que le premier n'implique pas l'image de crises de nerfs ? Peut-on englober sous la même étiquette hystérie ou pithiatisme, un simple bâillement nerveux par imitation, et la grande crise d'hystérie convulsive ? Sans doute les deux phénomènes sont psychonerveux, les deux peuvent être entretenus par autosuggestion.

Suggestibilité, est-il synonyme d'hystérie ? Ou est-ce seulement la suggestibilité mauvaise, celle pour les actes déraisonnables, qui seule suivant la définition arbitraire de BABINSKI doit s'appeler suggestibilité ? Un sujet auquel je puis par suggestion supprimer une douleur réelle, et que je puis rendre assez analgésique pour permettre chez lui une opération chirurgicale, est-il un hystérique ? Un criminel par mauvaise suggestion est-il un hystérique ? Les rêves hallucinatoires, phénomènes d'autosuggestion, sont-ils de l'hystérie ?

La suggestibilité est une fonction normale du cerveau humain. L'hystérabilité est une exception ; elle n'est pas proportionnelle à la suggestibilité.

Je conclus en me répétant. Le mot hystérie ne doit pas être détourné de son sens primitif pour être appliqué aux innombrables psychonévroses d'origine émotive et suggestive ; il doit être réservé aux seules crises que certains sujets subissent par certaines influences émotives d'origine externe ou interne, et qu'ils sont aptes à reproduire par suggestion ou autosuggestion.

L'hystérie est une psychonévrose. Mais toutes les psychonévroses ne doivent pas être appelées hystérie.

Un mot encore sur la conception doctrinale de BREUER et FREUD de Vienne qui a fait grand bruit, en Allemagne, puisqu'elle implique une méthode thérapeutique spéciale.

Ces auteurs comme presque tous les médecins englobent sous ce nom d'hystérie toutes les psychonévroses. Elle est due toujours à un *choc moral* ou traumatisme psychique ; le traumatisme physique n'agit pas par lui-même, mais par le *choc moral* qui l'accompagne. Ce sont les *réminiscences émotives* du choc hystérogène qui réveillent les crises. C'est l'émotion attaché au souvenir, ce n'est pas l'idée elle-même qui les réveille : l'idée est impuissante, si elle n'est pas émotive. En cela, on le voit, nous sommes d'accord.

Les émotions s'accompagnent de réactions constituées par des réflexes volontaires ou involontaires. Or BREUER et FREUD admettent que la conservation des souvenirs émotifs tient surtout à ce que la réaction a été insuffisante ; le sujet ne s'est pas suffisamment déchargé, l'émotivité n'a pas été dégagée par ces phénomènes de réaction, trop faibles chez lui ; elle persiste alors liée au souvenir et l'entretient.

Elle peut d'ailleurs être corrigée plus tard par l'influence d'autres représentations mentales résultant de nouveaux événements, de nouvelles idées, créant une autre appréciation des faits, du retour de la confiance, etc.

L'insuffisance de la réaction, éliminatoire de l'élément émotif, peut être due, soit à ce que l'émotion elle-même ne comportait pas de réaction, tel le chagrin dû à la mort d'une personne chère ; soit à ce

que le malade, obéissant à un sentiment de fausse
honte ou de vanité, arrive à oublier volontairement
et à refouler son émotion ; soit enfin à ce que le choc
émotif hystérogène a eu lieu dans un état de conscience
spéciale quelquefois même déterminé par lui, sidération par la frayeur, obnubilation semi-hypnoti-
que dans l'état de veille, auto-hypnose, état rendant
toute réaction impossible. D'ailleurs les phénomènes
hystériques ont toujours lieu dans un état de conscience anormal, analogue à l'hypnose, que ces auteurs appellent état hypnoïde. Ces états existent chez
nous tous à un certain degré ; les rêves du jour, à
l'état de veille, sont des états hypnoïdes. Quand ces
états sont très développés, ils constituent une prédisposition à l'hystérie. Ils peuvent être créés par le choc
émotif lui-même et constituent alors l'hystérie acquise.

Cette conception de l'hystérie (les auteurs donnent
ce nom à toutes les psychonévroses) est basée sur ce
fait observé par eux : les symptômes divers de l'hystérie disparaissent sans retour, si on arrive à réveiller
chez le sujet les souvenirs très nets des faits qui ont
déterminé la première crise, avec l'émotion corrélative, et que le malade raconte ces faits d'une façon
aussi explicite que possible et laisse parler son émotion. C'est la *psychanalyse.* Cette méthode est cura-
tive, parce qu'elle permet au sujet de dégager par la
réaction de parole l'émotivité du choc hystérogène
qui n'a pas été primitivement dégagée par une réaction suffisante, elle permet de plus la correction, par
d'autres associations, de la représentation mentale
hystérogène, en l'évoquant dans l'état de conscience

normal, dans lequel ces associations peuvent se produire. Telle est la conception des auteurs.

Si j'admets avec eux que c'est le souvenir émotif qui fait la suggestion hystérogène, je ne puis pas admettre que ces souvenirs persistent parce que la réaction primitive a été insuffisante.

Quand un sujet, à la suite d'une grande colère, pousse des clameurs, suffoque, se débat et finalement fait une violente crise convulsive, c'est bien là une réaction réflexe exagérée qui s'est développée tout entière; et c'est précisément cette réaction psychodynamique exagérée qui constitue la crise. Cette crise peut se répéter par une nouvelle émotion ou par simple réminiscence émotive; ce n'est donc pas l'absence de réaction qui a maintenu l'émotion du souvenir.

Si au contraire le sujet avait pu se modérer et inhiber la réaction dans ce qu'elle a d'exagéré, ou s'il apprend plus tard par l'éducation suggestive à inhiber sa réaction, comme la mère l'apprend aux enfants, alors qu'arrive-t-il? La réminiscence émotive pourra ne plus produire de crises; car cette émotivité a été disciplinée par la précédente expérience; et le sujet saura instinctivement, dans le plus grand nombre des cas, réprimer comme la première fois cette émotivité qui ne sera plus hystérogène.

Je ne conteste pas que la psychanalyse, en obligeant le sujet à se concentrer en lui-même pour évoquer les souvenirs du processus psychique émotif du début de la maladie, et en l'obligeant aussi à relater tous les incidents de ce processus, à mesure qu'ils réapparaissent dans le champ de la conscience,

je ne conteste pas que cette méthode thérapeutique
ne soit souvent efficace, puisque cette efficacité a été
constatée par de nombreuses observations.

Mais est-ce, comme le disent BREUER et FREUD,
parce que la parole constitue une réaction qui laisse
l'émotivité concentrée se faire libre jour, alors que
cette réaction a été primitivement insuffisante? Ou
est-ce encore, parce qu'en extrayant du domaine du
subconscient pour les rendre à la conscience normale, les souvenirs émotifs du processus primitif, elle
permet à cette conscience raisonnante et maîtresse
d'elle-même de faire par association d'idées la correction de cette émotivité impulsive hystérogène?

Sans doute la parole du sujet peut atténuer les
manifestations émotives. Mais ce n'est pas parce que
ou lorsque elle constitue elle-même une réaction réflexe intense. Au contraire, lorsqu'un individu affligé
d'une grande douleur morale ou en proie à une violente colère, laisse cette douleur ou cette colère se
dramatiser par une parole impulsive, automatique,
incohérente, souvent il exalte sa passion; il exagère
son émotivité. Sa parole est réflexe, psychonerveuse,
comme son âme; elle agit comme les grands mouvements, les grandes convulsions, qui peuvent continuer longtemps avec frénésie, ainsi que la parole
nerveuse, qui font écho à l'émotion et la renforcent
par consonnance, au lieu de l'atténuer.

Sans doute après cette crise réactionnelle de paroles ou de mouvements une détente a lieu comme
à la suite des orages. Mais le malade n'est pas guéri;
le retour de la psychonévrose n'est pas conjuré.

Les sujets qui dans le délire hallucinatoire de leur

crise d'hystérie extériorisent à grand orchestre de paroles et d'actions leurs souvenirs hystérogènes, ne les effacent pas pour cela; ils semblent, au contraire, amplifier, en la dramatisant, l'émotion de leurs réminiscences.

Autrement en est-il quand je fais raconter à un hystérique toutes les impressions de son âme, depuis le début de sa maladie, et que je l'oblige à exhumer ses souvenirs du fond de sa conscience.

Il est obligé de se concentrer, de scruter sa mémoire, d'extraire petit à petit ce qu'elle recèle; c'est un travail d'élaboration lente et patiente qui s'accompagne bien d'émotion, à mesure que les faits émotionnants reviennent à la mémoire; mais ce n'est plus l'émotion concentrée qui éclate, comme à la suite d'une réaction impulsive brusque; c'est de l'émotion à petite dose qui accompagne son récit, à mesure que les faits se déroulent de nouveau dans son imagination. C'est la mémoire du fait et la parole qui sont actionnées par l'analyse psychique interrogative, plutôt que l'émotivité. Une émotion trop concentrée inhibe la parole et reste muette; ou bien elle déborde en paroles nerveuses incohérentes; elle est incompatible avec un récit descriptif ordonné.

Ainsi tandis que les clameurs violentes et tumultueuses qui ne sont pas la parole, mais une convulsion de la parole, exaltent les mouvements de l'âme, la parole lente, mesurée, raisonnable, explicative est une diversion, une soupape de sûreté qui discipline l'émotivité, ne la laisse pas s'échapper à jet violent, mais la dégage progressivement à petites doses; elle oblige le sujet à l'inhiber dans une certaine mesure, par la nécessité de traduire les souvenirs en paroles, plus qu'en émotions. Les grandes douleurs, les grandes passions se soulagent, lorsqu'elles sont confessées au médecin, au confesseur, à l'ami.

On conçoit ainsi que l'hystérique, appelé par la psychanalyse médicale à explorer lui-même ses impressions et ses souvenirs, apprenne par ce labeur cérébral, à modérer son émotivité impulsive; il prend connaissance de ses impressions à mesure qu'elles renaissent, continue à en rechercher l'évolution; et cette initiative active du cerveau modère l'automatisme émotif. Ce n'est donc pas parce que sa parole est une réaction vive qu'elle peut contribuer à guérir la psychonévrose, c'est parce qu'elle implique un travail du cerveau psychique, une diversion, une dispersion de l'émotivité qui ne se concentre plus; c'est parce qu'elle empêche une réaction psychodynamique trop vive.

Le sujet dont l'initiative actionnée par la suggestion a pu explorer une fois sans danger et sans réaction maladive ses anciens souvenirs hystérogènes a subi une véritable éducation suggestive qui peut le cuirasser contre tout retour agressif; car il a subi ces souvenirs sans crises; il sait qu'il peut les affronter; il ne les craint plus; ils ne sont plus hystérogènes.

Il en est de lui comme des cas suivants.

Une jeune fille qui, traversant certain chemin, s'était crue poursuivie, n'osait plus passer par ce chemin sans avoir une angoisse mortelle avec défaillance; rien que d'y penser, l'angoisse l'étreignait. Il suffit de lui faire traverser lentement ce chemin, à plusieurs reprises, en l'accompagnant et lui montrant que sa terreur était vaine, pour qu'elle pût désormais le faire seule, sans peur.

Un naturaliste ne pouvait voir une souris sans être saisi d'horreur, avec tremblements, battements de cœur, et respiration haletante. Un jour vint cependant où pour ses études d'anatomie comparée, il dut disséquer une souris, étudier ses organes, fouiller sa structure. Cette étude scientifique d'exploration anatomique l'habitue peu à peu à maîtriser cette émotivité spéciale et à affronter les souris sans réaction psychonerveuse.

Dans tous ces cas, c'est une éducation qui apprend aux sujets à dominer l'émotion de leurs réminiscences.

C'est ainsi que je comprends l'efficacité thérapeutique de la méthode de Breuer et Freud.

On verra dans le chapitre thérapeutique que, sans recourir à la psychanalyse longue et laborieuse, j'arrive par un procédé plus simple d'éducation suggestive à apprendre au sujet à inhiber ses crises.

CHAPITRE IX

DES STIGMATES PSYCHIQUES

Amnésie. — Aboulie motrice. — Aboulie intellectuelle. — Définition psychologique des auteurs. — Mentalité des hystériques.

J'aborde maintenant l'histoire des *stigmates psychiques* que les auteurs contemporains assignent à l'hystérie, qui caractériseraient la maladie autant et plus que les crises et sur lesquels ils ont édifié la théorie psychologique de l'hystérie.

Les stigmates sensitifs et moteurs seraient eux-mêmes, comme nous l'avons vu, dus à la même modalité psychique qui fait les stigmates mentaux. L'anesthésie hystérique serait due, d'après Paul JANET, au rétrécissement du champ de la conscience qui ne peut percevoir qu'un nombre moindre de sensations et néglige ainsi un certain nombre de sensations tactiles qu'il juge moins importantes et qu'il s'habitue peu à peu à éliminer; ces sensations arrivent bien au centre cortical de perception, mais elles n'entrent pas dans le champ de sa conscience, de sa perception personnelle.

On se rappelle mes expériences démontrant sans conteste qu'elles y entrent. On peut d'ailleurs souvent restaurer toutes les sensibilités sensitivo-sensorielles quand elles sont perdues chez les hystériques, et montrer ainsi que le champ de leur conscience est assez étendu pour les contenir toutes.

Nous avons parlé des stigmates moteurs, amyosthénie, incoordination des mouvements volontaires, catalepsie partielle. On a cru constater que ces troubles existeraient plutôt pour les mouvements voulus, tandis que les mouvements automatiques peuvent rester normaux. Ce seraient donc, comme les troubles de sensibilité, des manifestations extérieures d'une diminution de la volonté et de l'attention consciente. Mais il m'a paru que ces troubles moteurs n'existent que lorsque les crises d'hystérie s'accompagnent de dépression nerveuse, de neurasthénie ou d'une maladie débilitante, sur lesquelles elles se greffent, et qu'ils peuvent être créés, comme les diverses variétés d'anesthésie, par l'exploration suggestive.

Comme stigmate purement psychique, on décrit l'*amnésie* systématisée, locale en général. Systématisée, elle porterait sur un groupe de souvenirs se rapportant à une personne, à un événement déterminé, aux mots d'une langue étrangère, par exemple. Localisée, elle peut concerner l'ensemble des souvenirs comprenant une certaine période de la vie du malade, par exemple, à la suite d'une émotion, d'une fatigue; elle peut s'étendre à une période antérieure à l'événement qui l'a provoquée; c'est ce qu'on appelle *amnésie rétrograde*. Généralisée, l'amnésie l'est exceptionnellement. Après une série de crises, l'hystérique peut avoir perdu le souvenir de sa vie passée.

Paul JANET constate, comme je l'avais constaté pour l'amnésie hypnotique, que, malgré l'amnésie apparente, les souvenirs peuvent renaître à un moment donné, même pendant la veille ; mais ils renaissent, dit-il, à l'insu du sujet, à l'état subconscient, comme automatiquement ; ils n'apparaissent pas quand le sujet les cherche. De même que l'anesthésie hystérique serait la conséquence d'un défaut de synthèse ou d'assimilation des sensations à la personnalité consciente, dont le champ de conscience est rétréci, de même l'amnésie pourrait être considérée comme un trouble de la perception personnelle des images évoquées ou des souvenirs qui ne trouvent plus de place dans cette conscience.

Cette amnésie, pas plus que les autres stigmates, je ne l'ai constatée comme *phénomène habituel* chez aucun de mes hystériques, ni chez aucun de mes psychonerveux. Sans doute après les grandes crises d'hystérie, comme après les hallucinations suggérées, comme après les rêves nocturnes, après de violentes émotions morales, après une maladie qui a troublé le dynamisme cérébral, une fièvre typhoïde, par exemple, après un accident de chemin de fer, après un accès de somnambulisme, après tous les états de conscience profondément modifiés par la maladie ou par un choc émotif, dans toutes ces circonstances, il peut y avoir amnésie passagère ou persistante, totale ou partielle, même rétrograde. Mais je n'ai rien constaté de spécial à ce point de vue chez les hystériques, à moins qu'on n'appelle hystérie, toute perturbation de mémoire par influence simplement dynamique.

Enfin, comme stigmate sychique important, on

signale l'*aboulie* ou affaiblissement de la volonté. Cet affaiblissement se ferait sentir surtout dans l'accomplissement des mouvements et des actes volontaires, tandis que les actes anciens automatisés et les mouvements automatiques continuent à s'accomplir sans difficulté. Ceci est l'*aboulie motrice*. Elle serait d'ailleurs, le plus souvent, diffuse et incomplète.

L'aboulie peut être intellectuelle; dans ce cas, la capacité d'attention, l'application de l'esprit sur un objet serait difficile et même douloureuse. Cette aboulie est rattachée par JANET, comme les autres stigmates, au rétrécissement de l'esprit pour les volitions, comme il l'est pour les sensations et les images. On comprend, d'ailleurs, que les actes nouveaux non assimilés exigent pour leur accomplissement une synthèse plus active et plus délicate que les anciens, devenus automatiques.

Or, cette aboulie, je ne la constate pas chez les hystériques, à moins qu'ils ne soient affectés d'anxiété nerveuse, de psychasthénie, de psychose dépressive, qui la déterminent, ou qu'elle ne soit provoquée par les crises d'hystérie elles-mêmes qui peuvent bien laisser après elles un état de fatigue cérébrale. Ce n'est pas un symptôme de l'hystérie même.

De par l'observation clinique, il est certainement inexact de dire que l'hystérabilité, c'est-à-dire l'aptitude à faire des crises d'hystérie, soit accompagnée et caractérisée par des stigmates permanents et fondamentaux, et que ces stigmates caractéristiques soient dus à une altération de la personnalité, à un défaut de synthèse personnelle des sensations, des souvenirs, des actes, constituant un état mental spécial. C'est sur l'existence de ces stigmates qui font défaut, et leur interprétation ingénieuse, mais artificielle, que les psychologues modernes ont défini l'hystérie : un état caractérisé par la *désintégration de la synthèse mentale*, par l'*aboulie*, par le *dédoublement de la personnalité*, par le *rétrécissement du champ de la conscience*, par un *défaut de régulation dans les processus réflexes élémentaires psychiques et organiques*.

On décrit encore le *caractère spécial des hystériques* et leur mentalité. Leur intelligence serait diminuée, disent GRASSET et RAUZIER, et surtout le pouvoir de progresser et d'acquérir des notions nouvelles. L'automatisme domine ; elles peuvent être obsédées par une idée ; elles rêvent souvent la nuit et le jour ; elles sont incapables de sentir et de vouloir. L'émotivité serait diminuée ; elles seraient fort indifférentes, sauf certaines préoccupations dues aux idées fixes ; elles ont moins d'affection, moins de sentiment de famille, moins de pudeur ; elles sont égoïstes, impressionnables à l'excès, souvent jalouses, presque toujours tristes. On les dit aussi érotiques, menteuses, simulatrices ; le caractère serait mobile et contradictoire. Y a-t-il là aussi je ne sais quel rétrécissement du champ intellectuel et de celui de la sensibilité morale ?

Il n'y a pas de vice qu'on n'ait endossé aux pauvres hystériques. Ce mot est devenu synonyme de déséquilibrée, de pervertie, d'amorale, d'irresponsable, de nymphomane ! Au point de vue somatique, comme au point de vue mental, l'hystérie serait une monstruosité. Telle est la conception mondaine, née de la conception médicale ! C'est toujours l'ancienne possession diabolique, accommodée à la psychologie moderne.

Il faut réhabiliter le mot hystérie, car ce tableau est absolument inexact. Il y a des hystériques, c'est-à-dire des femmes sujettes aux crises de nerfs, très intelligentes, qui ne rêvent pas plus que d'autres, qui ont de la suite dans les idées, qui ont le sens moral très élevé, qui sont pleines de sentiment et de cœur, bonnes mères et bonnes épouses. Elles ne sont en général ni menteuses, ni simulatrices, ni érotiques. S'il en est de sensuelles, si l'émotion voluptueuse d'une sensualité excessive peut être hystérogène comme toutes les émotions, il en est qui sont absolument dépourvues de sensualité. Sans doute, elles sont impressionnables, et ont sous certaines influences des réactions exagérées qui constituent leur modalité. Mais je ne trouve aucun caractère spécial ; elles ont les mêmes tempéraments, les mêmes vertus, les mêmes vices que les autres ; je ne me rappelle pas avoir rencontré parmi mes hystériques de monstre moral. L'hystérique de roman, telle qu'on la figure, même dans les livres de médecine, est parmi les hysté-riques, je l'affirme, un être exceptionnel. Les crises supprimées, l'impressionnabilité hystérogène inhibée, l'hystérique est comme tout le monde. A moins qu'on n'appelle systématiquement hystériques toutes les femmes vicieuses, sensuelles, impulsives, klepto-manes, simulatrices, alors même qu'elles n'ont pas de crises !

Mon élève distingué, le Dr HARTENBERG[1], tout en

---

1. Dr HARTENBERG. L'hystérie et les hystériques. Paris, Félix Alcan, 1910.

reconnaissant que la plupart des hystériques n'ont pas ces tares psychiques et morales, pense cependant que cette névrose comporte une mentalité spéciale qui la caractérise, même alors qu'il n'y a pas de crises.

Cette disposition mentale consisterait en une exagération de l'imagination plastique. « Il est une catégorie de sujets pourvus d'une imagination vive chez qui les images exaltées par une cause émotive sont susceptibles de produire des phénomènes anormaux ou pathologiques ; ce sont des hystériques. — Chez eux les autosuggestions acquièrent des caractères exceptionnels d'intensité, de perfectionnement, d'achèvement. — Ce sont des hallucinations, du délire, du somnambulisme. — C'est la mentalité imaginative inhérente à ces sujets qui exalte leur autosuggestibilité active, donnant aux images et aux accidents le coloris le relief de la réalité.

L'hystérie n'est pas un symptôme spécial ; c'est une modalité cérébrale, c'est une disposition hyperimaginative de la mentalité.

Elle ne crée pas les crises de nerfs qui existent en dehors d'elle, mais elle favorise leur répétition en séries de sorte que seraient hystériques seulement les crises par autosuggestion.

Elle ne crée pas les autosuggestions qui peuvent survenir chez tous, mais leur confèrent, chez certains sujets, un caractère de perfection et d'achèvement, de sorte que seulement seront hystériques celles qui en sont entachées.

Elle ne crée pas l'émotivité, la suggestibilité, l'impulsivité, les distractions, la rêverie, le mensonge, la vanité, la luxure, mais elle leur confère, lorsqu'elle s'y joint, son caractère personnel.

L'auteur ajoute judicieusement, et c'est la critique de sa conception : « Où commence l'hystérie, où finit-elle ? Il est le plus souvent malaisé de le dire. Le diagnostic de l'hystérie restera toujours soumis à l'appréciation personnelle de l'observateur. L'un nommera hystérique ce qu'un autre n'estimera pas hystérique. »

De par l'observation clinique, je puis dire. Beaucoup d'hystériques, c'est-à-dire des sujets qui ont de fréquentes crises, n'ont pas l'imagination exaltée ; ils peuvent avoir des crises de sommeil, de contracture, de spasmes ; ils n'ont ni délire, ni hallucinations. Beaucoup aussi n'ont pas de suggestibilité exagérée : on ne peut provoquer chez eux ni hallucinations, ni somnambulisme. L'hystérabilité n'est pas proportionnelle à la suggestibilité active. Beaucoup de sujets très suggestibles et hallucinables n'ont jamais de crises de nerfs, même à la suite des émotions provocatrices.

Il n'y a pas de rapport non plus entre l'hystérabilité et la mentalité spéciale décrite comme hystérique.

Pourquoi d'ailleurs chaque auteur pourrait-il adapter le mot hystérie au caprice de son imagination ? Le mot a servi primitivement et sert encore à désigner les crises de nerfs, et vient de ce qu'à tort on supposait ces crises d'origine utérine. Si ce mot n'existait pas, on dirait tout simplement crise de nerfs. Il n'y a pas de maladie hystérie. Il n'y a pas de mentalité spéciale qui doive s'appeler hystéri-

que. Il y a des sujets qui ont des crises de nerfs ;
il y a des femmes capricieuses, érotiques, menteuses ;
il y a des femmes qui ont l'imagination exaltée et
une grande suggestibilité. Mais il n'y a pas de con-
nexité entre ces trois états.

CHAPITRE X

DOCTRINE DE L'HYSTÉRIE SIMULE TOUT

Observations de fièvres typhoïdes compliquées d'hystérie ou d'autres psychonévroses diagnostiquées hystérie pure. — Observations d'hystéries à forme de fièvre intermittente, de méningite à forme dyspnéique. — Fièvre prolongée hystérique. — Existe-t-il une fièvre psychonerveuse ? — Observations d'hémiplégies organiques, de myélites, de névrites considérées comme hystériques.

Ce ne sont pas seulement des maladies nerveuses, comme la neurasthénie ou les psychoses pouvant déterminer les crises nerveuses ; ce ne sont pas seulement les psychonévroses qui peuvent s'associer à ces crises, qu'on a qualifiées d'hystérie ; mais comme cet épiphénomène peut se greffer sur toutes les maladies, sur tous les troubles fonctionnels, on en est arrivé à endosser à l'hystérie la séméiologie tout entière ; *on dit que l'hystérie fait tout et simule tout.* Le mot de grande simulatrice a fait fortune.

D'innombrables erreurs de diagnostic et des confusions singulières ont été commises par les meilleurs cliniciens, suggestionnés par cette fausse doctrine. Je vais signaler dans ce chapitre quelques exemples démonstratifs.

On a décrit une *fièvre hystérique* qui peut simuler la fièvre typhoïde, la fièvre intermittente, la méningite ; elle peut n'être caractérisée que par une fièvre prolongée sans autres symptômes.

Nombre d'observations ont été communiquées aux Sociétés savantes, nombre de thèses ont été écrites sur cette question. Les observations de GAGEY[1] et de BRIAND[2] furent, il est vrai, contestées par PINARD[3]. Mais de nouvelles observations, dont nous allons relater quelques-unes, parurent consacrer la réalité de l'hyperthermie hystérique

Voici, par exemple, une observation communiquée par HANOT et BOIX à la Société médicale des hôpitaux de Paris en 1893 :

Une jeune femme de 21 ans soigne son mari, son frère, sa sœur atteints de fièvre typhoïde. Très émue après avoir vu son mari très malade à l'hôpital, elle a des vertiges, des épistaxis, de la courbature, de la céphalée, de la fièvre ; plus tard de la diarrhée, des râles sous-crépitants dans les deux bases. Défervescence du 19e au 20e jour, suivie d'exacerbations vespertines à 38'. Apyrexie du 49e au 69e jour suivie de nouvelle rechute fébrile jusqu'au 72e. Le tracé est caractéristique de la fièvre typhoïde.

Pendant le décours de sa maladie, le 39e, le 60e et le 84e jour, durant les périodes d'apyrexie, la malade a des attaques d'hystérie provoquées par des émotions morales.

1. GAGEY. Des accidents fébriles qu'on remarque chez les hystériques. *Thèse*, Paris, 1869.

2. BRIAND. De la fièvre hystérique. *Thèse*, Paris, 1877.

3. PINARD. De la pseudo-fièvre hystérique. *Thèse*, Paris, 1889.

Je me demande par quelle singulière illusion, en présence de ces crises d'hystérie développées au cours d'une fièvre typhoïde, ce qui peut arriver, j'en ai cité des exemples, les médecins traitants arrivent à conclure que tout n'était dans cette évolution que fièvre hystérique ! Et aucune voix ne s'éleva à la Société médicale pour contester ce diagnostic !

Dans l'observation de Barié (Société médicale des hôpitaux de Paris, 1886), il s'agit d'une hystérique ayant depuis des semaines jusqu'à sept accès par jour, lorsqu'un jour se déclara une fièvre continue qui évolue pendant 20 jours de 38°,5 à 40°,8, sans autre symptôme, avec défervescence rapide. Les crises continuèrent pendant cette fièvre.

Une fièvre continue pendant vingt jours dans notre pays, sans autres symptômes notables, est en général une fièvre typhoïde : il n'y a pas d'antagonisme entre elle et l'hystérie.

Dans l'observation de Briant (*Thèse*, Paris, 1887), il s'agit d'une domestique de 20 ans, sans hystérie antérieure, mais très peureuse, qui le 11 février frappée de terreur à la Morgue, sortit en poussant des cris. Le lendemain, frissons, perte de connaissance. Elle garde le lit jusqu'à son entrée à l'hôpital. Là on constate une température de 39°,5, avec langue sèche, réponses pénibles, ventre ballonné, fosse iliaque droite douloureuse, gargouillement, diarrhée, un peu de bronchite, céphalalgie frontale vive ; on diagnostique une fièvre typhoïde adynamique. Mais le 18, la défervescence commence ; elle est achevée le 22.
En présence d'une défervescence aussi rapide, on a

des doutes sur le diagnostic. On trouve des douleurs spontanées dans le sein gauche, une hyperesthésie sus-claviculaire et précordiale, de l'anesthésie avec analgésie du côté droit, le ventre douloureux.

Ces symptômes persistent quelques jours. Puis l'hyperesthésie disparaît ; et on constate le 28 février, de l'analgésie générale, de la céphalalgie gravative, des vomissements, de l'anorexie qui persistent jusqu'au 3 mars ; alors la digestion redevient normale. Le 15 mars, frisson léger, paraplégie subite et contracture. Le 18, légère incontinence d'urine. Le 20, épigastralgie intense. Persistance de l'anesthésie et de la paraplégie.

Faut-il conclure, comme l'auteur, à une hystérie qui aurait simulé une fièvre typhoïde pendant neuf jours, déterminant après la chute de cette fièvre d'autres manifestations nerveuses?

Il s'agit certainement d'une fièvre typhoïde qui aurait été abortive, si son début correspond bien à la date indiquée ; mais il se pourrait qu'avant sa visite à la morgue, elle eut déjà une forme latente ambulatoire : la dépression émotive aurait rendu la maladie plus évidente. Ce qui rend cette opinion plausible, c'est que dès son entrée à l'hôpital, le prétendu quatrième jour, on constate des symptômes qui n'appartiennent qu'à la fin du premier septénaire, ballonnement, gargouillement, diarrhée, bronchite. Des symptômes psychonerveux ont troublé la convalescence. C'est *une fièvre typhoïde chez une psychonerveuse.*

L'observation suivante est relatée par PINARD et FABRE (*Thèse,* Paris, 1888) comme un cas de pseudo-fièvre hystérique qui aurait pris une forme intermittente.

Mme X..., âgée de 40 ans, nerveuse, tombe malade en janvier 1889 après des chagrins. Fièvre, inappétence, état gastrique : elle vomit tout. Après 25 jours, elle commence à supporter le lait, et la convalescence s'établit.

Au cours de cette convalescence, le 3 et le 4 avril, la malade est prise d'un malaise à un moment de la journée, Après quelques jours, ce malaise devient un accès de fièvre, avec frisson, tremblement, mouvements nerveux. Cette fièvre après quelques jours survient en deux périodes, la première à 11 heures, la seconde plus faible à 4 heures. Elle résiste au traitement.

Les accès duraient depuis 9 jours, quand CHARCOT appelé en consultation vit la malade à 4 heures, au moment de l'accès qui durait depuis 2 heures. CHARCOT reconnut que le tremblement convulsif, surtout à droite, était plus intense que celui d'un simple frisson, alors que la température axillaire ne montait qu'à $37°,5$: elle allait quelquefois à $38°$ ou $38°,5$, jamais plus haut ; le pouls était à 120.

CHARCOT pensait avec raison à une prédominance de l'élément nerveux ; mais le mot de fièvre nerveuse prononcé par lui ne me paraît pas justifié.

Il s'agissait sans doute d'une fièvre continue chez une nerveuse, avec retour de mouvement fébrile pendant la convalescence, ce qui est très fréquent.

La sensation de frisson léger due à l'élévation thermique, exagérée par l'impressionnabilité du sujet, devenait un vrai tremblement. Nous avons vu ce même frisson, dans une de mes observations, devenir une crise convulsive.

L'observation suivante est relatée dans la thèse de FABRE sous le nom de fièvre hystérique à forme pseudo-méningitique.

C'est un infirmier, âgé de 22 ans, qui n'a jamais eu d'accidents hystériques.

A l'âge de 16 ans, il a accusé pendant quelques mois des douleurs d'estomac et des vomissements ; il a souvent des maux de tête et a eu parfois des palpitations et de la dyspnée en montant les escaliers.

Le 12 mars, symptômes d'embarras gastrique, face colorée, langue saburrale, céphalalgie, courbature, insomnie, rêvasseries. Le 15 mars, on constate de la fièvre, 38°,2 à 38°,6. Aggravation de la céphalée, anorexie, vomissements. Les jours suivants, état typhoïde, prostration, langue sèche, constipation. La fièvre dépasse 40°.

Le 29, stupeur : à ce moment la discordance entre la température à 41° et le pouls à 78, l'état presque comateux, la céphalée continue intense avec vomissements, font diagnostiquer une méningite.

Cet état continue les jours suivants. Le 30, le pouls remonte à 90, les vomissements cessent.

Le 1er et le 2 avril, à la suite d'un lavement, le malade a une syncope de 10 à 20 minutes ; la température est toujours de 40° à 41° avec pouls à 84. — Le 6 avril, 24e jour de la maladie, la température commence à baisser, la céphalalgie diminue ; cette défervescence continue du 6 au 15 ; cependant la température tend à rester à 39° avec nouvelle réascension au-dessus de 40°, le 16 et le 17.

15.

Cette évolution thermométrique, l'aspect typhoïde me paraissent appartenir à une fièvre typhoïde. La discordance entre le pouls relativement lent et la température élevée s'observe très souvent dans cette maladie et est signalée par les auteurs. Les vomissements et la céphalée intense peuvent exister aussi dans la fièvre typhoïde et n'impliquent pas nécessairement l'idée de méningite, que combat la longue durée de la maladie. En tous cas, le diagnostic de fièvre hystérique n'est justifié par aucun symptôme, en admettant que cette fièvre existe.

L'observation suivante est relatée dans la même thèse de FABRE comme *fièvre hystérique à forme dyspnéique.*

C'est un domestique, âgé de 26 ans, entré le 8 octobre au service de BROUARDEL. On note comme antécédents nerveux : cauchemars, frayeurs nocturnes, caractère difficile et emporté, sensation de boule, crises de rires et de larmes.

Depuis une quinzaine de jours, frissons, courbature, céphalalgie intense, forte douleur d'estomac, diarrhée. Depuis 5 ou 6 jours, dyspnée.

On constate face colorée, ventre ballonné, anhélation, 35 à 40 respirations par minute, sans asphyxie, ni symptômes pulmonaires, température du soir 39°. Pas de stigmate hystérique.

Les phénomènes fébriles et gastriques continuent. Au bout de trois semaines l'estomac est meilleur, le malade prend du lait et du potage.

Le 26 octobre, environ 36 jours après le début, la dyspnée cesse ; la défervescence commence le 24 et n'est pas encore achevée le 30 octobre.

Il s'agit bien là très probablement d'une évolution de fièvre typhoïde chez un nerveux. L'accélération respiratoire produite par la fièvre est exagérée par l'impressionnabilité du sujet et devient chez lui de l'anhélation, comme cela peut s'observer chez les nerveux.

Ce symptôme avec les antécédents psychonerveux du malade a suffi à l'auteur pour imposer le nom d'hystérie à toute cette évolution pyrétique.

Dans l'observation suivante ce n'est pas une fièvre typhoïde, mais une *fièvre prolongée, sans symptôme caractéristique, survenue chez une hystérique avérée*, fièvre difficile à étiqueter dans le cadre nosologique, qui a naturellement suggéré l'idée de fièvre hystérique.

Le cas a été présenté par DEBOVE en 1885 à la Société médicale des hôpitaux de Paris.

Il s'agit d'une nerveuse hystérique avérée qui a eu de grandes attaques, des paralysies, des contractures, etc., et qui à la suite d'un violent accès de fièvre nerveuse il y a 3 ans, a conservé depuis ce moment une température fébrile ne descendant jamais au-dessous de 38°, s'élevant une ou deux fois par semaine, par accès irréguliers, à 39° ou 40°. En novembre 1884 cette fièvre resta pendant quatre jours entre 40° et 41°, avec céphalalgie, délire, constipation, pouls à 120 et 130, sans autre symptôme. Cette exacerbation fébrile tomba à la suite de l'administration de 5 grammes d'antipyrine, et la fièvre revint à son niveau habituel de 38°. D'ailleurs aucun signe d'impaludisme, ni de tuberculose.

Vu l'impossibilité de donner une étiquette à la maladie, il était naturel de penser chez une hystérique à une névrose des centres nerveux. Je ne pense pas que cette idée puisse encore se soutenir aujourd'hui.

Les fièvres prolongées pendant des mois et même pendant des années ne sont pas rares, à la suite de maladies infectieuses aiguës, telles que la fièvre typhoïde et surtout l'influenza, et cela chez des sujets nullement hystériques. J'ai publié récemment un certain nombre d'observations de ce genre, et j'attribue la persistance de l'état fébrile à la survivance de microbes ou de toxines pyrétogènes dans l'organisme[1].

Les observations que je viens de rappeler ne sont certainement pas des fièvres hystériques. Existe-t-il d'ailleurs une fièvre hystérique? Si on définit, comme je le fais, l'hystérie par des crises de nerfs seulement, la question ne se pose pas. Mais on peut se demander *si la fièvre peut être une psychonévrose*, au même titre que la crise d'hystérie, la contracture, le vomissement nerveux, etc., si elle peut être créée ou entretenue par simple représentation mentale. Je crois pouvoir répondre négativement; car je n'ai jamais pu faire de la fièvre, ni la supprimer par simple suggestion. On peut accélérer et ralentir momentanément le pouls, mais on ne peut pas élever ni abaisser la température d'une façon un peu notable. *Le mécanisme pyrétogène est indépendant du psychisme.*

1. **Bernheim**. De la fièvre prolongée dans certaines maladies infectieuses. *Revue de médecine*, 1911, page 1.

Mais on dira : ce mécanisme est cependant nerveux. Il existe un appareil nerveux régulateur de la température animale qui règle la production et la déperdition de calorique de façon à maintenir une température uniforme. Cet appareil est nerveux ; la fièvre sans être psychonerveuse peut être nerveuse. Une émotion morale, un traumatisme ne peuvent-ils pas agir sur le mécanisme de la thermogénèse et produire l'hyperthermie persistante qui constitue la fièvre?

Je ne le pense pas. Si un choc moral ou traumatique produit de la fièvre pendant un ou plusieurs jours, cette fièvre, souvent accompagnée d'anorexie, d'embarras gastrique, de céphalalgie, n'est pas, en raison de son origine émotive, une fièvre purement nerveuse, pas plus que l'ictère émotif n'est un ictère purement nerveux ou spasmodique. Nous savons que notre organisme loge de nombreux microbes, pneumocoques, staphylocoques, streptocoques, colibacilles, etc., inoffensifs momentanément, mais qui, à la faveur d'une dépression organique d'origine émotive ou traumatique par exemple, peuvent devenir virulents. C'est le microbisme latent qui est actionné.

L'observation clinique montre en effet qu'en général les commotions morales, les névroses convulsives, l'hystérie elle-même, toutes les psychonévroses, sauf complications, évoluent sans fièvre.

La seule ancienne névrose qui en fasse, le tétanos, n'est plus une névrose, mais une maladie microbienne. La fièvre, c'est-à-dire l'hyperthermie persistante, est toujours fonction de toxine microbienne.

Ce sont surtout les chirurgiens qui ont dégagé

cette vérité de ce fait si remarquable que les opérations les plus considérables suivies du choc nerveux le plus violent, et les traumatismes suivis de névroses et même d'hystéro-traumatisme ne font plus de fièvre, depuis que l'asepsie et l'antisepsie ont éliminé les toxines microbiennes.

On peut dire que le *choc nerveux émotif et traumatique ne produit la fièvre qu'à la faveur d'associations microbiennes.*

Comme exemples de diagnostics erronés dus à cette conception fausse de l'hystérie, je citerai encore quelques *observations d'hémiplégies certainement organiques qualifiées par leurs auteurs d'hystériques.*

Observation communiquée par FERRAND à la Société médicale des hôpitaux en 1892 :

Un homme de 65 ans a eu il y a 5 ans un ictus passager avec perte de connaissance. Un mois après survint pendant le sommeil une hémiplégie avec un peu d'embarras de la parole. Il reste cinq mois à l'hôpital, marche progressivement avec une béquille, puis avec une canne, mais ne peut reprendre son travail.

En novembre 1892, il a de l'éblouissement avec perte de connaissance. Depuis, l'impotence est plus grande ; il y a hémiparésie avec hémi-anesthésie gauche. Le malade marche en fauchant, le sillon nasolabial droit est plus marqué. La suggestion produit de l'amélioration ; le malade marche avec une canne. La langue reste légèrement déviée du côté sain. Ajoutons que la mémoire est un peu affaiblie depuis deux ans, et qu'on constate un souffle systolique à la base du cœur.

Le malade n'a jamais eu de manifestation hystérique.

L'auteur considère le premier ictus avec perte de connaissance survenu à l'âge de 60 ans, comme ayant été sa première crise d'hystérie. Pourquoi hystérie ? Toute l'évolution ne laisse aucun doute sur l'existence d'artériosclérose cérébrale avec ictus embolique ; et je cherche en vain ce qui a pu motiver le diagnostic hystérie que l'âge seul du sujet ne devait pas poser.

L'observation suivante intitulée *paralysie hystérique avuc hémi-anesthésie sensitive et sensorielle développée sous l'influence de la compression du plexus brachial* est de RENDU et a été longuement discutée par lui à la Société médicale des hôpitaux en 1895.

Un jeune homme de 28 ans se couche après des libations et dort le bras droit entre la tête et le traversin. Il se réveille, le bras paralysé et insensible ; ce que l'auteur attribue à une névrite par compression du bras entre la tête et le traversin. Mais on constate en même temps, une parésie de la jambe droite qu'il traîne, une très légère déviation de la face et de la langue, une hemi-anesthésie droite, plus marquée au bras, le champ visuel rétréci, la vue diminuée à droite, l'olfaction et le goût abolis de ce côté.

Ces symptômes sont considérés par l'auteur comme de l'hystérie greffée sur la névrite. La paralysie du bras serait due à la névrite ; la paralysie du membre inférieur, l'hémi-anesthésie, la déviation de la face, tout cela survenu en même temps serait de l'hystérie ! Pourquoi ? L'auteur rejette le diagnostic d'hémiplégie organique, parce que le bras est complètement inerte, tandis que le membre inférieur n'est que parésié. Mais cela s'observe dans la plupart des hémiplégies organiques : la paralysie du membre supérieur est presque toujours plus accentuée que celle du membre inférieur, et quand le malade marche en fauchant, souvent il tient encore son bras immobile, avec peu ou point de motilité. L'auteur constate que l'hémi-anesthésie complète au bras est au contraire incomplète à la face et au membre inférieur. Ceci arrive aussi dans l'hémiplégie organique sur laquelle peut se greffer, comme nous avons vu, une anesthésie sujette à se modifier par le psychisme. Enfin il invoque à l'appui de son hypothèse l'intégrité de l'intelligence et l'absence de paralysie des sphincters, ce qui se voit très souvent chez les hémiplégiques habituels. L'âge du sujet n'exclut pas l'endartérite cérébrale qui, souvent dû à l'alcoolisme ou à la syphilis, ou à d'autres facteurs toxiques et infectieux, n'attend pas le nombre des années.

Observation d'hémiplégie hystérique avec hémi-anesthésie sensitivo-sensorielle chez un homme, présentée à la Société médicale des hôpitaux le 11 décembre 1885, par Millard. — Résumé.

Le malade, serrurier, âgé de 35 ans, entre à l'hôpital le 23 novembre. Le 10 juillet, travaillant exposé au soleil, il eut une perte de connaissance passagère ; il put rentrer chez lui. A partir de ce moment, perte ou défaillance marquée de la mémoire, sans paralysie. Trois semaines après, il commençait à éprouver de la faiblesse dans les membres gauches, quand le 1er août, arrivant à l'atelier, il perd connaissance ; et revenu à lui, il traîne la jambe gauche, et le bras aussi est faible. Pendant trois mois, cette hémiparésie gauche va s'atténuant et le malade reprend son travail, se reposant de temps à autre. Le 15 novembre, céphalalgie persistante. Le 17, tremblement dans les deux jambes, plus marqué à gauche. Le 20, faiblesse du bras gauche. Le 23, il se présente à la consultation, traînant la jambe gauche, le bras inerte.

Donc rechute plus complète qu'en juillet. La paralysie est complète au bras, pas tout à fait complète à la jambe ; elle existe aussi légère à la face. De plus, hémi-analgésie gauche absolue ; la sensibilité tactile existe, celle à la douleur n'existe pas. Le goût et l'odorat sont abolis à gauche.

D'après les renseignements fournis par sa femme, c'est un homme taciturne, sombre, qui ne s'enivre que 2 ou 3 fois par an. Mais son médecin dit qu'il est profondément alcoolique. Il est agaçable, emporté, pleure facilement.

Depuis sept ans, il est sujet à des vertiges. Souvent depuis sept mois, après le repas de midi, il se sent étouffé par une boule qui lui monte au cou, devient haletant, tremble, puis se met à pleurer abondamment.

L'hémiplégie s'améliore progressivement. Le 6 décembre, le malade marche seul sans canne, et commence à se servir de la main gauche. L'hémi-anesthésie diminue.

Il est difficile de ne pas reconnaître dans cette observation comme dans celle analogue de M. FERRAND une artériosclérose cérébrale dans le domaine de la sylvienne droite, ayant donné lieu à des ictus emboliques successifs chez un psychonerveux alcoolisé.

*Observation communiquée par M. A. Souques à la
Société médicale des hôpitaux, le 25 avril 1902,
sous le titre de :* HYSTÉRIE A DÉBUT SÉNILE.

Un vieillard de 79 ans, fut pris brusquement le 26
janvier dans la rue d'un ictus apoplectiforme. Lorsqu'il
reprit ses sens au bout de 18 heures, il était paralysé
du côté gauche et sa parole était embarrassée. Le mouvement revint assez rapidement, mais incomplètement
dans les membres paralysés.

Il entre à l'Hôtel-Dieu le 16 mars. On constate une
hémiplégie gauche incomplète plus marquée au membre supérieur ; il ne peut marcher qu'avec le secours
d'une canne. Les réflexes tendineux sont normaux. Il
y a de l'hémi-anesthésie gauche très marquée pour
tous les modes de sensibilité ; le champ visuel est rétréci, l'ouïe est affaiblie, l'odorat et le goût sont abolis
du côté gauche.

L'auteur ajoute : « La nature hystérique de cette hémiplégie me paraît évidente.

« L'absence de tout signe de contracture trois mois
après l'attaque, jointe à la coexistence d'une hémi-
anesthésie sensitivo-sensorielle typique dispense de
toute discussion sur ce point. Le malade, ancien offi-
cier aurait eu d'ailleurs autrefois des accidents hystériques. »

L'absence de contracture secondaire témoigne-
t-elle en faveur de l'hystérie ? Cette contracture ne
survient que dans les hémiplégies persistantes dues
à une lésion du faisceau pyramidal intracérébral,
soit au niveau de la région rolandique, soit au niveau de la capsule blanche interne. Les lésions des
régions avoisinantes produisent des hémiplégies pas-

sagères, sans contracture secondaire. Quant à l'hémi-
anesthésie, nous savons qu'elle est fréquente, créée
ou grossie par le psychisme.

Il me semble certain qu'un vieillard qui a une attaque dans la rue et à la suite une hémiplégie prédominante au membre supérieur n'a pas une crise
d'hystérie, mais une hémorragie ou une embolie
cérébrale.

Les affections médullaires, comme celles de l'encéphale, sont aussi de nature à être confondues avec
l'hystérie. Dans sa thèse très documentée *Contribution à l'étude des syndromes hystériques simulateurs
des maladies organiques de la moelle épinière*, le
Dr Souques cherche à montrer que la sclérose en
plaques, les paraplégies spinales, le tabes, les amyo-
trophies spinales, la syringomyélie peuvent être simulées par des syndromes hystériques. Sans doute,
certaines psychonévroses sensitivomotrices, je ne dis
pas certaines hystéries, peuvent demander un diagnostic différentiel avec des maladies spinales ou des
polynévrites. Mais je crois bien que beaucoup de ses
observations sont taxées à tort par l'auteur de pures
névroses hystériques.

Voici, par exemple, brièvement résumée, une observation qualifiée *syndrome hystérique simulateur
du tabes*.

Une femme de 37 ans entra en novembre 1888 au
service de Charcot.

En décembre 1878 elle était tombée dans la Marne,
poussée par un mari brutal ; elle en fut quitte pour
une fluxion de poitrine.

Deux ou trois mois après, elle accuse de la faiblesse dans les jambes, mais peut continuer à travailler.

En 1880, elle a des douleurs par crises très vives, fulgurantes, dans les genoux, les coudes, les épaules, pendant un mois. La parésie des membres inférieurs augmente.

En 1889, la marche devient plus difficile ; elle est obligée de se servir d'une canne. Les douleurs fulgurantes, moins continues, reviennent une ou deux fois par mois, par crises de 24 heures ; elles se localisent dans les membres inférieurs. De plus, douleurs en éclair dans le rachis et en ceinture comme un corset de fer. La malade marche très difficilement et jette ses jambes de côté et d'autre. La vue faiblit depuis 1887 et la miction est un peu difficile.

La paraplégie devient peu à peu complète. En 1890, on constate l'état suivant. La malade est impotente depuis deux ans, les pieds varus équins, les jambes légèrement fléchies et ne faisant presque aucun mouvement volontaire.

Les réflexes rotuliens sont normaux, plutôt exagérés, sans trépidation spinale.

Les membres supérieurs sont affaiblis, mais exécutent tous les mouvements.

La malade accuse des douleurs fulgurantes le long des tibias, sur les talons, quelquefois en même temps aux coudes et aux mains, à la région dorsale, autour de la taille, par crises durant 24 ou 48 heures avec vomissements aqueux ou bilieux. Dans l'intervalle des crises, la digestion est normale.

On constate de l'anesthésie complète totale des membres inférieurs, de l'hypo-esthésie sur le reste du corps, de l'abolition du sens musculaire et articulaire dans les quatre membres, une zone douloureuse à la région dorsale et lombaire du rachis.

La malade étant debout, les jambes se dérobent, restent immobiles comme dans la dernière période du tabes. Il y a un peu de parésie vésicale. Les réactions musculaires électriques sont normales. L'amblyopie et la diplopie sont attribuées à l'hypermétropie et disparaissent quand celle-ci est corrigée. Ajoutons que sauf cette anesthésie, aucun stigmate d'hystérie n'est relevé.

Et cependant l'auteur conclut que c'est un syndrome hystérique simulateur du tabes qui est responsable de tous les méfaits et que la guérison est possible. C'est l'anesthésie complète des membres inférieurs, l'hypo-esthésie du reste du corps, l'anesthésie pharyngée, la perte totale du sens musculaire et articulaire qui prouveraient l'hystérie.

Que l'anesthésie soit en grande partie psychonerveuse, due à l'exagération psychique d'un phénomène réel d'origine spinale, cela est probable. Que la paralysie elle-même coexistant avec des symptômes nets de tabes soient peut-être aussi exagérée par le psychisme, cela est possible ! Mais que toute cette évolution de paralysie tabétique, progressant pendant 12 ans, avec douleurs fulgurantes, crises gastriques, incoordination motrice, et finalement paraplégie, soit une pure fantasmagorie créée de toutes pièces par le mystificateur hystérie, voilà ce que je ne saurais admettre.

L'observation suivante relatée dans la même thèse, due à GILLES DE LA TOURETTE serait une *amyotrophie hystérique à type myélopathique.*

Un tailleur de pierres âgé de 24 ans, après avoir

senti un malaise dans la matinée, est pris d'un éblouissement et d'une forte secousse dans tous les membres. A la suite, il fait une chute de $1^m,5o$ de haut sur le dos, le cou et les épaules, sans perte de connaissance, le 27 juillet 1887. Aussitôt après la chute, les deux bras se contracturent, les jambes restant flasques. Il reste au lit à l'hôpital pendant dix mois, paralysé. Un matin presque brusquement, il put se lever et marcher. Quelques jours après, la contracture des bras guérit aussi brusquement.

Or dès le début et pendant ces dix mois, la main droite et le bras commençaient à s'atrophier, la main en griffe, le bras dans sa totalité ; l'atrophie commença par la main, avec des secousses fibrillaires. Sept ou huit mois après, c'est-à-dire 17 ou 19 mois après le début, l'atrophie avait disparu. C'est alors que la main et le bras gauche commençaient à s'atrophier.

En octobre 1889, 27 mois après le début, on constate l'atrophie de la main gauche ; flexion des deux dernières phalanges, extension du pouce, premières phalanges des quatre doigts en extension (main en griffe); éminences thénar et hypothénar plates. Mouvements fibrillaires dans le bras gauche ; atrophie de ce bras, réaction électrique de dégénérescence.

De plus, on constate une hémi-anesthésie gauche complète avec perte du sens musculaire; l'ouïe est affaible à gauche, le goût et l'olfaction sont abolis. Depuis son accident, le malade éprouve à intervalles variables une sensation assez subite d'étouffement avec battements dans les tempes, sans perte de connaissance; il a aussi des secousses dans les quatre membres, surtout au lit.

« En somme, dit le Dr Souques, il s'agit d'une variété nouvelle d'amyotrophie hystérique, d'atrophie avec réaction de dégénérescence. Il ne faudra donc plus s'autoriser de cette réaction pour éliminer l'hystérie et rapporter les lésions à une affection spinale ou à une névrite périphérique. »

Je dirai au contraire : Il ne faut pas s'autoriser de manifestations hystériques ou psychonerveuses concomitantes d'une atrophie musculaire avec réaction de dégénérescence pour exclure la névrite ou la myélite et rapporter la lésion à l'hystérie.

Sans doute le malade a pu avoir à la suite de sa chute des accidents de psychonévrose traumatique, contracture des bras, impotence des membres inférieurs, crises hystériformes. Mais les chocs traumatiques ou émotifs peuvent déterminer aussi, par perturbation biochimique ou par réveil de diathèse nerveuse toxique, des lésions médullaires et névritiques[1]. La contracture psychonerveuse traumatique chez ce malade était associé certainement à une polynévrite. L'atrophie musculaire et la réaction de dégénérescence ne laissent aucun doute sur l'existence d'une polynévrite.

J'ai relaté l'observation d'une jeune femme qui à la suite d'une vive émotion morale eut des troubles neurasthéniques consécutifs, avec de la contracture des membres inférieurs. Quand cette contracture eut disparu, on constata, quelques mois après le début, une polynévrite paralytique des membres inférieurs qui guérit incomplètement avec une infirmité.

Le cas suivant a été présenté comme *troubles tro-*

[1]. BERNHEIM. Des myélites et névrites d'origine émotive. *Bulletin médical,* 1er mai 1912.

phiques hystériques par CHANTEMESSE et WIDAL à la Société médicale des hôpitaux.

Il s'agit d'un malade âgé de 27 ans, mais n'en paraissant que dix-huit, et qui présente une atrophie musculaire de tout le membre supérieur gauche, avec aspect de la main caractéristique, amaigrie par l'atrophie des éminences thénar et hypothénar et des muscles interosseux, doigts effilés, peau luisante, collée sur les os, aspect de glossy-skin, température moins élevée de la main gauche, sensibilité normale.

Ces accidents sont survenus quelques jours après l'ouverture d'un abcès siégeant vers l'angle du maxillaire inférieur.

Au début existait une contracture du membre supérieur qui disparut après deux séances de massage.

L'existence de cette contracture, d'une hémi-hyperesthésie vague de la moitié gauche des nerfs, de zones d'hyperesthésie très vives et de zones hystérogènes, l'abolition du réflexe pharyngien, l'anesthésie de la muqueuse pituitaire droite, amènent les auteurs à conclure à des troubles trophiques hystériques.

Il s'agit certainement d'une névrite périphérique dans le domaine du plexus brachial, masquée au début, comme dans les observations précédentes, par une contracture psychonerveuse, avec concomitance d'autres phénomènes nerveux dynamiques greffés sur la lésion organique.

J'ai relaté ces observations parce qu'elles sont dues à des cliniciens de haute valeur qui n'ont pas hésité à méconnaître des maladies organiques parce qu'elles étaient associées à de l'hystérie ou à de la psychonévrose! Tant est suggestive l'influence d'un dogme classique! Ce dogme, dans ce cas, c'est celui de l'anesthésie stigmate et de l'hystérie simule tout.

Elles sont nombreuses, et parfois dangereuses, les interprétations erronnées auxquelles a donné lieu cette conception de l'hystérie simulatrice.

On a décrit une hystérie pulmonaire, une pseudo-tuberculose hystérique[1], du méningisme hystérique[2], une fièvre larvée ou pseudo-intermittente hystérique[3], une hystérie syphilitique[4].

On a décrit un sein hystérique, une maladie de REYNAUD hystérique, des affections cutanées, pemphigus aigu, eczéma, vitiligo, des ulcérations buccales, cutanées, des gangrènes cutanées hystériques.

On a décrit une épididymite hystérique[5].

On a dit que la majorité des faits de goitre exophtalmique ne sont pas autre chose que de l'hystérie[6]. L'ictère émotif lui-même a été rapporté à l'hystérie. Et je pourrais allonger indéfiniment cette liste.

---

1. E. LAURENT. De l'hystérie pulmonaire chez l'homme (*L'Encéphale*, 1889). — TOSTIVENT. Contribution à l'étude de l'hystérie pulmonaire (Pseudo-phtisie hystérique). *Thèse*, Paris, 1889. — DEBOVE. Recherches sur l'hystérie fruste et la congestion pulmonaire (*Union médicale*, 1883). — FABRE. *L'hystérie viscérale*, 1893.

2. *Mémoires de la Société médicale des hôpitaux*, 1885. — FABRE. *Thèse*, Paris, 1888.

3. RICAUX. *Gaz. hebdomadaire*, 1876.

4. FOURNIER. *Société française de dermatologie et de syphiliographie*, 1895.

5. *Société française de dermatologie*, 1898.

6. PATER. Étude sur les rapports du goitre exophtalmique et de l'hystérie. *Thèse*, Paris, 1898.

Sans doute, beaucoup de symptômes peuvent être dus à de simples représentations mentales et entretenus par autosuggestion. Ce sont les psychonévroses sur lesquelles nous avons insisté.

Beaucoup de symptômes et même beaucoup de lésions peuvent être dus à un mécanisme nerveux, indépendant du psychisme, vasomoteur, trophique, moteur ou sensitif, toxique, engendré par un choc émotif ou traumatique. L'ictère, les palpitations de cœur, des troubles vasomoteurs, l'ischémie vasomotrice des extrémités, des hémorragies, des œdèmes, des maladies cutanées, des lésions trophiques, du gonflement avec douleur du sein, des dyspepsies gastro-intestinales, des névrites et myélites peuvent, comme nous l'avons dit, ressortir de cette étiologie. Mais appellera-t-on hystérie tout ce qui est dynamisme psychonerveux, ou tout ce qui implique un mécanisme nerveux, avec ou sans toxines, actionné par une émotion? C'est toujours la même question qui se pose à chaque page de ce livre.

CHAPITRE XI

DE L'HYSTÉRO-TRAUMATISME

Hystérie traumatique. — Autres psychonévroses traumatiques.
— Psychoneurasthénie traumatique. — Psychoneurasthénie
associée à l'hystérie ou à d'autres psychonévroses.

Si je consacre un chapitre spécial à l'hystéro-
traumatisme, ce n'est pas parce qu'il s'agit d'une
hystérie spéciale méritant une description particulière. Le choc traumatique agit par l'émotivité,
comme toutes les autres causes de l'hystérie.

Mais les auteurs ont englobé sous ce nom *des
processus nerveux divers qui peuvent être déterminés
par le traumatisme*, mais qui doivent être différenciés d'avec l'hystérie et différenciés entre eux, et ceci
n'est compréhensible qu'après la lecture de ce qui
précède.

1° Une jeune fille brusquement frappée par un
passant sur l'escalier est prise immédiatement de
strangulation avec grandes convulsions qui se répètent coup sur coup pendant plusieurs heures.

Un ouvrier dont nous relaterons l'observation,
atteint à la lèvre par la poignée d'une charrette,
reste pendant une heure et demie avec de la contracture générale, trismus et défaillance nerveuse.

Voilà de l'*hystérie traumatique*. L'attaque émotive peut être accidentelle, unique, ou se répéter plus ou moins souvent et devenir une diathèse hystérique. Ainsi en est-il, nous l'avons vu, de toutes les crises émotives. A ces crises peuvent d'ailleurs s'associer d'autres psychonévroses.

Ces crises ne sont pas très fréquentes à la suite de traumatisme, peut être parce que ces traumatismes eux-mêmes sont plus fréquents chez les hommes qui sont en général peu hystérisables.

2° Mais on observe plus souvent chez eux d'autres variétés de psychonévroses.

Je rapporte quelques exemples très succinctement.

Voici cette ouvrière, dont j'ai raconté l'histoire, qui a la main prise dans une courroie de transmission, d'où contusion simple avec gonflement notable de la main et immédiatement anesthésie totale avec paralysie de la main, qui est très rebelle pendant 14 mois et finit par céder à une pratique suggestive. Aucun autre symptôme ; aucune hystérie antérieure. Ici il s'agit d'une psychonévrose traumatique, sans hystérie.

Un surveillant de travaux se fait une blessure à la main au niveau du pisiforme droit. La main se ferme tout de suite et depuis ce moment il ne peut ni ouvrir, ni fermer la main, ni écarter les doigts ; il y a eu après la blessure un certain degré d'anesthésie dans la sphère du cubital qui a disparu. Le malade vint me voir au bout de trois mois. Je le guéris séance tenante par des manipulations suggestives.

Il y a eu peut-être une légère lésion du cubital

qui produisit la paralysie, mais celle-ci survécut à sa cause, entretenue par représentation mentale.

Un manœuvre de 63 ans tombe en portant des madriers sur l'épaule gauche qui heurte contre le mur. Le lendemain je constate une contusion simple avec douleur au niveau du deltoïde. Mais le blessé ne peut lever le bras ni le détacher du tronc sans se servir de l'autre main. Si je soulève le bras, il ne peut le baisser progressivement, mais le laisse tomber brusquement.

Par deux séances de suggestion, le malade arrive à lever son bras, à le tenir verticalement en l'air, à le mouvoir comme l'autre. Il ne reste qu'un peu de gêne douloureuse dans le deltoïde.

Dira-t-on hystéro-traumatisme? Je dis psychonévrose caractérisée par l'exagération psychique de la douleur et impotence fonctionnelle consécutive.

Une jeune fille de 26 ans entre à la clinique chirurgicale pour une entorse tibio-tarsienne droite. On lui met un appareil platré. Quand on l'enlève au bout de quelques semaines, le pied était désenflé, mais il y avait contracture et hyperesthésie de toute la jambe. Aucun stigmate d'hystérie. La contracture persistante amène une rétraction du tendon d'Achille, qu'il fallut sectionner après chloroformisation.

La contracture du genou disparut spontanément; celle du pied et de la jambe persiste malgré la suggestion.

Trois mois après le début, rétention d'urine qui nécessite trois sondages par jour, et qui persiste deux ans.

Au bout de 3 ans, contracture de la jambe gauche en extension, sans cause connue.

Après environ 4 ans, la contracture persistant, la malade devenant colère et indocile, se fit enlever son appareil et sortit de l'hôpital en se traînant. Quelques mois après, elle rentra enceinte. La contracture avait disparu quelques jours après sa sortie ; il ne restait qu'une atrophie musculaire du membre inférieur droit et de l'équinisme sans raideur.

Il n'y a jamais eu de manifestations hystériques, à moins qu'on n'appelle de ce nom la psychonévrose de contracture et la rétention d'urine.

Une jeune fille de 20 ans, sans antécédents nerveux, en ouvrant une huche à pain, laisse tomber le couvercle sur sa tête le 10 novembre 1880. Depuis douleur de tête continue avec exacerbations sur le crâne. Trois semaines plus tard survint un tic convulsif de la face, augmentant progressivement et s'étendant au corps. C'était d'abord la bouche qui était tirée d'un côté ; après, les yeux ont commencé à clignoter. Au bout de quelques jours, le front se plissait, puis le nez ; les oreilles étaient tiraillées en divers sens ; grincement des dents ; le cou était convulsivement porté en arrière ou des deux côtés ; la langue, les mains, les jambes, le ventre aussi prenaient part à ces mouvements convulsifs. Ces contractures duraient deux minutes ; elles n'étaient jamais généralisées. Tantôt c'étaient les muscles de la bouche, tantôt ceux des yeux ; jamais les deux groupes ensemble. De même les membres supérieurs et inférieurs ne se contractaient jamais simultanément, tantôt les uns, tantôt les autres ; soit les deux mains ou l'une d'elles, soit les deux pieds ou l'un seulement.

Ces accès de contracture, duraient environ deux minutes et se répétaient dix à quinze fois par jour. Jamais de perte de connaissance ; ni boule, ni strangulation, ni anesthésie.

Un peu avant ces contractures, la malade devenait

triste, anxieuse, j'avais peur, dit-elle, d'avoir fait du mal à tout le monde, je me trouvais tout à fait drôle jusqu'à ce que c'était en train.

Tous les traitements employés pendant trois ans échouèrent. La suggestion hypnotique que j'employais à cette époque amena une guérison complète en trois jours, enleva les maux de tête, les tics et restaura le sommeil qui faisait défaut.

C'était donc là une *psychonévrose traumatisme caractérisée par un tic convulsif multiple par accès*, entretenue par pure représentation mentale, comme le démontra l'efficacité de la psychothérapie.

Un chef de chantier, âgé de 38 ans, tomba le 3o juin 1904 d'une hauteur de 10 mètres sur le côté droit de la tête et l'épaule, et reste 2 heures sans connaissance. On constate des fractures à la clavicule, à l'omoplate, à l'humérus et dans les deux dernières côtes. On lui pose un appareil plâtré.

Au bout de 80 jours, le bras sorti de l'appareil, il éprouve, 5 à 6 jours après, des fourmillements à l'épaule ; 4 jours après, il ne sent plus son bras. De plus, depuis 8 jours fortes douleurs depuis l'angle de la mâchoire, le long du cou jusqu'à l'angle de l'omoplate. Je constate le 4 décembre, que le bras droit est complètement paralysé et anesthésique ; les mouvements de l'épaule sont libres. On peut lever verticalement le bras qui retombe *après une légère hésitation*. L'anesthésie limitée au membre supérieur jusqu'à clavicule est complète avec perte de la notion de la position.

Je constate que cette anesthésie est purement psychique ; et on peut restaurer la sensibilité jusqu'à 5 travers de doigt au-dessous de la clavicule.

Le malade prétend qu'on l'a souvent électrisé et que c'est depuis cette électrisation qu'il n'a plus senti son bras.

On essaie de nouveau l'électrisation au service. Dans les jours suivants, il se produit une hémiplégie droite sur laquelle vient se greffer une hémi-anesthésie sensitivo-sensorielle presque complète qui empiète même sur le côté gauche ; l'hémiplégie est incomplète. Il marche en s'appuyant sur une canne et glissant le pied sur le sol, sans pouvoir le soulever.

Il quitte l'hôpital et va le 9 janvier se faire traiter par un cultivateur empirique qui lui fait prendre des bains de vapeur avec feuilles de sauge, lie de vin, et Barèges ; après 8 bains, il était guéri et a pu reprendre son travail.

Quelques mois après cette guérison, la paralysie s'est reproduite ; le bras est redevenu impotent. Les mouvements reviennent de nouveau au bout de 15 jours par les bains de vapeur. Mais la guérison ne persiste pas. La paralysie se reconstitue presque complète dans le membre supérieur droit, avec hémi-anesthésie sensitivo-sensorielle nouvelle qui a bien le caractère de l'anesthésie psychique ; les deux tiers inférieurs de la jambe droite seuls restent sensibles. Tel était l'état du malade le 11 juillet, plus d'un an après le traumatisme initial.

Voilà donc une *psychonévrose sensitivo-motrice à rechute,* entretenue par une autosuggestion terrible, d'origine traumatique, chez un homme qui n'avait aucun stigmate hystérique.

Dans les observations que nous venons de relater, nous avons vu le traumatisme produire : 1° de vraies crises d'hystérie; 2° des psychonévroses autres que l'hystérie.

Dans les deux cas c'est toujours le choc émotif du traumatisme qui me paraît être le facteur du dynamisme nerveux, variable suivant le traumatisme spécial et suivant l'individualité psychique actionnée par lui. Dans tous ces cas, on le voit, le dynamisme est entretenu par pure représentation mentale, et toujours justiciable de la psychothérapie, bien que l'autosuggestion soit quelquefois très opiniâtre, et puisse maintenir et reconstituer le phénomène morbide pendant un temps très long, en dépit de tous les traitements psychiques.

3° Dans une série d'autres cas, le traumatisme crée non pas de l'hystérie, non pas une psychonévrose, purs dynamismes nerveux entretenus par représentation mentale, il crée une *psychasthénie* ou *psychoneurasthénie traumatique*, affection évolutive et, je pense, toxique, qui a une évolution longue, qui s'accompagne d'altérations organiques, qui n'est pas justiciable de la suggestion, parce que ce n'est pas un simple dynanisme psychonerveux.

Voici, comme exemple, une observation de Régis, publiée dans la thèse de Fauré (Bordeaux, 1905) :

Un mécanicien des chemins de fer du Midi, à la suite d'un déraillement, eut des contusions violentes et un choc moral intense. Agé de 44 ans, sans antécédents morbides, ces contusions n'eurent aucun caractère de gravité. Mais à la suite, il eut des accidents neurasthéniques graves qui persistèrent malgré la fin du procès, son admission à la retraite proportionnelle et l'absence de tout litige.

On constate 4 ans et 7 mois après l'accident : émotivité extraordinaire, céphalée intense, bourdonnements d'oreilles presque constants qui lui rappellent le sifflet d'une locomotive, vertiges de plus en plus fréquents, palpitations, crises d'oppression très pénibles, pollakiurie depuis le début. Asthénopie accommodative qui augmente très sensiblement. Diminution progressive des forces. Insomnie avec cauchemars. Découragement et périodes de tristesse allant jusqu'à l'angoisse. La mémoire a beaucoup diminué. Aspect déprimé, voix très basse. Emotivité tout à fait pathologique. Pas de tremblement. Réflexes très diminués.

Cœur hypertrophié, battements précipités, premier bruit soufflé à l'orifice aortique. Œdème assez marqué de la main et de l'abdomen.

En somme, dit l'auteur, la neurasthénie s'est maintenue avec les mêmes symptômes ; elle affecte une forme mélancolique. L'artério-sclérose a fait des progrès ; les crises de dyspnée sont de plus en plus pénibles.

Cette psychose persistante, rebelle à tout traitement, n'est certainement pas une pure psychonévrose. De plus, l'artério-sclérose a été précipitée par la neurasthénie, comme Régis l'a observé souvent, et comme j'ai pu le confirmer.

Dans l'observation suivante, la psychoneurasthénie traumatique, sans psychonévrose ni hystérie, s'accompagne d'une localisation spinale :

X,.., menuisier, âgé de 38 ans, tombe le 13 juillet

1902 d'une hauteur de douze mètres sur la plante des pieds : il accuse des douleurs dans les reins et les jambes ; le médecin ne constate aucune lésion. Néanmoins il garde le lit pendant six mois, avec de la céphalalgie, des troubles digestifs, des vomissements, des douleurs dans le ventre et les membres. La marche difficile ne s'améliore pas, au contraire, il a dû se servir d'une canne. En procès avec son patron, il est envoyé à la clinique.

Nous trouvons un neurasthénique, irritable, difficile, impatient, ne pouvant tenir en place, le facies est déprimé et anxieux ; il a des mouvements irréguliers comme athétosiques dans les doigts, quelques mouvements spasmodiques aussi dans les avant-bras et la nuque.

Les digestions sont longues et pénibles. C'est un triste, méfiant, hypocondriaque, incapable de rien faire, figé dans ses impressions, tandis qu'avant l'accident, il était gai, confiant, facile à vivre, intelligent, excellent travailleur. Les nuits actuellement sont mauvaises, agitées, semées d'affreux cauchemars qui le réveillent en sursaut. Souvent il est alors dans un état de surexcitation inexprimable ; il renverse et casse tout ce qu'il peut trouver ; ou bien sa respiration devient angoissante ; il croit sa dernière heure venue. Il se plaint de tout, de la société, de la nourriture, du service. La mémoire semble diminuée, il lui faut un certain temps pour faire une multiplication simple qu'il faisait couramment autrefois.

Il accuse toujours de violents maux de tête et des douleurs dans les reins.

Les membres inférieurs sont amaigris. On constate un tremblement fibrillaire très accentué, presque continu, quelquefois de vraies palpitations musculaires dans les cuisses et les jambes. Tous les mouvements

sont possibles au lit ; la sensibilité normale. Les réflexes patellaires sont exagérés ; il y a trépidation réflexe indéfinie des pieds. Le malade se tient debout,
marche assez bien, ses membres inférieurs agités par
le tremblement fibrillaire ; il accuse des vertiges seulement quand il est debout et dévie quelquefois de la
ligne droite, en marchant.

Le malade reste plusieurs mois au service. Malgré
la satisfaction que les tribunaux lui ont dannée, il reste
dans le même état physique et moral.

Je l'ai revu trois mois après sa sortie de l'hôpital,
il était moins irritable, répondait sans colère aux questions, mais était toujours assez triste. Les jambes
étaient toujours agitées du même tremblement fibrillaire ; il marchait avec des crosses. Les réflexes tendineux étaient toujours très exagérés.

J'ai eu cependant l'expression que sa paraplégie
était exagérée par son impressionnabilité psychique ;
il n'y avait pas de contracture.

Le malade marcha encore péniblement pendant plus
d'un an, mais finit par guérir complètement ; l'exagération des réflexes tendineux disparut.

Ce n'est certainement pas là de l'hystérotraumatisme, mais de la psychoneurasthénie traumatique
avec myélite passagère curable.

Ces localisations spinales greffées sur une neurasthénie traumatique peuvent parfois dégénérer en
scléroses médullaires progressives[1]. Mais ce n'est pas
ici le lieu d'aborder cette question.

Ces divers processus, crises d'hystérie, psycho-

---

[1]. BERNHEIM. Sclérose latérale amyotrophique due à un traumatisme périphérique. *Bulletin médical*, 31 janvier 1912.

névroses diverses, neurasthénie, peuvent d'ailleurs s'associer, soit que l'hystérie traumatique ou une autre psychonévrose précède la neurasthénie, soit que celle-ci précède et crée l'émotion qui fait la psychonévrose.

Voici deux exemples d'*association de psychasthénie avec hystérie* :

Traumatisme. — Crises d'hystérie. — Neurasthénie.

X..., 42 ans, apprêteur teinturier, entre au service le 3 novembre 1906. Marié, il a toujours été bien portant jusqu'il y a 9 mois et n'a pas d'antécédents morbides.

Le 5 février 1906, à une heure et demie, pendant son travail, la poignée d'une charrette qui se renversait vint l'atteindre à la tempe droite. Il n'y eut pas de plaie ; le malade prétend qu'après l'accident on pouvait constater une dépression d'un centimètre de profondeur ; on ne trouve pas de cicatrice. Aussitôt après le choc, il perdit connaissance et tomba. On s'empressa autour de lui ; on lui versa un peu de vin dans sa bouche qui était contractée. Il entendait ce qu'on disait autour de lui, mais ne pouvait causer ni remuer ; tous ses membres étaient contracturés. Vers trois heures on fit chercher un médecin qui lui ouvrit la bouche et le fit revenir à lui.

Vers quatre heures, se trouvant mieux, il rentra chez lui, accompagné par un camarade. Il dut s'aliter.

Pendant les quatre semaines qui suivirent, le sommeil était troublé ; souvent il ne dormait pas. De temps à autre, il avait des vertiges, des étourdissements, une céphalée s'irradiant des deux tempes vers l'occiput, parfois des battements dans les oreilles, des douleurs diffuses dans tout le corps.

Mis en traitement à l'hôpital d'Héricourt, il ne put y rester, ne supportant autour de lui le moindre bruit qui l'agaçait.

Trois semaines après sa sortie, il était en train de causer avec sa femme, quand tout à coup les battements auriculaires s'exagérèrent, il se mit à crier et tomba, agitant bras et jambes pendant dix à vingt minutes ; tout le corps, y compris la tête, était animé de mouvements convulsifs. Il n'avait pas perdu connaissance. La crise terminée il se sentit très fatigué.

Quinze jours après, voulant aller se promener, il ressentit de nouveau de très forts battements auriculaires et tomba sans connaissance. On lui dit après, que les voisins l'entendant crier étaient accourus, qu'il se débattait convulsivement et qu'on dut le maintenir pour éviter qu'il ne se fît du mal. Cette crise dure sept heures. — Ces deux premières crises eurent lieu à Héricourt.

Il y a un mois, se trouvant à Belfort, il fut pris dans la rue de battements violents dans l'oreille et d'une crise consécutive sur laquelle il ne peut donner aucun détail. Quand il revint à lui, il y avait autour de lui des passants ; il avait des contusions au nez et au front.

Il y a six mois, l'œil droit a été rouge pendant trois ou quatre semaines. Depuis trois mois l'œil gauche est malade et présente une ulcération à la partie inférieure de la cornée.

C'est un homme bien constitué ; l'expression de la face est dure ; il répond très brusquement et semble toujours en colère ; son caractère s'est modifié. Il se plaint surtout d'insomnie, de douleurs diffuses et fugaces. Au réveil, il a une sensation de fatigue ; au lit, il a des fourmillements et de l'engourdissement des membres. Il a continuellement des battements auriculaires très faibles. La céphalée est maintenant presque continue, bitemporale avec irradiations à l'occiput. La mémoire est troublée. On constate sur l'avant-bras droit et le dos de la main une anesthésie qui a le caractère d'une anesthésie psychique ; le malade a d'ailleurs été examiné à diverses reprises à ce point de vue.

Je suggère que les battements auriculaires vont devenir très violents et qu'une crise se produira. Au bout d'une minute, trismus, petits mouvements convulsifs des mains, défaillance nerveuse, puis résolution complète pendant deux à trois minutes.

La suggestion dissipe cet état dont le malade n'a qu'un souvenir confus.

5 novembre. Le malade se plaint d'insomnie, est irritable, triste, déprimé. Quand je lui dis que tout va se passer, il répond « non » avec énergie.

J'essaie la suggestion hypnotique. Aussitôt le malade serre les mâchoires, ferme les yeux, tombe sur le côté droit, grince des dents ; sa respiration devient anxieuse, suspirieuse ; il est agité de secousses et de tremblements ; la tête présente des mouvements de latéralité ; puis les membres sont en résolution. On le réveille facilement ; petites secousses au réveil.

Le lendemain, une nouvelle tentative d'hypnotisation produit la même crise.

Le trional n'a produit qu'une heure de sommeil. Il ressent partout de vives douleurs ; le moindre bruit dans la salle le met en colère.

Cet état continue ; le malade ne veut plus manger, n'a pas d'appétit.

L'anesthésie psychique de la main droite est enlevée par suggestion.

Mais une nouvelle tentative d'hypnotisation le 10 novembre détermine une nouvelle crise. Le malade étant assis, il suffit de lui renverser légèrement la tête en arrière pour que la crise se produise.

La situation n'est pas améliorée le 15 novembre. Si on essaie de lui faire une suggestion calmante par la simple parole à l'état de veille, en lui disant que son état va s'améliorer, il devient furieux, et dit : « non ! non ! ».

Il se dispute avec les malades de la salle et quitte le service brusquement.

La première crise d'hystérie dans ce cas est due au choc traumatique émotif ; les autres sont greffées sur la psychoneurasthénie.

D'autres crises spontanées surviennent, provoquées par des battements auriculaires intenses dus à la psychoneurasthénie opiniâtre, consécutive au traumatisme.

Enfin, alors qu'il n'y a plus de crise spontanée, l'émotivité, actionnée par les tentatives d'hypnotisation, provoque des crises chez ce sujet, devenu excessivement impressionnable.

Dans l'observation suivante, c'est aussi une psychoneurasthénie post-traumatique qui a créé les crises d'hystérie :

Psychoneurasthénie traumatique. — Hystérie consécutive.

X..., machiniste, âgé de 35 ans, entre au service le 30 octobre 1901 pour des accidents nerveux consécutifs à un accident de travail. Marié, père de cinq enfants, il n'a pas d'antécédents morbides.

Le 26 juin 1901, soulevant une lourde plaque de métal, ce qu'il faisait journellement, il ressentit subitement comme un craquement dans le ventre, se laissa tomber à terre, vomit presque aussitôt, et on dut le rapporter à son domicile. On pense un instant à un étranglement herniaire ; mais les symptômes abdominaux disparurent.

Depuis ce moment il présente des troubles variés : rétention d'urine pendant plusieurs jours, insomnie ; il ne peut marcher seul et chancelle si on ne le soutient pas. Il accuse des douleurs diffuses avec exacerbations, des troubles de la sensibilité, par moment des tremblements fibrillaires de la langue et de l'embarras de la parole. Il a toute son intelligence, toute sa mémoire et analyse ses sensations de façon précise. Mais il est devenu nerveux et vif de caractère.

A la fin du mois d'août, il a présenté dans une nuit une série de crises nerveuses, de onze heures du soir à cinq heures du matin durant chacune, dit-il, de une à deux heures, à un quart d'heure d'intervalle. Pendant les crises il perdait connaissance. Depuis, il a de temps à autre, de petites crises de tremblement, sans perte de connaissance, pendant un quart d'heure environ ; et cela presque tous les jours. Il ne peut pas donner d'autres renseignements.

Au 6 novembre, ayant repris le service, je constate : hémiparésie gauche : la main gauche donne 7 à 14 au dynamomètre, la main droite 45 à 50. La jambe gauche, le malade étant couché, ne peut se soulever qu'à 20 centimètres au-dessus du plan du lit, et ne se soutient que quelques secondes. Mouvements fibrillaires dans la main gauche avec un peu d'atrophie ; fourmillements dans le membre inférieur de ce côté. Trépidation réflexe indéfinie épileptoïde du pied gauche, 7 à 8 trépidations réflexes à droite. La marche est difficile.

On constate une hémi-anesthésie gauche à limites variables avec perte du sens musculaire dans le bras, à caractère purement psychique ; le malade avait été exploré par les médecins ; douleur au rebord costal gauche.

L'état ne se modifie pas ; il n'y a plus de nouvelle crise d'hystérie.

Le malade quitte brusquement l'hôpital le 19 novembre.

Dans ce cas c'est la neurasthénie traumatique avec localisation spinale qui s'est développée d'abord. Sur cette affection se sont greffées au bout de deux mois deux psychonévroses, d'abord des crises d'hystérie répétées, ensuite de l'hémiparésie gauche avec hémianesthésie.

Il peut y avoir *association, de psychoneurasthénie avec des psychonévroses diverses, sans la psychonévrose hystérie, d'origine traumatique.*

Un journalier, âgé de 42 ans, entre dans mon service en juin 1890 pour une psychonévrose avec psychoneurasthénie, consécutive à une blessure de guerre ancienne. En 1870, il reçut une balle, en séton, à travers les parties molles du bras gauche ; on voit les cicatrices à la face interne du bras vers son tiers inférieur. La cicatrisation fut rapide, sans complication chirurgicale. Il a continué à porter le bras en écharpe pendant deux ans, est resté au régiment jusqu'en 1874, comme tailleur, mais faisant peu de chose, car il a toujours conservé depuis une douleur dans le bras et l'épaule. Depuis sa sortie du régiment, il casse des pierres sur la route, mais ne pouvait faire de grands travaux, à cause d'une sensation de fatigue très douloureuse à la face antéro-interne de l'avant-bras. De plus, douleur vive dans la fosse sus et sous-épineuse. Souvent il était obligé d'arrêter son travail, quelquefois même de le suspendre pendant un mois. En janvier dernier il a dû s'arrêter six semaines. La main droite est souvent glacée et il ne parvient pas à la réchauffer. Depuis le mois de mars il est arrêté définitivement.

Constitution bonne, sans maladie antérieure. Le 18 juin on constate l'état suivant. Au repos complet il n'a pas de douleur. Au moindre effort, même s'il respire un peu fort, il sent quelque chose sur le dos de la main, au petit doigt et au niveau du radius, sensation douloureuse, comme rhumatismale, dit-il. A la pression on détermine de la sensibilité au-dessus du poignet ; vers la partie supérieure du radius, la sensibilité est plus vive ; et si on insiste sur la pression, il pousse des cris. Sensibilité le long du bord externe du biceps, vers la tête de l'humérus, très vive dans la fosse susépineuse. Il peut d'ailleurs faire tous les mouvements ; il n'y a pas d'anesthésie. Au dynamomètre, la main gauche donne 37, la main droite 7.

Le malade dit avoir des fourmillements, surtout quand il fait froid, dans les deux tiers inférieurs de l'avant-bras droit.

Il accuse souvent la sensation d'un morceau qui monte de l'épigastre au larynx.

Il accuse en outre une douleur dans la tête, le front et les tempes, avec irradiations à l'occiput, douleur pulsatile l'empêchant de marcher ; il l'a quelquefois pendant huit jours de suite, puis reste quinze jours sans l'avoir. Souvent il a une sensation de fatigue à la face interne des jambes.

Depuis plus de sept ans, la digestion se fait mal ; il a des aigreurs, la bouche mauvaise, une diarrhée habituelle avec coliques. La nuit pendant son sommeil, il a souvent des cauchemars, vision de bêtes dans des pays inconnus.

Le cœur et les poumons fonctionnent bien. Il est marié, a 5 enfants, n'a pas fait d'excès alcooliques.

Il est très suggestible. Après suggestion, il n'a plus de douleur, et au dynamomètre la main gauche donne 37, la droite 13.

Mais il sent que la douleur reviendra. Elle est revenue en effet le 20 et disparaît de nouveau par suggestion. Le dynamomètre donne 30 à gauche, 27 à droite. Le 27, il donne 32 à droite, après une nouvelle suggestion. La douleur est revenue, mais beaucoup moins interne. Le malade se dit beaucoup mieux et demande sa sortie.

En résumé, depuis 20 ans, à la suite d'une blessure guérie, persistance de douleur et de faiblesse dans le bras et l'épaule par autosuggestion, justiciable au moins pour un certain temps de la psychothérapie.

Sur cette psychonévrose se sont greffés des symptômes secondaires, céphalée diffuse, dyspepsie, cauchemars nocturnes, qu'on peut considérer comme neurasthéniques.

Dans ce complexus de manifestations nerveuses, post-traumatiques qu'on englobe arbitrairement par une fausse conception sous le nom d'hystérotrauma tisme, il est souvent difficile de différencier ce qui est traumatique, ce qui est psychonerveux, ce qui est neurasthénique.

Comme exemple, je relate encore une observation.

*Traumatisme. — Commotion cérébrale — Psychas-
thénie. — Psychonévroses.*

X..., conducteur-mécanicien, âgé de 46 ans, sans
maladie antérieure, non alcoolique, un peu nerveux,
entre au service le 25 février 1905.

Le 30 décembre 1904, étant sur une locomotive, il
fut projeté violemment par une explosion de dyna-
mite contre une cloison de la machine; la partie gauche de la tête reçut le choc. Il perdit connaissance,
ouvrit les yeux au bout d'une demi-heure pendant le
transport à l'hospice de Toul, mais resta encore obnubilé pendant quatre heures.

Depuis il a gardé une céphalée très-vive, des sifflements dans les oreilles, des points lumineux devant
les yeux.

A son entrée à l'hôpital de Nancy, nous le trouvons
inquiet et obsédé par sa maladie, alors qu'il était plutôt gai avant l'accident. Son sommeil est souvent interrompu par des cauchemars. Son intelligence est
très nette; aucun trouble de la parole. Il accuse une
douleur au niveau de la région frontopariétale droite;
cette douleur n'existe pas si la tête est appuyée sur
un oreiller; s'il ne l'appuie pas, il sent comme un
choc dans la région pariétale droite et voit un cercle
lumineux, un soleil, dit-il, qui passe près de l'œil
droit et le gêne pour lire.

Le malade peut marcher sans se tenir, mais alors il
va lentement et tient la tête un peu raide. La jambe
droite traîne légèrement; il ne peut tourner qu'avec
difficulté; il se plaint d'avoir comme un brouillard
devant les yeux qui le gêne pour marcher. Au bout de
deux minutes il est fatigué et obligé de s'asseoir.

Le réflexe patellaire est exagéré à droite; pas de

signe de Babinski, mais légère trépidation spinale du pied.

Il lève bien les deux jambes au-dessus du lit, plus difficilement la droite.

Ses mains tremblent, surtout la droite. Le dynamomètre donne 28 à droite, 6o à gauche. A l'ophtalmoscope, fond de l'œil normal.

On constate de l'anesthésie avec analgésie dans le membre inférieur et dans l'abdomen.

Du côté droit au thorax, sensibilité normale. L'audition est abolie à droite ; la vision existe, gênée par des points lumineux.

Les jours suivants le malade marche mieux ; il n'y a plus de différence entre les deux côtés ; l'exagération du réflexe patellaire et la légère trépidation spinale à droite n'existent plus. Le dynamomètre donne 20 à droite et 6o à gauche. L'anesthésie persiste.

Le 6 mars, il marche bien, a toujours des douleurs dans la région temporopariétale droite avec sensation de soleil tournant devant l'œil droit. Il paraît démoralisé, se plaint de rêves et de cauchemars, a souvent des vertiges. Traitement par suggestion.

On constate que l'anesthésie est purement psychique ; il a des anesthésies sensorielles auditive, gustative, olfactive, qu'on reconnaît aussi par l'expérimentation être purement psychiques.

Il a parfois des accès de tremblements des deux côtés, plus accusés du côté droit et qui durent 5 minutes.

Le 8 mars, la douleur frontopariétale s'est étendue à tout le côté droit, sauf la jambe ; il dit qu'il ne sait pas ce qui se passe en lui et ne peut réagir. Quand il essaie de marcher, il est souvent obligé de s'arrêter, malgré tous ses efforts. La sensation de soleil devant l'œil droit existe généralement de 3 à 5 heures du soir.

Le 15 mars, on constate que l'hémi-anesthésie occupe tout le côté droit et empiète sur le côté gauche. Le 17 mars, le malade a eu un vertige et est tombé.

Le 23 mars, l'hémi-anesthésie s'étend jusqu'à la ligne mamillaire gauche. On essaie d'endormir le malade. Il s'endort et présente alors un tremblement généralisé des membres, prédominant dans le bras droit et s'irradiant au tronc et à la tête. Après une exacerbation qui dure une minute, ce tremblement se calme et reste analogue à un tremblement parkinsonien, quatre oscillations par seconde.

Au bout de trois minutes, il n'existe plus que dans le bras droit. Après cinq minutes, tout rentre dans l'ordre. Il se réveille lentement et dit aller mieux.

Le 29 mars, le malade affirme avec énergie son intention de vouloir guérir ; il se raisonne, lit, essaie de faire diversion, pour détacher sa pensée des idées mélancoliques qui l'obsèdent. Il s'emporte, se met en colère devant cette impuissance de sa volonté, il parle même de suicide.

Il sort de l'hôpital le 7 avril, sans être amélioré.

Ajoutons que sa situation vis-à-vis de l'assurance n'était pas encore réglée, circonstance qui, même chez les sujets de bonne foi, constitue un obstacle involontaire, mais instinctif et opportuniste, à l'efficacité de la psychothérapie.

Parmi ces divers symptômes qui ont suivi le traumatisme chez cet homme, les uns sont organiques : la perte de connaissance initiale, l'obnubilation, le point lumineux, le sifflement d'oreilles, la céphalalgie, peut-être un certain degré de parésie droite sont dus à la commotion cérébrale.

Mais alors que la commotion paraissait dissipée,

que l'intelligence était nette, que la motilité des membres gauches était à peu près normale, quelques-uns de ces symptômes initiaux persistaient, retenus et grossis par le sensorium, comme une autosuggestion. C'était la douleur frontopariétale droite, se propageant parfois à tout le côté droit.

A cette psychonévrose par représentation mentale, s'associe une hémi-anesthésie droite de la moitié inférieure du corps qui se perfectionne progressivement par l'exploration du malade et devient graduellement hémi-anesthésie sensitivo-sensorielle complète.

Toutes les expériences indiquées plus haut confirment la nature purement psychique de ces anesthésies, malgré leur résistance à la psychothérapie. Ce sont donc encore des psychonévroses.

Enfin les accès de tremblements généralisés durant plusieurs minutes prédominants dans le bras droit constituent une autre psychonévrose qu'on peut considérer comme de petites crises hystériques.

Sur toutes ces psychonévroses se greffe enfin une psychasthénie caractérisée par de l'anxiété mélancolique, des obsessions tristes, de l'aboulie, des rêves, des cauchemars, des vertiges.

Cette observation, tout incomplète qu'elle est, puisqu'elle ne suit pas le malade jusqu'à la fin de son affection, montre avec les précédentes, que le traumatisme, outre les lésions directes qu'il peut déterminer sur le domaine central ou périphérique du système nerveux, peut agir sur lui par l'émotivité du choc.

Cette émotivité donne lieu à deux ordres de phénomènes : les uns purement dynamiques, entretenus par représentation mentale, douleurs, anesthésie, contractures, impotences, paralysies, etc.; ce sont des psychonévroses. Parmi elles se trouvent les crises d'hystérie.

Les autres constituent une maladie évolutive due, je pense, à une dyscrasie nutritive toxique biochimique, susceptible d'être créée par l'émotivité du traumatisme, comme par toutes les émotivités[9]. Cette maladie à symptômes multiples, psychiques, nerveux et somatiques, qui n'est jamais justiciable de la psychothérapie, parce qu'elle n'est pas une simple représentation mentale, c'est la neurasthénie ou psychoneurasthénie traumatique. Sur elle peuvent se greffer par l'anxiété qu'elle détermine de nouvelles psychonévroses.

La névrose traumatique ou hystérotraumatisme des auteurs n'a donc rien de spécial. Comme l'avaient affirmé CHARCOT et ses élèves, les troubles nerveux fonctionnels qu'on observe chez les traumatisés ne diffèrent en rien des troubles habituels soit de l'hystérie (j'ajoute et des autres psychonévroses), soit de la neurasthénie la plus accentuée.

1. Des myélites et névrites d'origine émotive par le Pr BERNHEIM. In *Bulletin medical*, 1er mai 1912. — Sclérose latérale amyotrophique due à un traumatisme périphérique. *Ibidem*, 31 janvier 1912.

CHAPITRE XII

RAPPORTS DU SOMNAMBULISME AVEC L'HYSTÉRIE

Somnambulisme spontané dans le sommeil ou rêve en action.
— Son psychisme conscient. — Somnambulisme artificiel par
suggestion. — Somnambulisme spontané à l'état de veille,
par les commotions morales, pendant ou après les crises d'hystérie convulsives, pendant ou après le sommeil hystérique. —
Hystérie à forme somnambulique prédominante. — Somnambulisme chez les épileptiques. — Somnambulisme chez les
hystériques en dehors des crises. — État de double conscience.
— Condition seconde avec ou sans somnambulisme. — Amnésie.

Le mot somnambulisme est souvent associé à celui
d'hystérie. Quelle relation y a-t-il entre les deux
phénomènes ? Et d'abord *qu'est-ce que le somnambulisme ?* D'après l'éthymologie, ce serait le sommeil
ambulatoire, le dormeur qui se promène !

De tout temps, on a été vivement impressionné
par des faits de ce genre.

Un enfant, dans le sommeil, crie, se lève et va
tremblant d'épouvante, chercher secours au lit de ses
parents ; on le rassure ; on le recouche. Le lendemain, il ne se souvient de rien.

Un écolier se lève, s'habille, écrit un devoir à son

bureau, puis il se déshabille, se recouche, et le lendemain, à son réveil, n'a aucun souvenir.

Une bonne, pendant son sommeil, se lève, s'habille, va à la cuisine et allume le fourneau, ou lave la vaisselle, balaye, fait son ménage, puis se recouche, et continue son sommeil interrompu. Le lendemain, elle est tout étonnée de constater ce qui a été fait à son insu la nuit et ne peut croire que c'est elle qui l'a fait.

Un somnambule, dont MESNET raconte l'histoire, se lève en pleine nuit, charge une voiture de sacs de blé que l'on devait transporter au marché le lendemain, puis il va dans l'écurie chercher les chevaux pour les atteler. Cette besogne terminée, il va lui-même se recoucher.

Ce sont là des actes normaux journaliers qui n'ont par eux-mêmes rien d'extraordinaire que d'être accomplis en somnambulisme.

Les actes accomplis peuvent n'être pas habituels et frapper par leur singularité.

Le même somnambule de MESNET, une autre nuit, se lève à 3 heures, s'habille, descend précipitamment dans le jardin, avise un arbre, grimpe avec agilité jusqu'à la cime, en redescend après cinq minutes, revient se coucher sans contrainte. Le lendemain, à son réveil, il ignorait cette escapade.

On connaît les histoires de somnambules qui font des promenades périlleuses sur les toits.

Tous ces actes sont en réalité corrélatifs de rêves. *Le somnambulisme est un rêve en action.*

La plupart des rêves sont passifs. Nous y assistons, sans y prendre part autrement qu'en imagination. Les idées se succèdent en nous, les images se déroulent comme un cinématographe. Souvent on assiste, spectateur inerte et indifférent, au drame du rêve. L'émotivité, la sensibilité morale encore endormies ne sont pas actionnées par l'impression, qui reste purement sensorielle.

D'autres rêves sont actifs. Le sujet sent et subit son rêve, il s'identifie avec lui, il le vit ; il croit que c'est arrivé. Si c'est un rêve terrifiant, sa respiration devient haletante, son pouls s'accélère ; sa face exprime l'angoisse, il pousse des cris ; il se réveille, heureux d'être délivré de ce cauchemar : c'est déjà du somnambulisme. *Le rêve actif a réveillé la vie émotive.*

D'autres fois le rêve actif a réveillé toute la vie de relation.

Le sujet actionné par son rêve parle, répond à un interlocuteur fictif, se débat contre un ennemi imaginaire ; il se lève, marche, réalise ses conceptions. L'enfant terrifié va au lit de ses parents demander secours. Obsédé par l'idée d'un devoir à écrire, l'écolier va à sa table et écrit.

Rêvant qu'elle doit faire le ménage, la bonne se lève et va balayer. C'est le rêve en action : c'est le somnambulisme actif.

Toutes les transitions existent d'ailleurs entre le rêve passif, d'imagination pure, et le rêve actif.

On comprend qu'un rêve réalisé peut devenir dangereux. Le rêveur peut se croire poursuivi, se sauver, se jeter par la fenêtre, commettre un meurtre, sous l'influence d'une hallucination qui s'impose à lui comme une réalité et provoque l'acte corrélatif.

De nombreux faits de ce genre sont relatés dans les livres.

Un jeune religieux, dont l'histoire est rapportée par Fodèré, rêve une nuit que le Père prieur avait tué sa mère dont l'ombre sanglante lui apparut pour lui demander vengeance. Il s'arme d'un grand couteau, court à l'appartement du prieur qui, heureusement, n'était pas couché ; il était assis à son bureau et le vit entrer les yeux hagards, frapper trois coups de couteau dans le lit, puis retourner se coucher. Au réveil, il se souvient d'avoir eu le rêve terrifiant, mais croyait que ce rêve avait été simplement passif, et ne se souvenait pas qu'il avait commis l'acte en réalité.

Legrand du Saule raconte qu'un homme, dans un accès de somnambulisme, couché à côté de sa femme, rêve qu'elle est infidèle et la blesse dangereusement d'un coup de poignard.

Maury raconte qu'un mari somnambule cria au feu pendant la nuit et voulut jeter sa femme par la fenêtre pour la sauver d'un incendie qu'il vit en rêve ; elle ne dut son salut qu'à une vive résistance.

Une jeune femme de 25 ans, 40 jours après son accouchement, se leva la nuit, prit son enfant, et alla avec lui dans une mare où elle le jeta. Elle se réveilla alors, toute étonnée de se trouver dans l'eau, sans se rappeler qu'elle y était venue et y avait jeté son enfant. Elle en sortit avec peine et rentra dans la maison paternelle, qui était près de là.

Une fois déjà, à l'âge de 16 ans, elle s'était levée la nuit et rendue dans une habitation voisine[1].

1. Lapponi. *Traité de médecine publique et d'hygiène*, 1815.

Tel est le *somnambulisme spontané du sommeil*. Il
n'a, on le voit, rien de commun avec l'hystérie. C'est
l'auto-suggestion active du rêve. C'est un rêve perfectionné ; c'est de la représentation mentale active ; c'est
une psychonévrose cérébrale qu'on peut appeler pathologique, le rêve ordinaire étant une psychonévrose
physiologique.

Ce n'est cependant pas, à proprement parler, un
phénomène du sommeil, bien qu'il se produise,
comme le rêve lui-même, pendant l'évolution du
sommeil. Nous rêvons à l'état de veille, nous rêvons
surtout pendant la première période du sommeil,
alors que l'initiative active du cerveau, les facultés
d'attention et de raison, qui dorment les premières,
sont engourdies, et que les facultés d'imagination,
automatisme cérébral, règnent en maîtresses. Alors,
ces productions désordonnées, automatiques, amas
de souvenirs sensoriels et psychiques, éveillées au
hasard des impressions fournies par la vie végétative,
se déclenchent au choc de la réminiscence spontanée,
et ne sont plus balayées, comme à l'état de veille parfaite, par le contrôle. Ce sont les rêves !

Quand le sommeil devient complet, les facultés
d'imagination elles-mêmes cessent de fonctionner : le
rêve disparaît ; le cerveau psychique est tout entier
endormi.

Puis quand le réveil a lieu, graduellement, quand
la conscience réapparaît, quand le moi se dégage de
l'inconscient, il est d'abord obnubilé, réduit, comme
au début du sommeil, à la vie automatique, la vie de
l'imagination et des rêves. A mesure que l'initiative
cérébrale, les facultés de contrôle réapparaissent,

l'automatisme, qui enfante les rêves et le somnambulisme, s'efface à la lumière du moi conscient et agissant.

L'état de rêve, soit à l'état de veille, soit pendant l'évolution du sommeil, implique un phénomène de conscience. On sent, on vit ses rêves; c'est du psychisme conscient. On peut dire que, plus le rêve est senti et vécu, c'est-à-dire plus le dormeur manifeste de phénomènes de conscience, moins il est endormi. Le somnambule, qui s'habille, se lève, travaille, rédige un devoir, accomplit un acte nécessitant un travail physique et intellectuel, n'est pas un pur automate; il a sa conscience, faussée par des impressions ou autosuggestions fictives, mais il agit consciemment avec intelligence, avec une intelligence qui n'est plus rectifiée par le contrôle, encore absent. Il n'est pas endormi, au moins pas complètement; il est comme le suggestionné à l'état de veille, monoïdéisé ou monodynamisé par le drame que son imagination évoque, étranger dans une certaine mesure aux autres impresssions; de là souvent l'anesthésie et l'analgésie constatées chez le somnambule, dont l'esprit reste concentré sur les objets de son rêve.

Ainsi en est-il quelquefois à l'état de veille, même en nous promenant, quand, concentrés en nous-mêmes, distraits du monde extérieur, livrés à nos rêvasseries, le passé ou le lointain se déroule devant nous automatiquement, jusqu'à ce qu'une cause fortuite, la rencontre d'un ami, par exemple, réveille le contrôle et dissipe cette fantasmagorie psychique; et il arrive même à quelques-uns, pendant ce rêve ambulatoire de l'état de veille, de causer ou de gesticuler, d'extérioriser dans une certaine mesure leur rêve! Ne sommes-nous pas tous quelque peu somnambules?

Le somnambulisme est donc un état de conscience spécial dans lequel le sujet, actionné par les suggestions reçues ou évoquées dans son cerveau, réalise plus ou moins activement les suggestions. Dans les rêves du sommeil ou de la veille, ce sont les impressions et souvenirs latents du cerveau, réveillés par l'automatisme cérébral, qui font office de suggestion.

Le somnambulisme peut être provoqué artificiellement par suggestion expérimentale. Quand je suggère à un individu suggestible des actes divers, des émotions, des sensations, des hallucinations, quand ce sujet va, vient, exécute des ordres, réalise les idées que j'inculque à son cerveau, il est en état de somnambulisme provoqué. Tous les phénomènes que l'autosuggestion du sommeil spontané détermine, je puis les reproduire par la suggestion expérimentale; et, comme je l'ai établi, il n'est pas nécessaire pour cela d'endormir préalablement le sujet; l'état de conscience somnambulique existe et peut être créé à l'état de veille.

Ce qui se produit pendant le rêve, ce qui est créé artificiellement, peut se réaliser aussi à la faveur de perturbations psychiques accidentelles qui suppriment momentanément l'initiative cérébrale. Les grandes émotions, les commotions morales, les traumatismes subits, les accidents de chemin de fer, les maladies aiguës avec délire, les crises d'hystérie, peuvent, en créant des impressions vives, en engourdissant directement le contrôle psychique, déterminer cet état de conscience spécial, de cérébration automatique active prédominante, souvent surexcitée, qui constitue le somnambulisme.

Parmi les causes perturbatrices, se trouve en premier lieu la crise d'hystérie. C'est *tantôt pendant la crise elle-même, tantôt à sa suite que les phénomènes du somnambulisme se développent.*

Nous avons vu que pendant ses crises l'hystérique a du délire et des hallucinations. Déjà, disent les auteurs, pendant la période des grands mouvements, ces mouvements peuvent avoir le caractère d'une lutte plus ou moins violente contre d'autres ou contre lui-même : il cherche à se déchirer la figure ou la poitrine, s'en prend aux personnes qui l'entourent, essaye de mordre, déchire tout ce qui est à sa portée, ses draps, ses vêtements ; en même temps, il peut pousser des cris lamentables de rage, de frayeur, de douleur, se roule à terre, rampe sous le lit, etc. Voilà des rêves terrifiants, délirants, impressionnants, extériorisés par des actes !

D'autres fois, ajoutent les auteurs, à la période des attitudes passionnelles, il vit son rêve, traduit par sa mimique, ses gestes, l'expression de sa physionomie et ses paroles, ses rêves hallucinatoires, si bien qu'on peut suivre parfois toutes les péripéties du drame qui se déroule devant lui et auquel il prend une part active ; il traduit objectivement ses hallucinations.

D'autres fois, ces attitudes passionnelles, au lieu d'être multiples, variées, se succédant avec plus ou moins de rapidité, sont peu nombreuses ou uniques pendant toute la durée de l'attaque, et constituent l'extase de la Salpêtrière.

Le délire somnambulique peut affecter la forme de manie. « Les accès de manie, dit GRIESINGER, s'observent parfois chez de très jeunes filles; elles rient, elles chantent, battent leurs compagnes, leur disent des injures; quelquefois, elles ont un délire furieux, elles font des tentatives de suicide, elles ont une surexcitation nymphomaniaque, ou bien elles ont un délire religieux ou démoniaque, ou enfin elles se livrent à des actes extravagants, mais encore cohérents. »

Le délire peut suivre l'attaque et continuer plusieurs minutes, plusieurs heures ou même plusieurs jours après la crise convulsive. Le délire est variable, portant sur les événements qui ont marqué la vie du malade. Il est souvent triste, mélancolique; il raconte en gémissant toute son histoire, découvrant parfois ses plus secrètes pensées. Ce délire, consécutif à la crise, est plutôt de parole que d'action. Il peut aussi être gai, furieux, religieux ou obscène.

Toutes ces manifestations sont en réalité des rêves délirants, mis en paroles ou en action. C'est un véritable *somnambulisme hallucinatoire créé par la crise d'hystérie,* alors que le cerveau, livré à l'automatisme des souvenirs et des impressions désordonnés, surexcité, si je puis dire, par la passion hystérique, n'est-plus refréné par le contrôle absent.

Voici quelques-unes de mes observations où le somnambulisme, bien accusé pendant la crise, se dégage nettement des autres manifestations :

Une jeune domestique de 22 ans, avait depuis trois

semaines des crises nerveuses qui revenaient régulièrement vers 8 heures et demie ou 9 heures du soir,
au moment où elle était retirée dans sa chambre.
C'étaient des crises convulsives, quelquefois très violentes durant un quart d'heure avec grandes secousses
et mouvements dans tous les membres ; puis elle est
prise de somnolence et s'endort. Elle ne se rappelle
plus ce qui se passe. L'agitation est intense, elle se
tord, se plaint, gémit, a de l'angoisse, se lève, quelquefois s'échappe et court dans la rue ; il faut la tenir
à plusieurs personnes pour l'empêcher de se lever ;
elle se jetterait par la fenêtre, si on ne la tenait.

Toutes les attaques ne sont pas aussi violentes ; on
a constaté trois grandes crises ; mais elle en a tous
les soirs de moins intenses, pendant lesquelles, dans
les intervalles des crises convulsives, elle sort et marche plusieurs minutes les yeux fermés.

La crise terminée, elle se couche et ne se réveille
que le lendemain brisée de fatigue.

Rappelons l'observation publiée page 47, dans
laquelle le délire somnambulique alternait avec des
convulsions :

Une des malades avait de violentes crises convulsives avec des cris de : « Au secours ! A l'assassin !
Ils veulent me tuer ! »

Voici une observation résumée de cauchemar somnambulique se répétant pendant les crises d'hystérie.

Une fillette de 11 ans m'est amenée par son père
en mars 1890. Cette enfant impressionnable a toujours
été bien portante. Il y a dix-huit mois, le domestique
de la maison qui avait l'habitude de conduire l'enfant
à l'école fut accusé par la presse locale d'être un espion

allemand et dut être congédié par le père. De désespoir, il alla se pendre. La fillette en fut très affectée. Pendant quatre mois, elle ne présenta rien d'anormal que de la tristesse, de l'agitation, perte d'appétit, sommeil agité par des cauchemars pendant lesquels elle voyait toujours ce pauvre jeune homme ; elle en était obsédée.

Un mois après ce suicide, un petit garçon, fils d'un ami, garçon très nerveux âgé de 16 ans, frappé aussi par ce triste événement, se pendit par auto-suggestion imitative à l'espagnolette d'une fenêtre.

Trois mois plus tard, la fillette après son dîner fut prise tout d'un coup d'une crise violente, douleurs abdominales intenses, boule remontant à l'épigastre et à la gorge, suffocation, face injectée, grands mouvements convulsifs, cris, agitation extrême. Elle appelait « Louis, Louis (c'est le nom du domestique), je vais te rejoindre » et cherche à s'étrangler. Elle se jette à terre, se frappe, se roule, mord, veut tout briser, étouffe, etc.

Cet accès dure une heure. Depuis ce jour, elle a en moyenne deux, trois crises pareilles par semaine ; elle en a eu jusqu'à cinq.

Dans l'intervalle des crises, elle est triste, facile à énerver ; la moindre excitation provoquerait une crise. La nuit pendant son sommeil, elle a des cauchemars et parle. De plus, douleur continue dans l'abdomen et les reins : on ne peut toucher la région abdominale droite ; l'idée seule qu'on va la toucher la fait crier.

Le 31 janvier, elle eut une crise très violente durant deux à trois heures pendant laquelle elle souleva son lit et brisa un cadre dans lequel elle croyait voir le pendu. Quatre jours auparavant, pendant une crise analogue, elle appela son père assassin.

Quelquefois elle sent venir la crise, devient anxieuse,

se jette aux genoux de sa mère en disant : « Désha-
bille-moi vite, je m'en vais ». Et tout peut se borner
à de l'anxiété, à de la suffacation, à un sentiment de
défaillance.

Il me fut facile, en deux ou trois jours, de guérir
cette enfant, en lui inspirant confiance, en lui suggérant à l'état de veille de ne plus penser au domestique,
de dormir la nuit sans cauchemar. L'enfant fut radi-
calement guérie par suggestion et est restée guérie.

Il s'agit dans ce cas d'une représentation mentale,
souvenir pénible produisant de l'anxiété, des cauchemars nocturnes ; sur cette obsession anxieuse se greffèrent de grandes crises d'hystérie ; et pendant ces
crises, le cauchemar somnambulique avec actes corrélatifs se reproduisit, jusqu'à ce que le traitement
psychique eût permis à l'enfant d'inhiber le souvenir
hystérogène et somnambuligène.

De ce fait je rapproche l'observation classique de
P. Richer qui montre aussi que les hallucinations
de l'hystérie, comme celles du somnambulisme
sans hystérie, ne sont que des rêves en action qui
empruntent leur substratum aux réminiscences émotives du sujet, ou aux conceptions de son imagination.

Il s'agit d'une malade qui a été victime d'un viol à
l'âge 10 ans. Elle a des crises d'hystérie ; la deuxième
période de l'attaque pendant laquelle son rêve a commencé se termine par une vive agitation. La malade
semble lutter pour se soustraire à des étreintes et ces
paroles lui échappent : « Au secours ! Au secours !
Ah ! vous ne m'aurez pas..... vous ne m'embrasserez

pas....., il est minuit, rentrez....., changez de verre....
je ne boirai pas..... moi, je ne suis pas maman.....
non..... lâchez-moi. » Mais elle ne peut pas longtemps
soutenir la lutte, elle supplie, les mains jointes : « Pardon ! Pardon ! » Parfois dans un mouvement plus accusé, elle se redresse et se met complètement à genoux. Dans ces poses de plus en plus suppliante,
comme dans sa voix dont l'accent devient plein d'angoisse et de terreur, on sent que le misérable ne se
laisse pas toucher. Brusquement la malade retombe
sur son lit comme terrassée par une force invisible.
Elle est couchée sur le dos, étendue en croix : la tête
droite, légèrement renversée en arrière, les yeux
grands ouverts ; son visage exprime la colère et l'effroi. Les bras sont raides, les poings sont fermés. Les
paroles qu'elle laisse échapper montrent clairement ce
qui se passe. L'acte consommé, elle se redresse et
comme une véritable furie, montre le poing, crache à
la figure de son agresseur.

Il s'agit ici d'une réminiscence. Voici une autre
scène, pure création de son imagination cette fois.

Elle voit un immense chariot couvert de tentures
mortuaires et rempli de squelettes effrayants dont les
yeux caves lancent du feu. Il y a des flammes rouges
partout ; les squelettes essaient de l'attirer à eux et
veulent la faire monter dans leur char. Elle demande
pardon.

Brusquement, sans transition, d'autres scènes se
produisent. La physionomie exprime la gaîté, la surprise heureuse, elle tend les bras vers une apparition
qui la ravit : « Oh ! viens ! viens ! », se renverse,
ferme les bras comme pour étreindre le fantôme et le
couvre de baisers.

Le rêve continue ; elle se promène au bras de son
amant dans un jardin sous les marronniers, au son

d'une musique militaire, nous a déclaré la malade après son réveil.

Enfin brusquement elle se dresse sur son lit effrayée, elle voit des rats, frappe sur son lit pour les tuer, puis se cache le visage dans ses mains et déplore sa destinée.

Ne sont-ce pas les images dramatiques du rêve, se succédant sans ordre, au hasard de l'imagination, comme un cinématographe vivant qui se déroule dans l'âme du sujet, objectivement extériorisé par lui.

Les scènes, évoquées par le somnambulisme des crises d'hystérie, n'ont pas toujours le caractère délirant ou hallucinaroire, comme dans les exemples précédents; elles peuvent être caractérisées par de simples actes impulsifs, souvent désordonnés et bizarres, mais sans délire. Le même malade peut avoir tantôt des accès de somnambulisme simple, tantôt des accès de somnambulisme délirant et hallucinatoire.

Voici un extrait d'une observation bien connue de MESNET qui montre avec une réalité saisissante et dramatique ces formes différentes.

C'est une dame âgée de 30 ans, mère de quatre enfants, qui à l'âge de 25 ans avait eu ses premières attaques d'hystérie ; elles allèrent en augmentant de fréquence.

Voici la description de deux accès :

Somnambulisme du 29 décembre. — A trois heures du matin, Mme X..., est prise de convulsions d'une grande violence, puis elle se lève, s'habille, fait sa toilette seule, sans aide, déplace les meubles qui s'opposent à son passage. Autant elle était insouciante et peu active dans la journée, autant elle mit de vivacité à accomplir pendant la nuit les actes les plus variés. Nous la voyons se promener dans ses appartements, ouvrir les portes, descendre au jardin, sauter sur les bancs avec agilité, courir et tout cela beaucoup mieux que pendant la veille. La démarche était assurée, le regard d'une fixité remarquable, la pupille très dilatée, le pouls calme, régulier, la sensibilité complètement abolie. Pas de réponse, ni d'attention aux questions qu'on lui adresse et cependant elle nous voit, mais sans nous connaître ; nous ne sommes pour elle que des obstacles matériels qu'elle tourne quand nous nous mettons devant elle pour lui barrer le chemin. — A cinq heures moins dix minutes, elle quitte le jardin, remonte dans sa chambre, se déshabille, se met au lit ; et à peine couchée, elle se réveille, s'asseoit sur son lit, s'étonne de voir la domestique levée, de nous trouver près d'elle et nous en demande la cause ; elle ignore complètement ce qui vient de se passer.

Somnambulisme du 31 décembre au 1er janvier. — La scène est très différente. A trois heures du matin la convulsion hystérique apparut beaucoup plus violente encore et fut suivie sans transition de catalepsie, puis d'extase. L'hallucination de l'extase devait être effrayante, à en juger par l'expression et l'attitude de la malade ; elle était assise sur son lit, les yeux fixes, largement ouverts, les bras étendus, paraissant suivre toutes les péripéties d'un drame qui se passait sous ses yeux, puis, brusquement, elle se jeta en avant, en s'écriant : « Laissez-les moi ! laissez-les moi ! Ne les faites pas mourir !... les affreuses bêtes vont les dévorer ! » Et elle poussa un cri déchirant. C'est alors qu'elle se leva, s'habilla comme les nuits précédentes, avec une activité plus grande. Aussitôt sa toilette terminée, elle court à la fenêtre, saute sur l'appui de la croisée, essaie de se précipiter ; la persienne fermée l'arrête ; elle la secoue violemment, essaie de la disjoindre ; elle se précipite dans la chambre et tombe sur le parquet sans se réveiller. Elle monte sur les chaises, sur la commode, se précipite encore ; ses traits contractés, ses gestes violents témoignent du mécontentement que lui cause notre intervention ; mais elle ne nous connaît pas et ne prononce aucune parole. L'un de nous passe dans la pièce voisine, ferme d'un tour de clef la porte de l'appartement dans la crainte qu'elle ne veuille sortir. Elle accourt aussitôt pour s'emparer de la clef et lutte avec celui de nous·qui l'avait. Nous éteignons la lumière ; elle va aussitôt à la table de nuit, prend une boîte d'allumettes et rallume la lampe. A cinq heures, elle se déshabille, se couche et est prise d'un accès d'hystérie.

La nuit du 3 janvier, l'accès de convulsions suivi de somnambulisme revint à l'heure habituelle. M^{me}X..., qui la veille dans son accès avait essayé la pendaison, imagine un nouveau moyen de suicide: Elle prend un verre, le remplit d'eau, cherche son porte-monnaie, y trouve plusieurs pièces de différentes valeurs, choisit entre quelques sous ceux qui sont les plus sales et les dépose au fond du verre. La liqueur ainsi préparée par elle est portée par elle dans son armoire dont elle a soin de fermer la porte ; aussitôt elle va s'asseoir à la table placée dans la pièce voisine et commence une lettre qu'elle adresse à sa famille. Pendant ce temps je m'étais éloigné pour prendre la clef. Mme X... s'en empare avec rapidité ; elle marche avec agitation dans sa chambre, monte sur l'appui dè la fenêtre, en descend presque aussitôt, revient à sa table et continue sa lettre avec une aisance et une facilité d'expression qui ne lui étaient pas habituelle à l'état de veille.

Voici quelques-unes de ses phrases : « Je veux mourir ! ma santé, je le sais bien, ne reviendra jamais ; car, je le sens, ma tête est perdue ! Adieu ! Lorsque vous recevrez cette lettre, je n'aurai plus longtemps à vivre ; demain, à pareille heure, j'aurai pris le fatal poison qui dans ce moment infuse. Encore une fois, adieu ! »

L'heure où la crise devait se terminer était venue. Mme X... se déshabille, se couche, est prise de convulsions comme d'habitude, et à son réveil nous témoigne sa surprise de nous voir près d'elle.

Ces crises d'hystérie avec somnambulisme finirent par disparaître.

Le somnambulisme peut se greffer sur un sommeil hystérique sans convulsions.

L'observation suivante que je résume, d'après GILLES DE LA TOURETTE, me semble de cette nature.

Un jeune cordier, âgé de 22 ans, était déjà depuis trois ans sujet à des attaques de somnambulisme qui le prenaient à toute heure du jour, parfois au milieu de son travail. Soit qu'il fût assis, qu'il marchât ou qu'il fût debout, son sommeil était profond ; il perdait alors l'usage des sens, ce qui cependant ne l'empêchait pas de continuer son ouvrage. Au moment du paroxysme de la crise, il fronçait le sourcil ; les yeux s'abaissaient, les paupières se fermaient et tous les sens demeuraient obtus. On pouvait alors impunément le pousser, le pincer, le piquer, il ne sentait, n'entendait rien, même si on l'appelait par son nom et si on déchargeait un pistolet à ses oreilles. Il ne voyait pas ;

on ne pouvait lui ouvrir les paupières. Tombait-il dans cet état, en filant sa corde, il continuait son travail, comme s'il eut été éveillé. Marchait-il, il poursuivait son chemin, sans dévier. Il alla ainsi plusieurs fois en dormant de Naunbourg à Weimar. Une fois étant à cheval, à deux lieues de Weimar, il fut pris par son accès. Il continue néanmoins à faire trotter sa monture, traversa un petit bois où il y avait de l'eau, et y abreuva son cheval. Arrivé à Weimar, il se rendit au marché, se conduisant au travers des passants et des étalages, comme s'il eût été éveillé ; puis il descendit de son cheval et l'attacha à un anneau qui tenait à une boutique, monta chez un compère où il avait à faire, lui dit quelques mots et ajouta qu'il se rendait à la chancellerie. Après quoi il s'éveilla tout d'un coup, et saisi d'étonnement et d'effroi, il se confondit en excuses.

S'agit-il dans ce cas d'un accès de somnambulisme spontané, comme l'auteur le croit? N'est-ce pas du somnambulisme greffé sur un accès de sommeil hystérique? Le sujet paraissait en sommeil profond analgésique pendant un temps prolongé, puis, tout d'un coup, il a eu la sensation de réveil, avec étonnement et frayeur de ne pas être chez lui. Il en est ainsi des somnambules ambulatoires du sommeil naturel. Sans doute le sommeil n'est pas complet; le sujet en partie réveillé, comme je l'ai dit, par la mise en action du rêve ou de l'idée dominante qui s'est imposée à lui pendant sa crise, continue à la réaliser, consciemment, comme un sujet suggestionné, mono-idéisé, sans contrôle cérébral autre que celui nécessaire à la réalisation de son autosuggestion qui absorbe toute sa vie intellectuelle et affective.

Dans ce cas la vie somnambulique s'est manifestée dès le début de la crise de sommeil hystérique, se confondant avec elle.

D'autres fois, comme dans le sommeil de la nuit, c'est après une période de sommeil plus ou moins prolongée qu'elle commence seulement à se manifester.

Si l'hystérie est convulsive, il en est de même; c'est tantôt après une période de convulsions violentes, comme dans le cas rapporté, tantôt après de courts et légers mouvements convulsifs, que le somnambulisme apparaît.

Tel est le cas du malade dont l'histoire est relatée par Prosper Despine[1].

Au début c'étaient des accès convulsifs tels que trois personnes pouvaient à peine le maintenir; puis survenaient des hallucinations et du somnambulisme ambulatoire, le tout pendant une demi-heure à une heure. Plus tard les spasmes diminuèrent d'intensité et les accès prirent de plus en plus la forme somnambulique. Voici la description d'une de ces crises. Après quelques secousses, le malade se levait. Muet, les yeux fermés, il marchait vite dans les appartements. Il passait entre les meubles sans les toucher, sans se guider avec les mains. Il va dans la chambre où il prend son bain, décroche le thermomètre pendu à un clou, toujours les yeux fermés; puis il plonge l'instrument dans l'eau de la baignoire, le retire, l'essuie et le repend au clou. Ou bien il fait son lit ou encore il monte très vite aux étages supérieurs. Depuis le vingt-

---

1. Despine. *Étude scientifique du somnambulisme*, page 315.

troisième jour de sa maladie, il accomplit trois ou quatre fois par jour en crise l'acte suivant. Il quitte subitement la salle à manger, ayant toujours les yeux clos et il va, en passant par un long corridor, dans la chambre de son père ; il s'approche du lit, fait le signe de la croix après s'être agenouillé sur le tapis, ses lèvres remuent légèrement, mais il ne prononce aucune parole. Après une minute au plus, il fait encore le signe de la croix, et se remet en marche dans les appartements, puis il s'assied : il est alors complètement immobile, nous le pinçons : nous le piquons fortement ; il ne remue pas ; les odeurs les plus fortes, l'ammoniaque, l'acide acétique n'ont aucune action sur la muqueuse nasale. Cependant une jeune domestique lui prenant la main et l'interrogeant, obtient des réponses ; il ne répond plus, si elle lâche sa main, etc.

Voici encore un fait observé à sa clinique par CHARCOT.

Un homme de 34 ans, hystérique, se leva dans la nuit, alla ouvrir la fenêtre, sauta dans la cour de l'infirmerie, s'enfuit sans vêtement avec un oreiller dans les bras, traversa une série de jardins et d'allées, franchit des barrières, monta une échelle, s'élança sur la toiture de l'établissement hydrothérapique qu'il parcourut avec agilité dans divers sens. Parfois il s'arrête et se met à serrer l'oreiller, et lui prodigue des caresses comme à un enfant. Puis il retourne par le chemin parcouru, les yeux ouverts, le regard fixe, se retournant et prêtant l'oreille comme pour s'assurer qu'il n'était pas suivi. Il rentre dans la salle par la porte et va se coucher dans son lit ; il se plaint d'avoir très froid et s'endort naturellement. Cette excursion avait duré près d'une heure. Il ne se souvenait de rien le lendemain.

L'accès se produisit cinq ou six fois.

L'oreiller qu'il tenait dans ses bras était pour lui son enfant qu'il enlevait à sa mère avec l'aide d'un complice.

En procès de divorce avec sa femme, il s'imaginait dans son délire que le divorce avait été prononcé contre lui et qu'on allait le séparer de son enfant.

Plusieurs fois un accès convulsif précédait le somnambulisme ; celui-ci représentait la phase des attitudes passionnelles.

Le malade ayant une zone d'hyperesthésie abdominale, on put en la touchant provoquer une crise convulsive et à la fin de la crise, après les grands mouvements et les contorsions, il renouvela la scène : c'était une forme ambulatoire et prolongée de la phase passionnelle de l'hystérie [1].

Dans ce cas le somnambulisme était tantôt précédé d'un accès convulsif sur lequel il se greffait, tantôt il se manifestait seul, sans être précédé de crise. Dira-t-on dans ce dernier cas que l'accès de somnambulisme représentait à lui seul la crise d'hystérie? Nous reviendrons sur cette question qui se présente aussi à propos de l'observation suivante qui représente un cas de délire somnambulique rare, le délire galéanthropique.

Cette observation est relatée par GUINON dans son intéressante étude sur le somnambulisme hystérique [2].

Une jeune fille de 16 ans, avait depuis l'âge de 13

---

1. *Gazette hebdomadaire de médecine et de chirurgie*, 1893, page 1.

2. *Progrès médical*, 1891 et 1892.

ans tous les trois ou quatre mois environ, une crise d'hystérie convulsive sans délire.

Un jour, en jouant avec un chat, ce qu'elle faisait souvent, aimant les chiens et les chats, elle fut mordue à la main gauche, la main resta gonflée et douloureuse pendant trois à quatre jours. Dès le lendemain et pendant quinze jours, elle eut une série d'attaques convulsives. Le seizième jour, cette attaque convulsive fut suivie de ce délire spécial ; et depuis ce jour elle eut deux séries d'attaques : 1° des attaques vulgaires convulsives suivies ou accompagnées d'une phase délirante dans laquelle elle imitait le chat ; 2° des attaques de délire, non précédées de convulsions, le délire constituant toute l'attaque.

Voici la description d'une attaque de délire primitif, — La malade est debout, sa physionomie change ; son regard devient fixe ; presque aussitôt ses yeux se convulsent en strabisme convergent et brusquement elle tombe à quatre pattes ; elle court sur ses genoux et ses mains posées à plat sur le sol, la tête un peu redressée en extension ; le strabisme a cessé, le regard est mobile. Elle va, vient, passe avec agilité sous la table, entre les chaises, entre les jambes des assistants et pousse de temps en temps un léger miaulement ou le pfft ! pfft ! des chats en colère. Ensuite elle s'arrête, dispose ses doigts en griffes et gratte le pied de la table, puis le sol, puis le bas de la porte. On lui jette une boule de papier, et aussitôt, avec des mines de chatte, elle le pousse, le roule et le fait sauter. Deux ou trois minutes après, sa respiration devient un peu bruyante ; elle émet d'une voix un peu rauque quelques sons inarticulés ; alors elle cherche à mordre la jambe de M. CHARCOT, court de nouveau, passant sous la table, puis elle semble flairer les jambes des gens. Brusquement, elle reprend connaissance ;

elle se relève, l'air étonné, ne sachant ce qui vient de lui arriver. L'attaque avait duré cinq ou six minutes environ.

La malade qui avait eu une crise pareille la veille, quitte l'hôpital le même jour et n'a plus de nouvelles crises chez elle.

Mais environ sept semaines plus tard, ayant été frappée par la physionomie d'un aveugle dont les paupières battaient et qui roulaient ses yeux dans les orbites, le lendemain une attaque se produisit suivie d'une phase de délire pendant laquelle la malade imitait son aveugle.

Ces rêves somnambuliques dans lesquels le sujet change de personnalité et s'identifie avec l'image psychique qui s'impose à son cerveau, ont presque toujours leur origine dans une réminiscence de la vie antérieure.

Comme on le voit par ces exemples, les phénomènes du somnambulisme sont aussi divers que ceux des rêves mis en action par lui, rêves simples ou rêves hallucinatoires et délirants. Les phénomènes sont identiques à ceux du somnambulisme expérimental que la suggestion détermine et modifie à sa guise.

La suggestion peut d'ailleurs intervenir dans le somnambulisme des hystériques pour modifier ses hallucinations et ses actes. Je cite comme exemple un somnambule de MESNET dont la maladie fut consécutive à une balle reçue en 1870.

« Pendant son accès on lui remet à la main une canne qu'il avait laissé tomber. Il promène la main sur la poignée coudée, prend la canne pour un fusil et cela suffit pour réveiller le souvenir de la guerre. Il fait le simulacre de charger son fusil, se couche à plat, vise avec soin et tire, croyant voir une vingtaine d'ennemis imaginaires. »

Chez les somnambules expérimentaux, j'ai répété souvent de pareilles expériences.

Dans les observations qui précèdent, nous avons vu le somnambulisme s'associer aux crises d'hystérie, se manifestant dans le cours de la crise, après la période convulsive ; d'autrefois dès le début, alternant ou coexistant avec les autres phénomènes, d'autres fois il ne se déclare qu'à la fin de la crise et lui survivant ; il peut durer de quelques secondes à quelques jours, avec ou sans hallucinations.

Le somnambulisme peut être, comme dans quelques-uns des faits rapportés, l'élément prédominant de la crise, si bien qu'on peut admettre une variété d'*hystérie somnambulique* comme il existe une variété convulsive, hypnotique, dyspnéique, etc.

Si les spasmes sont passagers ou peu intenses, ou si le somnambulisme apparaît dès le début d'un sommeil hystérique, il est quelquefois difficile de dire, s'il est ou non lié à une crise d'hystérie.

Ce qui est certain, nos observations en font foi, c'est que ces accès de somnambulisme peuvent se développer chez les hystériques, en dehors des crises, sans autre manifestation de celles-ci ; et ce somnambulisme pur peut être identique à celui qui accompagne les crises.

D'autres hystériques ont des crises de convulsions

et de sommeil sans somnambulisme concomitant ; ils ont d'autrefois des crises de somnambulisme pur ; les deux manifestations ne sont pas associées.

Peut-on dire dans ces cas que ces accès de somnambulisme chez des hystériques sont des manifestations de l'hystérie et constituent des crises de cette maladie, puisqu'elles peuvent alterner avec des crises convulsives ?

Existe-t-il un *automatisme somnambulique hystérique*, comme il existe un *automatisme somnambulique épileptique*? Dira-t-on que c'est de l'hystérie larvée, comme il y a de l'épilepsie larvée ?

Pour résoudre cette question, il faudrait bien connaître le somnambulisme épileptique et savoir s'il représente toujours un accès d'épilepsie. Je crois qu'on a un peu abusé du mot épilepsie larvée. Voyons quelques faits. On connaît ceux racontés par Trousseau : « J'ai eu parmi mes amis, dit-il, un magistrat fort intelligent qui avait souvent des vertiges épileptiques. Il présidait un tribunal de province. Un jour étant en séance, il se lève subitement, murmure quelques mots inintelligibles et va dans la salle des délibérations. L'huissier le suit, le voit uriner dans un coin ; quelques minutes après, il revenait occuper son siège et écouter avec intelligence et attention les plaidoiries un instant interrompues, sans se souvenir de rien. Un autre jour, au milieu d'une discussion d'une société littéraire qui s'assemblait à l'Hôtel de Ville de Paris, il descend rapidement sur la place de l'Hôtel-de-Ville et marche quelques minutes sur le quai, évitant les voitures et les passants. Il revient alors à lui, s'aperçoit qu'il est sorti sans paletot et sans chapeau, il rentre en séance et se remet avec une parfaite lucidité d'esprit à la discussion à laquelle il avait déjà pris part, sans se souvenir de rien.

Hughlings Jackson raconte « qu'un épileptique étant chez un marchand de vin tombe sur le dos dans un état d'inconscience. Le marchand le relève. Le malade se débat et s'échappe laissant dans la boutique son chapeau et son carnet. Quelques instants après, le marchand se remet à la recherche du malade et il le retrouve à un demi-kilomètre de là. Dans son état d'inconscience, ce malade demandait son chapeau dans toutes les boutiques devant lesquelles il passait. Ce ne fut que dix minutes après qu'il revint à lui.

S'agit-il dans ce cas de crises de *vertiges épileptiques à forme somnambulique* ou s'agit-il de *fugues somnambuliques chez des épileptiques* ? Sans doute on décrit le petit mal comitial ! Un épileptique qui reste hébété, avec quelques convulsions partielles à la face, quelques mouvements automatiques dans les membres, qui fait quelques pas en tournant sur lui-même, et après quelques instants, revient à lui, a eu une petite attaque d'épilepsie.

Mais celui qui a commis un acte *complexe, ordonné*, exigeant une certaine *coordination intellectuelle et active*, qui a agi absolument comme suggestionné, obéissant à une autosuggestion impulsive mais consciente, celui qui agit, comme un vrai somnambule, tels les cas que je cite, comme exemples, a-t-il encore à ce moment un accès d'épilepsie ?

L'épilepsie, comme toutes les commotions morales, traumatismes, hystérie, émotions vives, rêves du sommeil, peut frapper la mentalité, supprimer le contrôle, et laisser à sa suite libre cours à l'automatisme conscient des rêves ou souvenirs désordonnés, actionnés par l'excitation morbide.

D'autre part *l'hystérie elle-même, avec le somnambulisme associé, peut se greffer comme nous l'avons vu sur l'épilepsie.*

Voici, par exemple, une observation de M. Revillout : « J'étais un jour dans un salon, dit-il, dans ses leçons faites à l'École pratique de Paris, en 1869, lorsqu'une personne que je savais épileptique fut prise d'un accès. C'était une *grande attaque.* Au moment où je m'attendais à voir cette personne revenir à elle, sa figure prit une expression vraiment extatique, fort belle. Bientôt ses yeux s'ouvrirent, se dirigèrent sans rien voir, de côté et d'autre ; puis avec une volubilité surprenante, la malade se mit à débiter, dans toutes les langues qu'elle savait, des phrases sans suite, et à chanter d'une voix gracieuse des fragments de divers airs. Au bout de quatre à cinq minutes, elle referma les yeux, parut dormir d'un sommeil fort calme, puis se réveilla en pleine connaissance, mais fatiguée, triste, accablée. J'appris que le plus souvent, chez elle, les accès se terminaient ainsi, lorsque la violence n'en était pas excessive et lorsque la stupeur n'était pas prolongée. »

Les détails de la grande attaque sur laquelle s'est greffée ce somnambulisme ne sont pas assez explicites pour qu'on puisse dire si c'était une attaque d'épilepsie ou une attaque d'hystérie chez une épileptique. Si un accès de somnambulisme peut à la rigueur se greffer sur un simple vertige épileptique qui a modifié, sans les sidérer, les facultés psychiques, il ne semble pas probable qu'il puisse se greffer immédiatement sur une période de coma ou de stupeur épileptique qui anéantit momentanément tout le psychisme.

Pour élucider cette question du somnambulisme épileptique, il faudrait étudier les faits à la lumière de la suggestion, ce que je n'ai pas eu l'occasion de faire suffisamment ; savoir si ces souvenirs somnambuliques en apparence éteints, peuvent parfois être réveillés comme ceux du somnambulisme spontané, expérimental ou hystérique, si le somnambule épileptique peut comme les autres être influencé par la suggestion ; il faudrait surtout voir si on peut chez lui créer artificiellement des crises de somnambulisme, comme on peut souvent le faire chez les autres. Si on constatait ces caractères de suggestion somnambulique, on en conclurait que ce n'est pas de l'épilepsie, mais du *somnambulisme chez un épileptique* ; car la crise d'épilepsie elle-même, grand ou petit mal, ne peut être provoquée, ni modifiée par la suggestion : c'est de l'automatisme pur, indépendant du psychisme.

Il est donc possible que le somnambulisme des épileptiques soit comme celui des hystériques, comme le somnambulisme ordinaire, non pas une crise larvée d'épilepsie, mais une autosuggestion active, hallucinatoire ou non, un rêve en action créé par un cerveau ébranlé par un choc émotif violent, qui a perdu son contrôle, et cet état peut se reproduire par autosuggestion émotive. C'est une psychonévrose.

Quand un accès de somnambulisme se manifeste

chez un hystérique, en dehors de toute crise, nous ne dirons pas qu'il constitue lui-même une crise d'hystérie ; nous dirons que c'est une psychonévrose, comme l'hystérie, mais autre que l'hystérie ; puisqu'elle peut survenir chez des sujets qui n'ont et n'auront jamais les crises de celle-ci ; puisqu'elle survient dans le sommeil naturel, puisqu'elle peut se développer à la suite de tout choc cérébal émotif.

C'est une psychonévrose qui, comme les autres psychonévroses, peut s'associer à l'hystérie, soit en se greffant sur une crise, soit en se montrant chez un hystérique, en dehors des crises. L'hystérique psychonerveux est susceptible de réaliser la psychonévrose somnambulisme, comme il réalise la contracture, l'aphonie, la cécité, l'hallucination pendant les crises ou dans leur intervalle. Le psychonerveux non hystérique la réalise également.

Pour conclure, *je répète que des phénomènes psychonerveux somnambuliques peuvent faire partie du dramé complexe qui constitue ou accompagne la crise d'hystérie.*

Mais un accès de somnambulisme par cela seul qu'il a lieu chez un hystérique, ne doit pas prendre le nom d'hystérie, pas plus qu'une contracture, une anesthésie, une aphonie nerveuse, une hallucination.

C'est au somnambulisme hystérique aussi que la plupart des auteurs rattachent ces états singuliers dans lesquels un sujet change pendant un temps variable de caractère, d'habitudes, de sentiments, de manière de vivre, de modalité psychique, d'état de conscience. Puis, lorsqu'il est revenu de nouveau à son état de conscience normal, il a oublié ce qui s'est passé pendant cette période de son existence, alors cependant que pendant cette période, il n'avait pas perdu le sentiment de son identité, n'avait ni délire, ni hallucination, mais paraissait normal. Cet état peut se répéter périodiquement à la suite de crises d'hystérie plus ou moins accentuées. Il constitue comme une double vie, ce qu'on a appelé la *double personnalité, le dédoublement de la conscience ou de la personnalité, la condition seconde.*

Mais s'agit-il toujours dans ces cas d'un état de somnambulisme ?

Rappelons à ce point de vue les observations les plus connues, celles qui ont servi à tous les auteurs à démontrer cette seconde conscience.

La plus connue est celle de la célèbre Felida, observée pendant plus de trente ans par le Pr Azam, de Bordeaux.

Félida a deux états de conscience. Dans son état normal, elle est triste, sérieuse, accusant mille douleurs, indifférente pour tout ce qui n'est pas en rapport avec ses souffrances, les sentiments affectifs peu développés, la volonté très arrêtée, le travail très acharné.

Dans son état second, tout paraît différent : sa physionomie respire la gaîté ; elle se plaint à peine de ses douleurs ; elle vaque aux soins ordinaires du ménage, sort, circule, fait des visites. Son caractère est complètement changé ; de triste, elle est devenue gaie et sa vivacité touche à la turbulence ; son imagination est plus exaltée ; pour le moindre motif, elle s'émotionne en tristesse ou en joie ; d'indifférente à tout, ce qu'elle était, elle est devenue sensible à l'excès.

Dans cet état, elle se souvient parfaitement de tout ce qui s'est passé pendant l'état normal, mais dans celui-ci, elle ne se souvient pas de ce qui s'est passé pendant l'état second. Cette amnésie la rend très malheureuse et elle cherche et elle arrive auprès des personnes qui ne la connaissent pas à dissimuler cette infirmité.

Dans l'état second, elle se laisse séduire, devient grosse, parle de sa situation sans inquiétude, sans tristesse ; tandis que quelque temps après, se trouvant dans l'état de condition première, accusant un gonflement du ventre et des malaises dont elle ne soupçonne pas la cause, ni la nature, quand on lui apprend sa grossesse, elle a une commotion nerveuse avec crises convulsives.

D'ailleurs dans ces deux états, elle a son intelligence parfaite, sans délire, ni hallucinations.

Les deux conditions ne diffèrent que par des modifications de caractère, d'instincts, de sentiments, d'idées. Dans la vie seconde, on lui donne un chien qui s'habitue à elle et la caresse chaque jour. Dans la vie normale, si le chien le caresse, elle le repousse avec horreur ; elle ne l'a jamais vu ; c'est un chien errant, entré par hasard chez elle.

Dans la condition seconde, elle croit que son mari a une maîtresse et se répand en menaces contre elle. Quelques temps après, revenue à l'état normal, elle rencontre cette femme, et ignorant tout, la comble de prévenances et de marques d'amitié.

Peu à peu la durée des périodes de condition seconde a augmenté et existe des journées entières. Enfin cet état est devenu presque continu ; l'état normal avec sa perte de souvenirs si caractéristique n'apparaît plus qu'après des intervalles de quinze jours à trois semaines et ne dure que quelques instants.

La cause déterminante de ces changements de conscience a été l'hystérie survenue à quatorze ans pendant la période de croissance. C'est après dix minutes de sommeil hystérique qu'elle ouvrait les yeux et se réveillait en condition seconde. Plus tard le sommeil nerveux avec analgésie devient plus court, ne dure plus que 2 ou 3 minutes, ou même un instant seulement. D'ailleurs de dix-neuf à vingt-quatre ans, elle eut des accidents nerveux, crises convulsives, léthargie, paralysies partielles, et toute une série de psychonévroses.

Peut-on dire dans ce cas que l'état second soit un état somnambulique ? Dans cet état elle est très éveillée, a toute son intelligence, est plus gaie, plus vive, plus active qu'à l'état normal, et elle se souvient parfaitement de ce qui s'est passé antérieurement.

Il n'y a ni hallucination, ni obsession, ni auto-suggestion ; elle ne rêve pas ; elle a son contrôle ; ce n'est pas du somnambulisme. C'est un changement de caractère, avec amnésie consécutive ; et c'est cette amnésie qui frappe et déroute.

Voici résumée l'observation relatée par LADAME, de Genève.

Il s'agit d'une jeune fille de vingt-sept ans. Dans sa première enfance, à la suite d'une grande frayeur provoquée par un incendie, elle devint somnambule, s'échappant quelquefois de son lit pour aller dans la cuisine ou dans les corridors où il fallait la chercher. Ces accès assez fréquents ont duré pendant son adolescence.

A Vienne, où elle travaillait comme couturière, elle

eut une vive émotion par un commencement d'incendie provoqué par une lampe allumée qu'elle avait renversée.

Elle eut une attaque de sommeil qui dura deux jours et demi. Rentrée à Genève, ces attaques se répétèrent; et on s'aperçut alors qu'au réveil de ces attaques, il y avait chez elle un état second différent de l'état normal, avec un autre caractère. Les attaques se répètent à la moindre émotion et s'accompagnent pendant vingt à vingt-cinq minutes environ d'un tremblement léger de tout son corps. Cet état second consécutif à la crise, fut un jour provoqué par une altercation avec son fiancé et dura une journée entière. Dans cet état, elle change complètement de caractère.

Douce, aimable et un peu molle à l'état normal, elle devient impatiente, méchante, impétueuse, mais active et travailleuse. Elle mange avec meilleur appétit et digère mieux qu'à l'état normal. Elle chante, joue du piano, prend part à la conversation, riposte mieux et plus hardiment, a la main leste, ne supporte pas les contradicteurs, distribue généreusement des taloches.

Revenue à l'état normal, elle ne se rappelle absolument rien de ce qu'elle a dit ou fait pendant l'état second; elle ne veut jamais croire aux propos violents qu'elle a tenus ou aux actes de colère qu'elle a commis quand on voulait la contrarier.

Dans l'état second, sa mémoire est entière pour tout ce qui lui est arrivé auparavant dans l'état analogue et dans l'état normal. Mais il lui arrive souvent de ne pas reconnaître les personnes qu'elle connaît dans l'état normal; ainsi quelquefois elle ne reconnaît pas son médecin.

Le Dr LADAME est arrivé à guérir cet état par la suggestion.

Dans ce cas comme dans le précédent, il n'y a

qu'un changement de caractère dans les deux états ; aucune autosuggestion, ni obsession.

Cela n'est pas, je pense, du somnambulisme ; il y a une transformation profonde de la personnalité consciente indiquée par ce fait qu'elle ne reconnaît quelquefois pas dans l'état second les personnes qui lui sont familières.

Mais un changement de caractère avec de l'amnésie partielle suffit-il à constituer le somnambulisme ?

Voici une troisième observation bien connue[1], que je résume.

Une jeune fille très nerveuse avait des crises d'hystérie. Un jeune médecin la traita par le magnétisme. Elle guérit, se maria contre son gré avec un mari frivole et débauché, eut de nouvelles crises de nerfs et eut de nouveau recours au jeune médecin qu'elle aimait.

Le magnétisme n'eut d'abord aucun effet : les attaques persistèrent et s'accompagnaient d'extase. La malade prenait une pose suppliante ou inquiète ; ses yeux égarés et hagards se fixaient dans le vague et se remplissaient de tendresse.

Un jour, au milieu d'une séance de magnétisme, elle tomba dans un état second, les yeux fermés, pendant lequel elle put, durant une heure et demie, converser avec le docteur. Au réveil, elle ne se souvenait de rien, étonnée d'avoir dormi.

Le lendemain, au début d'une attaque, le docteur put de nouveau mettre Mme de B... en état second. Depuis, tous les jours la même transformation se pro-

---

1. *Le Magnétisme, vérités et chimères de cette science occulte,* par le Dr BELLANGER. Paris, 1854.

duisit. Les accès subséquents au lieu d'être distants de 24 heures devinrent plus rapprochés et se montrèrent plusieurs fois dans le même jour et la même nuit. Chaque accès d'hystérie était transformé par le médecin en somnambulisme doux et paisible. Sous cette influence les accès devinrent plus rares, moins violents et finirent par se réduire à quelques troubles nerveux qui se transforment facilement en somnambulisme.

Dans la vie somnambulique (ou plutôt de condition seconde, car le somnambulisme ne me paraît pas démontré) Mme de B... était câline, causait tranquillement, soutenait la conversation, racontait, riait, plaisantait ; et si elle n'avait pas eu les yeux fermés, on aurait cru à son état normal. Cependant elle était plus impressionnable, susceptible même, supportant difficilement la contradiction, alors que dans la vie ordinaire elle avait la douceur d'un ange.

Elle avait en outre des caprices, des envies presque irrésistibles ; elle allait au piano et jouait quelques morceaux ; d'autres fois il lui prenait fantaisie de faire une grande toilette ; elle cherchait ses atours, ses bijoux. Elle s'habillait, dansait avec le docteur, puis se déshabillait, replaçait chaque chose à sa place. Quelquefois elle se livrait à des excentricités, grimpait sur les meubles, les cheminées, sans rien déranger. Cet état de conscience transformait son caractère, la rendait susceptible, irritable, présomptueuse, alors que dans la vie normale elle était modeste et réservée.

Pendant un de ces accès, elle fit à son médecin l'aveu de l'amour qu'elle avait pour lui ; elle s'était mariée contre son gré. Le médecin devint l'amant de Mme de B... pendant sa condition seconde.

Dans son état normal, elle n'avait souvenir de rien. Devenue enceinte, elle n'avait aucun soupçon de sa grossesse, n'ayant plus eu de rapports avec son mari et sûre de n'avoir pas manqué à ses devoirs. On attribuait ces malaises à une maladie insolite. Dans l'état second, elle savait ce qui en était et ne s'inquiétait pas trop de la situation. Quand finalement la malheureuse femme découvrit la nature de son mal, l'anxiété fut extrême, sa tête s'égara ; elle crut aux esprits, aux maléfices. Au terme de sa grossesse, l'aliénation fut complète et nécessita son transfert dans une maison de santé.

Elle guérit toutefois ; ses attaques disparurent. Elle ne revit que quelques années plus tard le docteur et ne soupçonna pas qu'il avait été le héros d'une aventure dont elle avait été la victime.

Dans ce cas, les crises d'hystérie avec extase somnambulique étaient enrayées par l'influence du médecin et faisaient place à un état second.

Cet état second peut-il être appelé somnambulisme ? Il n'était caractérisé que par un changement de caractère, une impulsivité plus grande et de l'amnésie consécutive. La malade causait, riait, plaisantait, faisant seulement quelques excentricités, dues à son impulsivité naturelle, mais elle gardait toute sa raison et n'était dominée par aucune suggestion active prédominante.

Il s'agit là encore d'un état de conscience modifiée plutôt que d'un état somnambulique.

On comprend d'ailleurs que dans cet état de condition seconde puissent se développer comme dans l'état de conscience normale, des autosuggestions actives d'actes, d'émotions, ou d'hallucinations, et alors cette condition seconde se confond avec le vrai somnambulisme, dont nous avons rapporté des observations.

Tel est le cas relaté par GARNIER d'un jeune homme qui dans cet état déménage complètement une boutique de brocanteur et transporte successivement les objets mobiliers dans la cour de la maison.

Telle est encore l'histoire que j'ai relatée[1] et que je résume ici, d'un jeune homme de 16 ans, qui dans un accès de fugue somnambulique, après avoir touché un chèque pour son père au Crédit lyonnais de B..., prit le train pour Marseille, ayant perdu le sentiment de son identité, se croyant un personnage de roman. Au bout de trois jours, il fut découvert à Marseille par son cousin, et comme il niait son vrai nom et ne reconnaissait pas ce cousin, il fut amené par lui à la Sûreté. Là, pressé de questions, il sortit de son somnambulisme et reconnut son identité. Mais à ce moment, il fut pris d'une convulsion tellement violente que quatre hommes ne purent le maintenir. La crise dura une heure. Puis elle fut suivie d'un sommeil hystérique qui dura quatre jours, pendant lesquels il peut se nourrir. Il se réveille enfin, sans se souvenir de tout ce qui s'était passé depuis qu'il avait quitté le Crédit lyonnais.

Dans ce cas la fugue somnambulique a précédé la crise. C'est au moment où le malade, par l'intervention suggestive de la Sûreté, revint au sentiment de son identité et se trouva vivement impressionné par la réalité, que l'émotion a provoqué la crise d'hystérie consécutive.

Voilà des actes somnambuliques, d'autosuggestion

---

1. *Hypnotisme et Suggestion*, 3e édition, page 187.

impulsive et active développés pendant la condition seconde.

Mais dans les précédentes observations, les sujets ne présentent aucun phénomène anormal qu'on puisse qualifier de délire ou d'hallucination ; c'est une autre manière de sentir et de penser, mais qui est aussi rationnelle que leur première manière, et n'a pas d'allure pathologique apparente.

On voit en quoi ma conception diffère de celle généralement admise. Certains sujets, sous l'influence d'une crise d'hystérie, d'un traumatisme, d'une épilepsie, d'un choc moral, ou sans cause connue, présentent une modification dans leur modalité mentale qui persiste un temps variable. Cette modification peut se répéter périodiquement, provoquée par la même cause ou par autosuggestion émotive ; elle est chaque fois suivie d'amnésie.

Si le sujet ainsi modifié dans sa mentalité, ses idées, son caractère, ses sentiments, garde toute sa raison et son contrôle, s'il ne présente aucune manifestation insolite d'idées ou d'actes, s'il n'est dominé par aucune autosuggestion active, s'il ressemble, sauf le changement de caractère, à un individu normal, je n'appelle pas cela du somnambulisme, mais une *modification simple de l'état de conscience*. Si au contraire, il a dans cet état nouveau des idées extravagantes, des hallucinations, s'il se livre à des actes insolites, s'il paraît dominé par des suggestions qui le concentrent et rétrécissent le champ de son activité psychique, nous dirons qu'il a une *modification d'état de conscience avec somnambulisme*.

Ces observations de modification simple de conscience avec changement de caractère et de sentiments ne paraissent si singulières qu'à cause de l'amnésie qui les dramatise, en donnant l'idée de deux consciences, de deux vies distinctes. Supprimez l'amnésie complète dans les trois observations relatées, supposez que les sujets aient conservé à l'état normal le souvenir de ce qui s'est passé dans leur état second, ces faits perdraient leur physionomie étrange et dramatique; ils ne frapperaient pas l'attention et on ne songerait pas à les classer à part et à les différencier des faits de la vie courante.

N'avons-nous pas tous des états de conscience multiples qui peuvent se systématiser et se régulariser par des causes diverses ?

Un tel sous l'influence de certaines émotions ou de certaines impressions change de caractère, n'est plus le même, devient susceptible, ombrageux, colère; il va même jusqu'à divaguer et se livre à des actes qui jurent avec son état d'âme habituel; et cette modification survit quelque temps à la cause provocatrice. Après un temps variable, sa bonne nature revient; souvent il n'a pas le sentiment bien net de la transformation qui s'était opérée dans son être intime.

Tel autre habituellement gai, vif, actif, entreprenant, devient, sans cause appréciable, triste, indolent, sans ressort, sans volonté. Après un certain temps, il reprend son activité première et sa gaieté expansive; et ces changements de mentalité peuvent alterner à des périodes variables, constituant comme une ébauche de psychose circulaire! Il a, comme on dit, ses lunes! Tant il est vrai que la maladie ne crée rien de nouveau ; la psychologie normale se retrouve dans la psychologie pathologique !

Tous les degrés d'ailleurs peuvent exister de conscience modifiée depuis un simple changement d'humeur que l'entourage immédiat seul perçoit, jusqu'à une transformation complète de la mentalité ! Les degrés intenses seuls frappent notre attention ; les degrés légers nous échappent et nous attribuons à l'humeur capricieuse du sujet, dit lunatique, ces modifications de conscience dues à un dynamisme cérébral dont la cause nous est inconnue.

Ne sommes-nous pas tous psychiquement et moralement tributaires de toutes les influences de notre milieu intérieur et du milieu extérieur. Nos rêves, nos lectures, nos réminiscences, notre digestion, notre circulation, la température, l'état barométrique et hygrométrique, le soleil, la pluie, la neige, la présence de personnes sympathiques ou antipathiques, les événements de la vie, tout réagit sur notre âme, tout modifie notre état de conscience ; et certaines âmes ont une idiosyncrasie spéciale qui les rend particulièrement sensibles à certaines influences.

Que de femmes, à chaque période menstruelle, présentent une transformation étrange ; douces, bonnes, raisonnables normalement, elles peuvent devenir capricieuses, fantasques, anxieuses ; il en est qui ont des perversions instinctives et commettent des actes répréhensibles ! Puis l'époque terminée, elles redeviennent elles-mêmes.

Ces modifications de conscience, si fréquentes dans la vie, chez tout le monde, mais plus accentuées et même un peu périodiques chez certaines personnes, nous frappent surtout quand elles sont suivies d'amnésie, quand le sujet, revenu à l'état normal, ignore ce qu'il a fait pendant cette période.

C'est alors seulement que nous disons : double personnalité. Quand le souvenir persiste de l'un à l'autre état, nous ne voyons rien d'étrange à ces modifications.

Mais l'amnésie suffit-elle en réalité pour établir une distinction fondamentale?

L'amnésie peut survenir chez certaines personnes à la suite de perturbations morales et psychiques diverses; elle peut survenir chez certains; elle ne survient pas chez tous; elle n'est pas obligatoire.

Certains typhiques après leur convalescence ne se rappellent pas ce qui s'est passé les premiers jours de leur maladie, alors que leur intelligence était parfaite; cette amnésie peut même embrasser une certaine période qui a précédé l'invasion de la maladie; elle est *rétrograde*.

Certains sujets dans un accès de colère se sont livrés à des voies de fait, ont vociféré, brisé, battu. Une fois revenus au calme, ils ont perdu le souvenir de ce qu'ils ont fait. Mais la plupart conservent ce souvenir.

Parmi les sujets soumis à des suggestions expérimentales d'actes et d'hallucinations, les uns se souviennent, les autres ont perdu le souvenir; et cette amnésie peut être rétrograde. Il en est de même des somnambules naturels ; certains ont un souvenir vague et incomplet, d'autres ont un souvenir parfait, d'autres enfin ignorent tout.

Parmi les hystériques, les uns se souviennent de

tous les actes de leur crise, les autres croient avoir dormi et ne se souviennent de rien.

J. Falret cite le fait suivant. « Entre deux attaques d'épilepsie complète ou incomplète, le malade revient à lui ; il entre en communication avec les personnes qui l'entourent, se livre à des actes qui paraissent commandés par sa volonté, il semble en un mot rentré dans son état normal. Puis l'attaque épileptique recommence ; et lorsqu'elle a cessé, on constate que le malade n'a conservé aucun souvenir des paroles ou des actes qui ont eu lieu dans l'intervalle des deux accès. Un fait analogue se produit quelquefois dans le rêve : réveillé au milieu d'un rêve, on se lève, on s'entretient avec les personnes présentes, on se livre à des actes habituels qui nécessitent l'intervention de la volonté ; puis on s'endort. On reprend son rêve interrompu, et, chose étonnante ! au réveil, on se souvient du rêve, mais on n'a aucun souvenir de l'intervalle intercalé entre les deux périodes de sommeil. »

Ces faits montrent que toutes les perturbations mentales produisant une modification d'état de conscience peuvent être suivies ou non d'amnésie. Mais l'état de conscience modifiée sans amnésie consécutive est le même phénomène que celui avec amnésie, de même que l'hallucination ou le rêve dont on a conservé le souvenir est la même hallucination ou le même rêve que celui dont ce souvenir est effacé. La crise d'hystérie avec amnésie est la même crise que celle sans amnésie. On a vu des alcolisés, sous l'influence de l'excitation alcoolique, commettre des actes impulsifs dont une fois dégrisés ils perdent le souvenir; d'autres le gardent. Cela est cependant la même physiologie cérébrale.

L'amnésie est d'ailleurs complète ou incomplète. Mais que l'amnésie existe ou n'existe pas après une modification de conscience due à un choc physique, émotif, hystérique, suggestif ou autosuggestif, la modification n'en existe pas moins. L'amnésie est un fait psychologique fréquent, mais non constant, à la suite d'un nouvel état de conscience, avec ou sans somnambulisme.

On dira cependant que cette doctrine n'explique pas tous les faits de double personnalité. L'amnésie dans certains cas a un caractère spécial qui n'est pas celui de l'amnésie simplement émotive laquelle en général se dissipe après un certain temps et ne se reproduit pas périodiquement avec la conscience modifiée, sans nouvelle émotion.

Comment interpréter, par exemple, cette ancienne observation de la dame américaine de MAC NISH relatée partout[1] ?

Une jeune femme instruite est prise tout d'un coup d'un sommeil profond qui dure plusieurs heures. A son réveil, elle avait oublié tout ce qu'elle savait; sa mémoire n'avait conservé aucune notion ni des mots, ni des choses ; il fallut tout lui enseigner de nouveau ; elle dut réapprendre à lire, à écrire, à compter, ce qu'elle fit très rapidement ; peu à peu elle se familiarisa avec les personnes et les objets de son entourage qui étaient pour elle comme si elle ne les avait jamais vus. Elle était ainsi depuis plusieurs mois, lorsqu'elle fut sans cause connue prise d'un sommeil analogue au

---

1. MAC-NISH, *Philosophy of sleep*, p. 215.

premier. A son réveil, elle se retrouve dans son état normal, sans se souvenir de ce qui s'était passé dans l'intervalle ; l'état normal ou ancien ignorait l'état nouveau. Pendant plus de quatre ans elle a ainsi présenté périodiquement ces phénomènes, comme deux vies différentes qui n'avaient aucun souvenir l'une de l'autre.

Dans la vie normale elle se rappelle tout ce qu'elle a appris ; dans la vie seconde ou nouvelle, elle ne sait que ce qu'elle a appris depuis son premier sommeil. Elle a habituellement une belle écriture ; dans l'état second, son écriture est mauvaise, gauche, comme enfantine ; elle n'a eu ni le temps ni les moyens de la perfectionner.

Azam relate une observation analogue, résumée ainsi par Guinon :

C'est un garçon de 12 ans, bien élevé, à sentiments religieux très développés. Il avait depuis longtemps une toux nerveuse rebelle. Le 5 janvier 1871, dans un accès de toux plus violente que d'habitude, on essaie de l'éthériser ; mais cette tentative exaspère les phénomènes nerveux et des attaques convulsives suivies de paralysies nerveuses apparaissent.

En même temps l'enfant perd complètement la notion du passé. Il ne sait plus ni lire, ni écrire, ni compter ; il cause mal et a totalement oublié ce qu'on lui a enseigné. Il ne reconnaît plus les personnes qui l'entourent, sauf son père, sa mère, et la religieuse qui lui donne des soins. Cependant il sait bien marcher et même monter à cheval et conduire. Cette première crise dure 20 jours. Puis tout cesse et l'enfant revient à son état antérieur.

Quelques jours après, retour des accidents convulsifs, et à leur suite de l'état d'amnésie comme précédemment. Cette fois cet état se prolonge pendant deux mois, puis guérit. Après huit mois d'état normal, les phénomènes convulsifs reparaissent, bientôt suivis d'une période d'état second qui dura un peu plus d'un mois. Enfin une troisième crise analogue, d'une durée de trois semaines, revint encore dans les mêmes conditions après deux mois de bonne santé.

Voilà donc deux observations dans lesquelles la modification de conscience consécutive à une crise d'hystérie est caractérisée par une amnésie presque absolue des faits courants de la vie antérieure, mêmes de notions ..milières au sujet depuis l'enfance.

Les observations de ce genre sont excessivement rares; elles datent d'une époque où la suggestion et l'autosuggestion n'étaient pas connues.

Il s'agit là d'une exagération du phénomène amnésie. A la suite des chocs émotifs, traumatiques ou hystériques, existe souvent de l'amnésie totale ou partielle, ordinairement passagère. Le sujet ne retrouve plus ses souvenirs. Au bout d'un certain temps, ils se reconstituent; le sujet redevient lui-même. Mais on comprend que certains conservent par autosuggestion leur impression d'amnésie, alors que le choc cérébral émotif a disparu. Il en est alors de cette amnésie, comme de certains autres symptômes, anesthésie, contracture, paralysie, cécité psychique qui peuvent survivre à la crise, entretenus par le sensorium. Ce sont comme nous avons vu des illusions psychiques justiciables de la psychothérapie, bien que parfois très tenaces.

L'anesthésie, la contracture, la paralysie, la cécité

ne sont que des créations de l'esprit qui n'ont pas de réalité objective ; il en est sans-doute de même de l'amnésie. Nous avons vu que le sujet sent et voit, alors qu'il croit ne pas voir, ne pas sentir, mais il efface les impressions perçues. De même il efface ses souvenirs, qui restent latents. Ce garçon qui ne savait plus ni lire, ni écrire, qui par autosuggestion effaçait ces notions qu'il continuait à croire perdues, montait cependant bien à cheval, parce qu'il avait sans doute oublié d'effacer cette notion d'exercice automatisé. Nos deux sujets continuaient à faire les mouvements complexes de la marche, des travaux manuels, à manier la cuiller et la fourchette, etc. ; et cependant l'action d'écrire et de lire est aussi automatique, bien que d'un ordre plus intellectuel ; et les sujets croient n'avoir oublié que ces choses de l'esprit.

Peut-être aussi que de même que l'anesthésie, l'amnésie peut se perfectionner et se systématiser par l'exploration suggestive médicale. Nous avons vu combien une hypo-esthésie étudiée par le médecin devient facilement, à son insu, hémi-anesthésie complète sensitivo-sensorielle chez les sujets suggestibles. N'en est-il pas de même d'une amnésie passagère qui se complète et devient persistante, grâce à l'entourage qui l'observe et l'étudie avec intérêt, et l'inscrit davantage dans le psychisme suggestif du sujet ?

Je n'ai pas observé moi-même assez de faits de ce genre pour avoir pu les étudier à la lumière de la suggestion.

CHAPITRE XIII

DE LA FOLIE HYSTÉRIQUE

Constitution dite psychopathique hystérique. — Mentalité hystérique. — Troubles psychiques passagers. — Folie hystérique ou psychonerveuse.

Dans un chapitre précédent, j'ai parlé des stigmates mentaux attribués, à tort selon moi, aux hystériques. Je reviens sur ce sujet qu'il faut envisager de nouveau, à propos des psychoses dites hystériques.

La plupart des médecins, pour ne pas dire tous, admettent une anomalie mentale primitive qu'on a désignée sous le nom de *constitution psychopathique hystérique*[1], caractérisée par les stigmates que j'ai signalés.

L'hystérie serait une forme de la dégénérescence mentale, disent les uns, avec JOFFROY. L'hystérie et la dégénérescence mentale seraient deux états très distincts, mais voisins et souvent associés, pensent les autres, avec Gilbert BALLET. Ce serait un infantilisme psychique, d'après DUBOIS, de Berne. Ce serait une simple amplification de la mentalité féminine habi-

[1]. ZIEHEN. *Psychiatrie*, 1908. — LARUELLE. Les Psychoses hystériques. *Rapport au Congrès de Neurologie et de Psychiatrie de Gand*, 1908.

tuelle, d'après FALRET et FRANCOTTE. Suggestibilité excessive, instinctivité, impulsivité, anomalie des instincts, surtout des instincts sexuels, aptitude au mensonge ou mythomanie, instabilité mentale, tendance aux rêves, mobilité extrême des sentiments, variabilité des états affectifs, sympathie, antipathie, colère, angoisse, tristesse, actes incohérents, impulsifs, etc. voilà avec les stigmates nerveux ce qui caractériserait la constitution psychopathique des hystériques. Chaque auteur a d'ailleurs modifié suivant son impression personnelle les traits de ce tableau.

Beaucoup de sujets réalisant complètement ou incomplètement cette mentalité, n'ont aucune crise d'hystérie. Mais comme celle-ci n'est pas nécessaire, dit-on, pour définir la maladie, cette mentalité plus ou moins accusée suffirait à signer le diagnostic, surtout lorsqu'elle est associée aux stigmates, et l'on sait que ces stigmates sont faciles à fabriquer à l'insu du médecin par son exploration suggestive.

Tant que l'hystérie est considérée comme une maladie générale psychique de déséquilibrement et de désagrégation, greffée sur une psychopathie constitutionnelle, il fallait naturellement synthétiser les éléments qui constituent cette mentalité spéciale et on a étiqueté hystériques tous et surtout toutes les deséquilibrées morales, avec ou sans crises.

Ce qui a pu aussi accréditer cette opinion, c'est que les sujets impulsifs, instinctifs, mobiles, qui ont les impressions très vives, qui ont plus d'émotivité que de contrôle, sont en général des psychonerveux, chez qui toutes les émotions, ou certaines émotions se donnent libre cours et déterminent parfois des réactions psychodynamiques variables excessives, non réprimées à cause de la prédominance de l'automatisme sur le contrôle. De là des psychonévroses diverses, douleurs excessives, impotences fonctionnelles, paralysies, anesthésies, contractures, spasmes, aphonie, bégaiement, hallucinations, etc., psychonévroses passagères ou durables, ou sujettes à récidives par représentation mentale ou autosuggestion émotive. Parmi ces psychonévroses se trouve la crise d'hystérie.

Ce n'est pas parce qu'ils sont psychonerveux ou hystériques, qu'ils ont la mentalité dite hystérique, qu'ils sont instinctifs, impulsifs, mobiles, etc. C'est parce qu'ils ont cette impressionnabilité, cette psychophysiologie cérébrale particulière, qu'ils peuvent être sujets à certaines psychonévroses, et à l'émotivité hystérogène.

Mais cette modalité mentale, très variable dans ses allures, très répandue, existe souvent sans crises d'hystérie, chez des sujets qui ne sont pas hystérisables ; et la plupart de celles qui le sont, n'ont aucun des caractères de cette constitution psychopathique. Que de femmes bien douées au point de vue moral et intellectuel, qui ne sont pas dégénérées, qui savent se conduire, qui n'ont aucune anomalie instinctive, qui sont d'une impressionnabilité moyenne, peuvent, à un moment donné, dans des circonstances spéciales, répondre à une émotion par une crise de nerfs, et rééditer ces crises par représentation mentale, jusqu'à ce que la psychothérapie leur ait appris à maîtriser leur émotivité et à réprimer la réaction hystérogène !

Je conclus donc, m'appuyant sur une longue observation, que *la crise d'hystérie n'exige pas une constitution psychopathique spéciale, ni une dégénérescence mentale,* c'est, je le répète, une réaction psychodynamique spéciale vis-à-vis de certaines émotions, réaction que peuvent présenter des sujets n'ayant aucune mentalité spéciale, aucun stigmate de dégénérescence, mais simplement une certaine impressionnabilité nerveuse.

De nombreux troubles psychiques appartiennent aux diverses variétés de l'attaque d'hystérie. Le délire, les hallucinations, le somnambulisme, les modifications de conscience, pendant la crise ou succédant à la crise, sont des perturbations cérébrales, des psychoses produites par le choc émotif qui trouble l'idéation et l'affectivité, comme il trouble la motilité et la sensibilité. Ces psychoses font partie intégrante de l'attaque ; ce sont des manifestations psychonerveuses psychiques qui s'ajoutent aux autres symptômes psychonerveux, sensitifs, moteurs, sensoriels, viscéraux, dont l'ensemble complexe et variable constitue le syndrome crise ; toutes manifestations passagères, simples dynamismes cérébraux, en général justiciables de la psychothérapie.

Outre ces troubles psychiques passagers, inhérents à la crise, existe-t-il une psychose spéciale, prolongée, indépendante des crises, ayant des caractères déterminés et qu'on peut appeler folie hystérique?

La conception même que j'ai donnée de l'hystérie envisagée comme simple attaque de nerfs, répond à cette question. Mais on peut se demander si ces attaques peuvent elles-mêmes engendrer une maladie mentale persistante qui serait une folie posthystéri-que. On peut se demander encore si, indépendamment des crises, il existe une *folie psychonerveuse,* une psychonévrose cérébrale, qui comme les autres psychonévroses, contracture, anesthésie, aphonie, paralysie psychique, pourrait exister chez les sujets hystérisables ou non, associée aux crises, alternant avec elles ou avec d'autres psychonévroses, sans crises ; ce serait, comme l'hystérie elle-même, une des manifestations possibles de la diathèse psychonerveuse qui peut devenir une maladie à psychonévroses. La question pour nous se pose donc dans ces termes : *Existe-t-il une folie psychonerveuse?* C'est dans ce sens que nous entendons le mot folie hystérique des auteurs qui étendent le mot d'hystérie à toutes les manifestations psychonerveuses.

Les anciens aliénistes, Morel et Moreau, de Tours, admettent une folie à diverses formes, hystérique, Moreau l'appelle névropathique, qui associe à son délire polymorphe des phénomènes nerveux propres à l'hystérie ; mais cette folie n'a pas de caractère spécial.

L'École de la Salpêtrière n'admet pas la folie hystérique. Pour elle ce n'est qu'une folie de dégénérescence évoluant chez une hystérique et empruntant à cette névrose certains de ses symptômes.

Colin, qui dans sa thèse inaugurale en 1890, soutient cette opinion, conclut en ces termes : « Il n'y a pas à proprement parler, de folie hystérique. Lorsque les hystériques deviennent aliénés, leur délire n'a rien de caractéristique. Il s'agit d'une combinaison

de l'hystérie et de la dégénérescence mentale héréditaires. » Cependant Krafft-Ebing admet, outre la
dégénérescence mentale, une manie et une mélancolie hystériques.

Pour Kraepelin, la folie hystérique trouve sa condition essentielle dans la constitution psychopathique
héréditaire dont elle n'est que l'expression. La question reprise au Congrès des médecins aliénistes et
neurologistes français en 1894 resta indécise. Gilbert
Ballet, dans son rapport, sans nier absolument la
folie hystérique, conclut que les arguments des auteurs en faveur de son existence n'entraînent pas la
conviction et demandent de nouvelles recherches.

Au Congrès des neurologistes et psychiâtres bel-
ges en 1908, la question reste plus indécise encore.
Blondel résumant les débats, dit : « De la discussion
que nous venons d'entendre, il résulte que l'accord
tend de plus en plus à se faire pour nier l'existence
de la folie hystérique. »

Dans un livre important et bien documenté « La
folie hystérique », 1910, Mairet et Salager admettent de par l'observation clinique, qu'il existe bien
une folie hystérique ayant une allure caractéristique.

On voit combien les opinions sont diverses. La
fausse conception de l'hystérie considérée comme
une mentalité spéciale, devait la faire envisager logiquement comme une candidature à l'aliénation mentale ; et cependant, malgré cette idée préconçue, la
plupart des aliénistes actuels, se rendant à l'observation des faits, mettent en doute l'existence de la
folie hystérique.

Si un certain nombre d'aliénés peuvent avoir des

crises hystériformes ou d'autres symptômes psychonerveux, cela tient, nous le savons, à ce que les idées
anxieuses, obsédantes ou hallucinatoires des maladies mentales créent l'anxiété hystérogène ou psy-
chonévrogène. C'est toujours la frayeur, la fureur,
l'angoisse, etc., qui déclenchent la réaction psychody-
namie hystérie. De ce qu'un aliéné présente des phénomènes hystériques ou psychonerveux, il ne faut
donc pas conclure que son aliénation est fonction de
l'hystérie ; c'est le contraire qui est la vérité. Déjà dès
le début de la maladie mentale, avant qu'elle ne soit
confirmée, mélancolie, délire de persécution, manie,
dépression, hypocondrie, démence précoce, des idées
anxieuses peuvent obséder le malade et devenir hystérogènes, si bien qu'on est exposé à considérer cette
hystérie comme manifestation prodromale de la psychose, alors qu'elle en est déjà la conséquence.

C'est ainsi qu'on a décrit un syndrome hystérique
qui pourrait constituer le stade prémonitoire de la démence précoce : « Une constitution psychopathique,
dit LARUELLE, peut-elle se révéler primitivement sous
la forme d'un syndrome hystérique, secondairement
sous celle de démence précoce ? Toutes deux seraient
l'expression d'une dégénérescence mentale native. »
« Il existe, dit encore LARUELLE, des cas de troubles
mentaux diagnostiqués hystériques et ne pouvant
être interprétés autrement » qui, après un temps plus
ou moins long, se transforment et se complètent dans
le sens de la démence précoce. KRAEPELIN pense qu'il
y a beaucoup de « Dämmerzuslände », états crépus-
culaires ou d'obnubilation hystérique, que l'on voit
évoluer en démences précoces, si on se donne la

peine de les observer assez longtemps. » N'est-il pas
certain, d'après tout ce qui précède, que cet état
mental dit Dämmerzusland est déjà symptôme de
démence précoce et non d'hystérie, et que si quelques
symptômes hystériformes y sont associés, ils sont
d'origine émotive et ont dérouté le diagnostic. La lecture des observations est démonstrative.

Dans toutes les maladies mentales, comme dans
toutes les maladies à manifestations émotives, l'hystérie est un épiphénomène surajouté ; il peut être
détaché de la maladie mentale, et celle-ci n'en continue pas moins.

Certes les hystériques ont de nombreux troubles
mentaux psychonerveux, nous en avons tous même
sans hystérie. Les rêves nocturnes avec leurs hallucinations et leurs cauchemars, le somnambulisme, les
autosuggestions sont des psychonévroses, mais ne
sont pas des maladies mentales.

Une vraie maladie mentale n'est pas une simple
psychonévrose, une simple représentation mentale
dynamique que la suggestion puisse effacer, et qu'elle
puisse reproduire. Elle a une évolution déterminée,
cyclique, quelquefois incurable, elle est liée à un
processus organique ou toxique. La lypémanie, la
manie, le délire de persécution, l'hypocondrie, la
confusion mentale, la démence précoce, la psychoneurasthénie ne sont pas de simples psychonévroses,
comme la crise d'hystérie, justiciables de la psychothérapie ; ce ne sont pas de simples modalités psychiques comme les rêves du jour ou de la nuit,
comme les phénomènes du sommeil et de l'hypnose.
La suggestion peut réaliser des troubles psychiques,

elle ne peut pas réaliser une maladie mentale. De même l'hystérie ne peut pas produire une vraie folie évolutive, pas plus qu'elle ne peut produire une myélite. Sans doute, de vraies psychoses peuvent se développer à la suite d'émotions, hystérogènes ou non. La mélancolie, la confusion mentale, la psychasthénie anxieuse peuvent se greffer sur un traumatisme moral. Mais il ne s'agit pas alors d'un simple dynamisme cérébral actionné par le choc hystérique ou émotif : il s'agit, je pense, d'une dyscrasie biochimique ou d'une diathèse toxique préexistante réveillée par la commotion nerveuse. L'émotion hystérique peut être une cause déterminante d'aliénation chez un sujet prédisposé ; ce ne sera pas une folie hystérique, pas plus qu'une pneumonie développée à la suite de crises d'hystérie, qui ont mis l'organisme en moindre résistance aux pneumocoques, ne sera une pneumonie hystérique.

Voici, pour terminer ce chapitre, quelques courtes observations que je résume, qualifiées de folie hystérique, et que, d'après les considérations qui précèdent, j'interprète comme psychoses hystérogènes chez des sujets hystérisables, ou comme psychoses chez d'anciennes hystériques. J'emprunte ces observations au livre de MAIRET et de SALAGER.

Les observations suivantes sont dues à KRAFFT-EBING.

W..., fille de fonctionnaire, seize ans, surmenée depuis quelques mois par des travaux de couture et par des chagrins dus aux embarras financiers de la famille, commença à devenir malade, à mal dormir, elle se plaignait d'être exténuée, d'avoir des agitations nerveuses, des battements de cœur.

Le 19 janvier 1878, peu de temps après la menstruation, et après une insomnie de plusieurs jours et de l'agitation nerveuse, un accès de délire hallucinatoire se produisit qui se répéta le 20, de 9 heures du matin à 2 heures de l'après-midi et de 4 heures jusqu'à 5 heures et demie. Comme prodromes immédiats se produisaient une sensation d'oppression au cœur avec de l'angoisse, de la fluxion vers la tête et du vertige. Le 10 février, les accès revenaient de nouveau, encore consécutivement aux règles. Ils débutèrent par une sensation de raideur aux bras qui se répandit sur tout le corps ; ensuite il y eut une violente congestion à la tête, du vertige, de l'obnubilation de la conscience, de légères convulsions dans les extrémités et des hallucinations. Elle entendait des cloches, des oiseaux, voyait du feu.

Pendant ces convulsions et mouvements, il y avait un état particulier d'exaltation avec reproduction obsédante des choses entendues, vécues et lues.

Ces accès duraient plusieurs heures et revenaient encore deux fois les jours suivants. Depuis W... reste très nerveuse, très agitée, très sensible à la lumière et aux bruits, l'imagination si exaltée que, lorsqu'elle lisait quelque chose, elle ne pouvait plus discerner entre les choses lues et la réalité ; la lecture des romans très suggestifs la mettait dans un état extatique et cataleptique particulier, pendant lequel elle ne recueillait du monde extérieur que des impressions confuses et se trouvait dans un état crépusculaire somnambulique, avec rigidité musculaire générale.

W... est de taille moyenne, délicate, bien dévelop-

pée ; expression névropathique de la figure ; yeux
vagues. L'utérus est vierge. Dans la période suivante,
elle eut fréquemment des palpitations de cœur ; innervation vasomotrice instable ; pouls très variable dans
sa fréquence ; elle rougissait avec une facilité anormale ; fréquents soubresauts d'épouvante pendant la
nuit ; une fois, accès de syncope, précédé d'un spasme
vasculaire. Le bromure de potassium, l'hydrothérapie
et le régime tonique ont agi favorablement.

Les états d'exaltation et les phénomènes spasmodiques ne se sont plus reproduits.

Il s'agit non pas d'une psychose hystérique, mais
d'une psychasthénie juvénile chez une anxieuse psychonerveuse qui greffe sur cette anxiété des crises
hystériformes.

Louise L..., 18 ans, bonne, sans antécédent héréditaire, a été, à l'âge de 14 ans, victime d'un attentat
de la part de son père adoptif. Remise de sa première
peur, elle resta mal à son aise, lasse, incapable de
travailler. A cela s'ajoutèrent de la céphalée et une
pression douloureuse à la région cardiaque. Elle dut
passer quelques semaines à l'hôpital des Enfants de
Strasbourg, fut renvoyée guérie ; mais l'amélioration
ne dura pas. Le trouble du système nerveux central
produit par le choc psychique se développa et devint
un état hystérique : vagues douleurs névralgiques,
surtout dans les régions intercostales, myodynies,
sensation de boule ; avec l'exacerbation de ces symptômes, l'état psychique se déprimait, avec irritabilité
considérable. Avec le temps, accès de crampes cloniques partielles avec perte de connaissance. A l'âge
de 17 ans, hystéro-épilepsie, crampes cloniques générales avec perte de conscience.

A l'âge de 17 ans, 9 mois, des troubles psychiques plus sér eux survinrent. Grands changements d'humeur, sans motif ; dépression psychique, angoisse précordiale allant jusqu'au dégoût de la vie, et aux instincts destructifs. Alors elle déchirait ses vêtements et cherchait à se suicider. Hallucinations de la vue et de l'ouïe ; elle entendait des voix qui lui disaient qu'elle aurait un enfant ; puis ce furent des visions de son père adoptif qui essayait de renouveler son attentat. En même temps elle accusait de la confusion dans la tête, de la difficulté à penser, du manque de mémoire.

Reçue à l'asile en octobre 1872, elle avait de l'hyperesthésie générale, des douleurs diverses, des fourmillements allant du cou au bout des doigts, des convulsions réflexes allant jusqu'au tremblement et tressaillement général, quand on touchait certains points névralgiques, des sensations de confusion dans la tête, des obsessions d'idées maladives, des hallucinations auditives et visuelles.

Parfois des accès de délire dont la durée varie entre une demi-heure et deux heures se produisent, provoquées par la vision de son père qui veut répéter son attentat ; ils sont précédés de convulsions partielles ; la conscience est supprimée ; la malade se débat désespérément comme pour se défendre ; parfois des convulsions toniques et cloniques ont lieu à la fin avec mouvements spasmodiques des yeux et grincement de dents. Après ces accès, durant une demi-heure à deux heures, la malade revient à elle avec un mal de tête sourd, du vertige, une grande dépression, des myodynies, une grande irritabilité d'humeur et de l'amnésie complète pour la durée de l'accès.

Il s'agit certainement d'une psychoneurasthénie

due à un traumatisme moral sur laquelle se grefflè-
rent des représ ntations mentales hallucinatoires et
des crises d'hystérie.

Observée pendant plusieurs mois, la malade resta
dans le même état.

Melle R..., 25 ans, était une enfant délicate, bien
douée, très émotive et portée à la colère ; jeune fille
elle était romanesque, excentrique, idéaliste. De tout
temps elle fut émotive, réagissant aux émotions par
de la fièvre et des hallucinations. En 1875, après une
diphtérie, elle devint et resta neurasthénique. Cet
état s'accentua pendant l'hiver à la suite d'émotions
causées par la maladie de son père et des décès dans
sa famille ; bientôt de l'irritation spinale s'y ajouta.
Au commencement de mars, elle fit une chute sur le
dos, sans se faire de mal, mais fut effrayée.

Cet accident donna lieu au développement de l'hys-
térisme. Elle fut prise de maux de tête, de douleurs
dans le dos, d'hyperesthésie optique ; elle voyait des
étincelles, des flammes, sentait des chocs électriques
qui du dos allaient jusque dans la tête, elle avait des
spasmes, des cris, des accès d'angoisse.

Au mois de juillet, hyperesthésie cutanée générale ;
il suffisait de mouiller la peau pour provoquer des
maux de cœur, une pression à la tête et des crises de
pleurs. Alors elle avait en outre des sensations de
chaud, de froid, de sable entre ses côtes, de dessèchement de la colonne vertébrale.

Au mois de juillet, passagèrement, spasmes cloniques et convulsions, aphasie.

Elle voyait tout en vert, en jaune, les figures des
gens contusionnées et de différentes couleurs, les
objets des chambres obliques ou allongés. Insomnie
depuis le commencement de juin.

Vers le 20 juillet, hallucinations de tous les sens et état délirant qui nécessite l'internement dans un asile. Elle se disait magnétisée, enceinte, voyait des araignées, des mouches, des serpents, entendait des accusations sexuelles, sentait de mauvaises odeurs, déclarait qu'elle était un crapaud, que la garde-malade était le Juif-Errant, prétendait que sa tête et son cerveau étaient dédoublés, qu'elle était syphilitique, demandait à être fusillée.

Elle était très anémique, maigre, la face œdématiée. Confusion complète. Le médecin est un roi appelé Jean ; les gardes-malades sont des princesses. Elle prend le médecin pour son mari, prépare le lit conjugal et se déshabille. Elle entend son prétendu mari crier au secours dans la cave, elle apprend que ses sœurs l'empoisonnent, elle veut se couper le nez, parce que des voix lui disent que c'est le moyen de se sauver. Elle voit des vers dans ses aliments, dans son lit ; ils sortent de ses orteils, etc.

A l'époque de sa menstruation, ce sont les délires sexuels de viols, les accusations infâmes et les mauvaises odeurs qui dominent. En même temps, il y a des paralysies, des myodynies nombreuses, de la névralgie intercostale, de la sensation qu'on lui fend la tête et qu'on verse de l'eau dans son cerveau. Tout cela lui aurait été fait par l'électricité et le magnétisme.

Grâce au traitement, nourriture, fer, bromure, injections de morphine, l'état s'améliore au cours du mois de novembre, physiquement et psychiquement. Les symptômes hystériques et les hallucinations deviennent plus rares.

La conscieuce s'éclaire. Fin décembre, à l'époque des règles, il y a exacerbation.

De nouveau la malade entend des voix parlant de

choses sexuelles et dans un sens de persécution. Elles
lui disent qu'elle doit se faire religieuse, sauver ainsi
ses sœurs. Sur l'ordre d'une voix, elle saute par une
fenêtre du rez-de-chaussée, sans se faire de mal.

L'état s'améliore lentement au cours du mois de
janvier. Elle est encore fatiguée intellectuellement,
mais depuis le mois de février, elle n'a plus de délire,
ni d'hallucinations. La famille la reprend et elle se
rétablit complètement au cours de l'été, à quelques
malaises hystériques près.

Est-il nécessaire d'ajouter qu'il ne s'agit pas là,
comme on l'a pensé, d'un délire hystérique prolongé, d'une psychose hystérique, mais d'une psychoneurasthénie d'origine émotive chez une jeune
fille prédisposée ? Sur cette psychoneurasthénie se
greffe une psychose avec confusion mentale, délire,
hallucinations, idées de persécution. Quelques manifestations psychonerveuses et quelques réactions hystériformes ont été déterminées par les phénomènes
émotifs. Ce sont ces épiphénomènes secondaires à la
psychose qui ont été à tort pris pour l'élément fondamental, générateur de la psychose.

Ces trois observations que j'ai choisies, entre
beaucoup, parce qu'elles sont signées Krafft-Ebing,
sont bien de nature à montrer comment la fausse
conception de l'hystérie, entité morbide, a désorienté
les meilleurs esprits.

La lecture de toutes les autres observations intéres-
santes publiées dans le livre de Mairet et Salager
me confirme dans l'opinion que j'ai exprimée. Il n'y
a pas de psychose hystérique. Il y a des troubles

psychiques passagers chez les hystériques ; il peut y avoir de vraies psychoses évolutives chez des sujets anciennement hystériques. Il y a surtout des psychoses hystérogènes ; et il n'en peut être autrement, puisque toutes les émotions peuvent devenir hystérogènes.

CHAPITRE XIV

DIAGNOSTIC ET PRONOSTIC

Diagnostic différentiel avec épilepsie. — Hystérie épileptiforme.
— Petite épilepsie et petite hystérie. — Diagnostic différentiel par provocation de la crise. — Diagnostic différentiel du
sommeil hystérique avec coma apoplectique, urémique, diabétique, toxique, avec stupeur mentale. — Défaillance nerveuse. — Hystérie dyspnéique. — Hystérie douloureuse. —
Du pronostic.

Le *diagnostic* de l'hystérie consiste à reconnaître
la crise, la cause qui la détermine et les complications qui peuvent s'y associer.

Quand il s'agit d'une grande crise classique, avec
boule, strangulation, suffocation, grands mouvements
désordonnés, ou contracture généralisée, le diagnostic
s'impose. Si on n'a pas assisté à la crise, les renseignements donnés suffisent pour établir le *diagnostic
différentiel avec l'épilepsie.* Celle-ci, avec son cri initial, sa chute brusque, ses trois périodes, tonique,
puis clonique, puis coma avec stertor, sa face convul-
sionnée et grimaçante, l'écume, la morsure de la
langue, l'hébétude consécutive, sa durée de quelques
minutes seulement, a un aspect bien caractéristique
qui ne ressemble en rien à la crise d'hystérie.

Le mot hystéro-épilepsie, qui semble dire association des deux maladies ou des deux syndromes, devrait être supprimé. Il n'y a pas de type hybride. Aucune analogie, aucune parenté n'existe entre le mal comitial, accès indépendant de la volonté, qui frappe brusquement, anéantit la conscience quand il est complet, est rebelle à toute suggestion, est rarement curable, et l'hystérie, simple réaction émotive, toujours consciente, même quand elle semble ne pas l'être, toujours curable, toujours suggestible.

Si ces deux crises de natures et de qualités différentes ne se fusionnent pas en crise mixte, si elles ne coexistent pas simultanément, elles peuvent cependant survenir toutes deux à des époques différentes chez le même sujet; nous avons vu que l'épilepsie peut devenir hystérogène. L'épileptique dans ce cas, outre son mal comitial, a des crises d'hystérie distinctes qui peuvent être facilement différenciées. Elles peuvent être enrayées; la psychothérapie les supprime; tandis que l'épilepsie n'est pas influencée; elle persiste seule, dégagée de sa complication hystérie.

Dans mon service d'hôpital, quand des épileptiques avaient aussi des crises d'hystérie, les sœurs et infirmières établissaient très bien la distinction.

Signalons quelques caractères différentiels qui peuvent servir au diagnostic, quand on n'a pas assisté à la crise, et que les renseignements donnés par les gens qui ont assisté, mais ne sont pas familiarisés avec ce spectacle, sont insuffisants.

Quand la crise dure longtemps, dix minutes au moins sans interruption, que ce soient de grands mouvements convulsifs, une contracture persistante des membres, une apparence de sommeil prolongé, c'est en général de l'hystérie. L'accès d'épilepsie est toujours court; sa période convulsive ne dépasse pas deux minutes.

Quand le sujet se blesse en tombant, quand il se mord la langue, quand il perd ses urines, c'est en général de l'épilepsie. L'hystérique qui ne perd jamais complètement la conscience, ne se blesse pas d'ordinaire, et ne se mord pas la langue sérieusement.

Quand l'accès convulsif terminé en trois minutes est suivi de coma avec respiration stertoreuse, et que le réveil est suivi d'une période d'hébétude pendant dix minutes à une demi-heure, c'est de l'épilepsie.

Une crise nocturne qui a lieu pendant le sommeil est presque toujours de l'épilepsie; je dis presque toujours, car j'ai vu des petites crises d'hystérie survenir pendant le sommeil; dans ce cas, c'est une terreur nocturne due à un rêve, un cauchemar, ou une impression pénible qui font la crise, en même temps que le sujet se réveille. Ce cas, s'il s'agit d'une petite crise, peut être difficile à différencier avec la petite épilepsie.

La crise d'hystérie ne se déclare pas souvent dans la rue ou dans un lieu public; le sujet, instinctivement pour ne pas se donner en spectacle, en fait l'inhibition. Cependant, si le sujet est *surpris par une émotion* vive, soudaine, contre laquelle il n'a pas eu le temps de se cuirasser, ou si cette émotion est trop douloureuse, ou si c'est un accès de colère irrésistible, il ne peut se retenir et la crise se déchaîne. Telles beaucoup de femmes en pleine audience, au moment de leur condamnation, sont prises de crise de nerfs. Mais en général, sauf des circonstances exceptionnelles, ces crises ne sont pas offertes en spectacle dans la rue ou dans un lieu public.

L'épilepsie au contraire, indépendante de toute émotion, vient inopinément et partout.

Cependant l'hystérie, si variable dans son évolution, ne peut-elle pas exceptionnellement simuler l'épilepsie? Le fait suivant m'a laissé cette impression.

Une jeune fille d'une vingtaine d'années avait eu des troubles psychonerveux liés à une métrosalpingite, que j'avais à peu près guéris par suggestion.

Quelques mois plus tard, elle revint me consulter pour des crises qui revenaient à peu près trois fois par jour et paraissaient bien être épileptiques. Début brusque sans prodromes, chute, perte de connaissance, inconscience absolue, tonisme, clonisme et amnésie.

Seules, la période de coma stertoreux et l'hébétude consécutive faisaient défaut. La malade revenait tout de suite à elle au bout de deux minutes; jamais de morsure de la langue. L'intelligence restait intacte, malgré les crises répétées. Je ne pus ni inhiber la crise, ni réveiller les souvenirs de la crise. Je crus bien que c'était de l'épilepsie; la malade d'ailleurs n'avait jamais assisté à aucun accès d'épilepsie qu'elle eût pu copier par autosuggestion.

J'essayai cependant la psychothérapie sans grand espoir de succès.

Je constatai après quelques essais que dans les six premières heures qui suivaient la suggestion,

aucune crise ne venait, contrairement à ce qui se
passait auparavant. Celles-ci venaient à des intervalles plus éloignés, tous les jours, au nombre de
une à deux, au lieu de trois à quatre. La malade
obstinée et confiante m'obligea, pour ainsi dire, malgré mon scepticisme, à la guérir. Je faisais la suggestion deux fois par jour sans résultat définitif pendant plus d'un an. Ce n'est que lorsqu'elle vint se
loger dans mon voisinage, et que je pus faire trois
séances par jour, que j'arrivai à la guérir définitivement; la guérison radicale persiste depuis 25 ans. Je
ne maniais pas alors la suggestion à l'état de veille,
comme je la manie aujourd'hui.

C'est le seul cas de ce genre que j'ai observé.
Toutes les vraies épilepsies que j'ai traitées ont été
rebelles à tous les modes de suggestion. Aussi je
pense qu'il ne s'agissait pas d'une épilepsie vraie,
mais d'une hystérie épileptiforme.

Il existe une variété d'épilepsie qui peut se localiser dans le domaine moteur, sans affecter le psychisme, et qui peut ressembler à l'hystérie et réci-
proquement; c'est l'épilepsie jaksonienne générale
ou partielle.

L'hystérie peut ressembler, comme nous l'avons
vu avec deux observations à l'appui, à cette épilepsie
jaksonienne : l'une et l'autre peuvent réaliser sous
cette forme un état de mal qui est hystérique ou épileptique. La lecture des observations publiées me
laisse souvent un doute dans l'esprit sur le vrai
diagnostic.

Les deux observations suivantes me serviront de

base à quelques considérations sur ce diagnostic différentiel.

La première, considérée comme de l'hystérie, prise par BRISSAUD, alors chef de clinique à la Faculté, et publiée par M. BALLET, est intitulée : *épilepsie jacksonienne de nature hystérique, guérison spontanée*[1].

X..., femme de ménage, entre dans le service de M. JACCOUD, le 26 novembre 1883. Elle est âgée de 45 ans et d'une bonne santé habituelle.

Le jour même de son entrée à l'hôpital, à peine a-t-elle répondu à deux ou trois questions, qu'elle est brusquement interrompue, au milieu d'un mot, par une attaque convulsive. Les globes oculaires se dirigent en haut et à gauche, puis la tête se tourne lentement de ce côté en se renversant, les paupières palpitent un instant et tous les muscles de la face sont pris d'un spasme tonique accompagné de petites secousses. La moitié gauche du visage est plus contractée que la droite. Les mâchoires sont serrées avec un peu d'écume entre les lèvres ; la face est pâle, mais non cyanique. Ce spasme tonique dure de cinq à six secondes ; puis le bras gauche se porte en avant et en dehors, l'avant-bras, demi-fléchi et dans la pronation forcée, la main hermétiquement fermée. A peine le bras est-il entré en convulsion, que les muscles du visage sont pris de mouvements cloniques qui prédominant à gauche tiraillent tous les traits, la commissure labiale, l'aile du nez de ce côté. En même temps le bras s'élève par saccades, cinq à six fois, puis retombe flasque ; la face reprend son aspect symétrique et la respiration devient stertoreuse.

Après une douzaine d'inspirations profondes, la

1. *Archives de neurologie*, 1884, p. 288.

malade pousse un soupir, ouvre les yeux et reprend la conversation ; elle commence par dire qu'elle a entendu ce qu'on disait pendant sa crise, qu'elle n'est pas épileptique, qu'elle voudrait bien partir, mais qu'elle ne le peut pas, etc. Cette crise a duré en tout vingt à trente secondes. Jamais la jambe n'a été prise. Environ deux minutes après cet accès, un second se déclare, puis un troisième ; après quoi la malade répond, sans être interrompue, aux questions qu'on lui adresse.

Il y a trois ans elle était grosse de trois mois, quand la première crise a éclaté, suivie de crises identiques qui se reproduisirent à intervalles variables pendant douze jours. La grossesse se termina bien, l'enfant vint au monde bien constitué, et la mère se décida à le nourrir. Au huitième mois de la lactation, les crises reparurent, toutes pareilles aux premières ; mais cette fois, elles durèrent trois semaines.

Enfin cette fois-ci elles durent depuis trois semaines, Aucune circonstance particulière ne paraît les avoir provoquées.

Elles surviennent la nuit comme le jour, et la nuit elles la réveillent. Depuis cette époque, elles reviennent à peu près toutes les cinq à huit minutes, elles sont plus rares la nuit ; elles sont plus fréquentes quand on l'interroge.

Elle n'a jamais eu d'ictus apoplectique, ni de parésie du côté gauche ; elle n'a pas d'anesthésie ; elle a seulement une *exagération notable des réflexes tendineux avec tendance à la trépidation spinale.* Pas de maladie antérieure ; le cœur est normal. Dans sa jeunesse, elle était rêveuse ; elle avait parfois de petites attaques de nerfs, sur lesquelles elle ne peut donner aucun renseignement, mais qui ne se ressemblent en rien à celles d'aujourd'hui.

Les jours suivants, elle a des crises à tout instant.

Le 1er décembre elle a 18 accès diurnes ; le 2, 18 ; le 3, 12 ; le 4, 14 ; le 5, 17 ; le 6, 16 ; le 7, 28 ; celles de la nuit ne sont pas comptées ; les trois phases de tonus, de clonus et le stertor persistent toujours.

Le 8 décembre, un matin, pendant la visite, la malade est prise d'un accès qui commence par cinq ou six secousses de hoquet, suit son cours comme d'habitude, et au lieu de se terminer par la respiration stertoreuse, aboutit à un clonisme diaphragmatique comme on n'en voit guère que dans l'hystérie. Sous l'influence des contractions du diaphragme le ventre est ballotté de bas en haut et l'on entend le clapotement des liquides intestinaux. Puis la malade fond en larmes, gémit quelques instants et est prise aussitôt après d'un fou rire.

A partir de ce jour les crises diminuèrent de nombre et d'intensité ; elles conservent cependant leurs premiers caractères, à part l'absence du stertor terminal, si bien que la malade circulant dans les salles étant prise tout d'un coup de ses convulsions faciales, continue à marcher comme si elle n'avait qu'un tic unilatéral du visage. Le 19 décembre elle quitte l'hôpital encore sujette à de petits accès très rares et tout au plus gênants.

Est-il bien certain dans ce cas que ces accès de monospasme brachio-facial gauche avec rotation de la tête et des yeux du côté convulsionné qui représentent si bien l'épilepsie partielle jacksonienne soient des accès d'hystérie ?

Sans doute un de ces accès le 8 décembre a présenté d'autres manifestations nettement hystériques ; nous savons d'ailleurs que l'hystérie peut se greffer

sur l'épilepsie et des accès qui ne représentent en
somme qu'un tic convulsif épileptiforme, la conscience et l'émotivité étant conservées, peuvent se
compliquer de symptômes hystériques ou psychonerveux.

Mais les autres innombrables crises de la maladie
avaient un caractère franchement jacksonien, les
traits de la face se déviaient à gauche et les convulsions étaient limitées à ce côté. Il n'y avait, il est
vrai, pas de paralysie bracho-faciale ni d'ictus apoplectique. Mais nous savons qu'un petit foyer cortical dans le voisinage des centres moteurs de la face
et du bras peut ne pas déterminer de paralysie, ou
celle-ci, si elle a existé à un certain degré, a pu disparaître complètement, mais la plaque jaune, quelque
petite qu'elle soit, peut constituer un foyer épileptogène. Un symptôme est noté dans l'observation
qui indique l'irritation du faisceau pyramidal de la
moelle, telle qu'elle se rencontre à la suite des foyers
cérébraux, c'est l'exagération notable des réflexes
tendineux et la tendance à la trépidation spinale : ce
phénomène ne se rencontre jamais dans l'hystérie
convulsive simple.

Le doute que j'exprime sur la nature purement
hystérique de ces crises à forme d'épilepsie jacksonienne me paraît corroboré par l'observation suivante que j'ai publiée dans le Bulletin médical[1]. Ici il
s'agit certainement d'un état de mal d'épilepsie jacksonienne, au moins à l'origine.

1. *Bulletin médical,* 1891, p. 1055.

Si j'insiste sur cette observation, c'est qu'elle me paraît soulever une conception nouvelle sur la question de l'hystérie et de l'épilepsie, que j'exposerai tout à l'heure.

Au mois d'août 1888 entrait dans mon service, où me suppléait alors le Pr Pierre PARISOT, une femme âgée de 33 ans, avec des attaques d'épilepsie jacksonienne occupant la joue du côté gauche, trismus, écume à la bouche, contorsions de la face à gauche, convulsions cloniques des membres du même côté et perte de counaissance apparente pendant une partie de l'attaque qui durait 1 à 3 minutes. Ces attaques se répétaient avec une fréquence excessive ; on en compte jusqu'à 95 en deux heures ; c'était un état de mal épileptique jacksonien. Les crises avaient débuté 3 ou 4 mois auparavant, d'abord espacées, puis de plus en plus fréquentes, pour atteindre ce paroxysme, après quelques jours de séjour à l'hôpital.

Dix ans auparavant, cette malade, ancienne fille publique, avait été traitée pour une affection syphilitique, mais avait quitté l'hôpital au bout d'un mois sans poursuivre son traitement. De plus, quelques semaines avant la première attaque, elle avait reçu un pot de fleurs sur la tête, et on crut constater vers la région de la suture médiane frontopariétale une légère dépression ; une petite cicatrice existait à ce niveau dont la pression n'était pas douloureuse, bien que la malade accusât des douleurs de tête non localisées.

Un traitement aux frictions mercurielles (8 grammes d'onguent napolitain par jour) et à l'iodure (jusqu'à 8 grammes par jour) fut institué. Mais au bout d'une dizaine de jours, les attaques continuant avec la même intensité et le membre supérieur gauche restant paralysé dans l'intervalle, une trépanation exploratrice fut faite au niveau de la région indiquée ; on ne constate aucune altération ; la dure-mère ne fut pas incisée.

Les attaques devinrent moins fréquentes pendant quelques jours, puis reprirent leur fréquence antérieure. Le traitement spécifique fut continué.

Au bout de deux mois, vers la seconde quinzaine de septembre, les attaques s'espacèrent graduellement ; en octobre, la guérison était complète.

La malade ne conserve qu'une certaine hémiparésie gauche, avec exagération des réflexes tendineux de cette jambe, et faiblesse avec lourdeur dans le bras qui exécutait cependant tous les mouvements.

Pendant deux ans et quatre mois, elle n'eut aucune crise, ni de mal de tête.

Le 6 février elle revint au service, avec les mêmes attaques d'épilepsie jacksonienne. Voici dans quelles circonstances se produisit cette rechute.

Son amant mourut il y a trois mois. Elle faisait le ménage chez la mère de ce jeune homme, lorsque le 31 janvier au soir, elle reçut une lettre qui lui défendait de remettre le pied à la maison. Elle fut vivement contrariée, ne put rien manger le lendemain, et à deux heures fut reprise brusquement d'attaques d'épilepsie extrêmement nombreuses, plus de soixante par jour. On commença les injections de peptonate de mercure, mais les crises continuant jour et nuit, on la transféra de nouveau au service. Déviation conjuguée intense des yeux, du cou, de la face à gauche, trismus, écume, secousses grimaçantes horribles du côté gauche de la face, rouge, congestionnée, raideur et convulsions cloniques du bras et de la jambe, résolution sans stertor au bout de une à deux minutes, puis cela recommence presque immédiatement.

Je constate qu'à toutes les périodes de la crise, à toutes les crises, la connaissance est conservée. La malade répond au plus fort de l'accès ; quelquefois malgré la violence de la convulsion, elle peut répondre et indiquer la douleur qu'elle ressent à la région précordiale ; ou si elle ne peut pas parler, elle peut, après l'accès, me répéter tout ce que j'ai dit.

Dans l'intervalle des accès, le bras gauche reste complètement paralysé, la pupille gauche très dilatée, les traits de la face moins accentués à gauche, la jambe de ce côté affaiblie, mais conservant toute sa motilité, avec phénomène du pied et du genou très accentué.

L'épilepsie était donc hémiplégique, purement motrice, n'envahissant pas la sphère psychique ; la sensibilité était normale, même pendant les crises.

Voilà donc après une guérison de 24 mois, l'état de mal épileptique revenu à la suite d'une émotion. Déjà pendant le premier séjour à l'hôpital, M. Parisot avait constaté que la fréquence des crises augmentait par les contrariétés.

Malgré cet état de mal épileptique continu, l'intelligence restait intacte, sans stupeur ; il n'y avait que de la lassitude physique ; les fonctions vitales bulbaires, respiration et circulation, n'étaient pas touchées par ces ictus répétés.

« Cette épilepsie, disais-je aux élèves, a quelque chose d'hystérique dans ses allures ; et cependant c'est bien de l'épilepsie corticale. » La malade impulsive, nerveuse, n'avait jamais eu de crise d'hystérie ; elle a une sœur qui a des crises convulsives ; je portai un pronostic favorable, et j'essayai un traitement suggestif.

J'arrivai facilement dans l'intervalle des crises à mettre la malade en sommeil profond avec amnésie au réveil. Pendant et après ce sommeil provoqué, le 6, 7 et 8 février, la malade resta sans crises pendant 1 à

3 heures. Mais au bout de ce temps, elles reparurent de plus belle. Le 9 février au matin, elles étaient continues, ne laissant plus prise à la suggestion impuissante. Dans la journée du 10, la malade a des hallucinations ; elle voit sa fille, un soldat jouant du piano, M. Bernheim faisant une partie de piquet. Elle se rappelle très bien ces hallucinations le lendemain.

Le traitement spécifique, frictions et iodure, est repris le 11 février et continué 11 jours sans résultat. Le chloral donné en même temps du 12 au 16 février jusqu'à 12 grammes par jour, produit 1 à 3 heures de sommeil calme, mais dès le réveil, les crises reparaissaient et finalement l'administration continue du médicament n'arrivait plus à les arrêter.

Le bromure fut donné du 16 au 21 février sans plus de résultat.

Les crises étaient presque continues, pendant des heures, comme un mécanisme perpétuel. La malade était exténuée, mais l'intelligence, la respiration, la circulation restaient normales.

Le 21 février je cessai tout traitement, me contentant d'affirmer tous les jours à la malade qu'on ne pouvait rien faire, mais que les crises s'arrêteraient toutes seules, en peu de temps, comme la première fois.

C'est en effet ce qui arriva, quand tout traitement était suspendu.

A partir du 7 mars, au bout d'un mois de la rechute, 15 jours après la cessation du traitement, les crises commencèrent à s'espacer, les nuits devinrent plus calmes. Du 10 mars au 12 au soir, elle n'en eut pas une seule. Dans la nuit du 12 au 13, elle en eut derechef quelques-unes ; de plus, vers une heure du matin, elle eut comme un accès de folie, insultant sa voisine, faisant le moulinet avec son bras.

Le lendemain, elle était bien. Depuis, elle n'a plus eu de crises. Elle a encore eu dans la nuit du 17 au 18 des hallucinations qui persistaient à la visite du 18 ; elle se croyait poursuivie par le diable. Son intelligence étant conservée, j'ai pu, par suggestion hypnotique, la débarrasser facilement de ces hallucinations.

Depuis ce moment plus rien, ni crises, ni hallucinations. Elle ne conserve que l'hémiparésie qui avait survécu à la première série de crises ; la pupille gauche reste dilatée, la face se contracte moins de ce côté. Les réflexes tendineux du membre inférieur gauche restent exagérés. Cette seconde série, comme la première, a duré environ six semaines.

Il s'agit certainement d'une *lésion corticale épileptogène.*

L'hémiplégie gauche, l'épilepsie jacksonienne et l'exagération des réflexes tendineux à gauche, survivant aux deux séries de crises ne peuvent laisser de doute sur l'existence d'un foyer organique. La convulsion était typique et cependant cette épilepsie, disais-je, avait *quelque chose d'hystérique* dans ses allures.

Toujours, alors même que deux ou trois cents attaques se succédaient coup sur coup, la conscience était conservée et le stertor terminal faisait défaut. Aucune des milliers d'attaques n'a dérogé à cette règle : tout restait localisé à la sphère motrice, tout se bornait à un tic convulsif épileptiforme.

Sans doute la conscience persiste souvent dans l'épilepsie partielle. Mais « lorsque, dit WERNICKE[1], les accès se succèdent d'une façon continue et constituent l'état de mal, la conscience est sans exception

---

1. WERNICKE. *Lehrbuch der Gehernkrankheilen,* t. I, p. 310.

grandement atteinte et reste atteinte dans l'intervalle. »

Les accès isolés et espacés peuvent encore revêtir
le caractère partiel du début, mais ultérieurement il y
a des accès d'épilepsie générale avec inconscience.

Lorsque des accès d'épilepsie se répètent avec tant
d'intensité et de fréquence, il en résulte toujours un
affaiblissement dynamique dans toutes les facultés
cérébrales. Il y a de l'obnubilation ou de la stupeur
plus ou moins prolongée. Chez notre malade, ni
stertor, ni obnubilation, ni affaiblissement intellectuel. Ainsi en est-il d'habitude dans l'hystérie à forme
d'épilepsie jacksonienne.

J'ajoute que l'élément émotif a agi en augmentant
la fréquence des crises et en provoquant la rechute,
après 28 mois de guérison.

La suggestion a eu, au moins passagèrement, une
influence inhibitoire qu'elle n'a pas dans les crises
épileptiques en général.

Enfin notre malade a eu à deux ou trois reprises,
dans l'intervalle des crises, des hallucinations dont
elle conservait le souvenir et que la suggestion a
réussi à chasser : c'était donc une psychonévrose
hallucinatoire qui ne ressemble pas aux hallucinations épileptiques qui laissent de l'amnésie et ne sont
pas suggestibles.

Tous ces caractères spéciaux, localisation exclusive et constante des accès dans une sphère motrice
déterminée, absence de coma, de stertor, conservation
parfaite de l'intelligence et de la conscience, le peu
de retentissement de convulsions aussi fréquentes, aussi
intenses, sur les autres dynamismes de l'encéphale, les

hallucinations psychonerveuses, tous ces caractères qui ressemblent de tous points à ceux de l'observation précédente, montrent au moins qu'ils n'excluent pas le diagnostic de lésion organique épileptogène. L'épilepsie corticale n'est pas toujours profondément incarnée dans un processus irritatif émanant du foyer morbide dans l'encéphale ; elle peut n'être qu'un tic convulsif simple, entretenu ou répété par l'habitude nerveuse ou l'auto-suggestion, par un procédé purement dynamique et psychique.

Nous avons vu que beaucoup de modalités nerveuses, dues primitivement à une cause organique, peuvent lorsque cette cause n'existe plus, se répéter par représentation mentale, à titre de psychonévroses. Tel un tic nerveux, dû à une névrite qui est guérie ; telle la fausse angine de poitrine qui se greffe sur l'angine de poitrine vraie, telles les quintes de toux nerveuse qui se perpétuent et survivent à l'irritation laryngée initiale.

Sans doute le jacksonien a un foyer, une plaque jaune corticale, mais cette plaque qui constitue un mécanisme épileptogène, devenue silencieuse et sans irritation, peut être actionnée de nouveau par une émotion, par une simple représentation mentale émotive et dans ce cas, ce n'est pas toujours une vraie crise d'épilepsie grave qui se développe, mais une pseudo crise qui a certains caractères apparents de la vraie, mais n'en a ni la gravité, ni l'influence sidérante sur l'encéphale, pas plus que la fausse angine de poitrine ou la toux nerveuse coqueluchoïde ne comporte le pronostic de l'angine de poitrine vraie ou de la coqueluche.

On peut même dire, avec quelque vraisemblance
dans ces cas, que l'épilepsie jacksonienne, comme
un *simple tic convulsif*, s'est transformée dans une
certaine mesure en psychonévrose hystérique : le mécanisme convulsif créé par la lésion est actionné par
l'émotion et entretenu par l'autosuggestion. L'épilepsie générale ou partielle qui abolit la conscience,
et évolue indépendante du psychisme, n'est pas suggestible et ne peut pas être reproduite par suggestion
ou autosuggestion ; quand celle-ci veut la reproduire, elle fait, comme nous l'avons vu, de l'hystérie. Mais l'épilepsie qui n'atteint pas la conscience et
constitue un simple tic convulsif avec conservation
de l'intelligence, peut se reproduire par autosuggestion et on comprend aussi que l'émotivité de la crise
puisse associer à cette crise d'autres manifestations
psychonerveuses, soit pendant l'accès lui-même, soit
à sa suite.

Nous pouvons donc conclure que les foyers corti-
caux épileptogènes peuvent donner lieu à un état de
mal épileptiforme sous forme de tic convulsif jacksonien ayant tous les caractères de la pseudo-épilepsie
jacksonienne hystérique. Les signes qu'on a indiqués pour différencier l'épilepsie et l'hystérie à
forme jacksonienne, la conservation entière de l'intelligence après les crises répétées, l'absence d'hyperthermie, l'absence de paralysie des membres convulsés, l'adjonction de phénomènes psychonerveux à la
crise, n'impliquent donc pas l'absence de lésion organique corticale ; car, je le répète, l'épilepsie corticale
peut affecter un caractère hystériforme.

Certains symptômes font reconnaître cette lésion :

c'est l'hémiplégie ou la paralysie faciobrachiale persistante, ayant précédé les crises, c'est l'exagération des réflexes tendineux du membre inférieur paralysé, symptôme qui n'existe jamais dans l'hystérie pure, c'est l'hémiplégie faciale simple, c'est la déviation conjuguée bien nette des yeux et de la tête au commencement de l'attaque avec convulsion faciale bien limitée d'un côté, déviation de la bouche et des traits de ce côté.

L'hystérie peut bien produire une contorsion grimaçante de la face avec une certaine prédominance d'un côté, ce qui est presque la règle, ce que l'on peut réaliser volontairement soi-même, ce que peuvent produire les simulateurs d'épilepsie : elle ne produit ni une hémiplégie faciale, ni une convulsion bien limitée à un côté de la face, *nettement caractérisée*, symptômes indépendants du psychisme et que la suggestion ne peut produire.

Quand donc ces symptômes existent, on peut conclure qu'il y a lésion cérébrale et qu'il ne s'agit pas d'une simple convulsion dynamique hystérique. L'émotion ou l'autosuggestion émotive ne peut pas produire un hémispasme facial convulsif chez un hystérique sans lésion : elle peut le produire chez un jacksonien, à la faveur d'une lésion corticale qui peut réaliser ce mécanisme. Mais ce mécanisme lorsqu'il n'est actionné que par l'émotivité suggestive peut, je le répète, ne provoquer que le simple tic convulsif, sans atteindre les fonctions psychiques ou bulbaires du centre encéphalique.

Un mot sur le diagnostic différentiel de certaines

formes d'hystérie avec le *petit mal épileptique*. Vertiges, absences, défaillances momentanées, mouvements et actes impulsifs automatiques, peuvent appartenir aux deux et la différenciation est souvent difficile. Est-ce de l'épilepsie? Est-ce de l'hystérie? Rien souvent dans les manifestations de la crise ne l'indique. Le petit mal comitial ne s'accompagne pas toujours d'amnésie. L'appréciation est surtout difficile pour le médecin qui n'a pas assisté à la crise et est obligé de s'en rapporter aux renseignements qu'on lui donne.

Dans les cas douteux, je cherche à provoquer une crise, ce qui réussit très souvent quand il s'agit d'hystérie, ce qui ne réussit jamais quand il s'agit d'épilepsie. Je suggère l'émotivité qui préside à la crise et affirme que les symptômes de la crise qu'on m'a décrits ou que j'ai vus vont se manifester, je suggère surtout les phénomènes de l'aura initiale, s'ils existent et dont le malade a conservé le souvenir, céphalée, vertige, angoisse épigastrique ou précordiale, etc. Si la crise éclate, le diagnostic d'hystérie est fait et comme nous le verrons, la thérapeutique aussi.

Voici un exemple confirmatif qui montre bien combien ce procédé peut rectifier les erreurs de diagnostic :

Je suis consulté pour une fillette d'une dizaine d'années qui avait été traitée successivement par deux médecins des hôpitaux de Paris, pour un petit mal épileptique, et prenait depuis le début, sans succès, le bromure à haute dose, jusqu'à 4 grammes par jour. Le diagnostic n'avait pas semblé douteux.

J'appris que les crises, très fréquentes, débutaient par du malaise, avec angoisse, céphalée, vertiges, suivi presque immédiatement de perte de connaissance avec résolution, sans convulsions notables, le tout durant peu de minutes. Cependant, depuis quelques semaines, les crises avaient changé de caractère : elles s'étaient amplifiées en durée et en intensité; elles duraient quelquefois une demi-heure et plus, avec de grandes secousses, des contorsions et conservation de la conscience. Les crises nouvelles avaient manifestement le caractère hystérique, et si elles avaient existé auparavant, les médecins traitants auraient fait ce diagnostic.

Mais ces nouvelles crises n'étaient-elles pas venues se greffer sur un petit mal épileptique? J'arrivai par suggestion à faire une petite crise convulsive que je pus inhiber de même. C'était donc bien de l'hystérie? N'y avait-il que cela? Je le pensais, la petite malade, malgré d'innombrables crises, n'ayant jamais eu d'hébétude, ni de diminution de la mémoire. La guérison complète par la suggestion confirma ce diagnostic.

C'est donc la possibilité de provoquer la crise et de l'inhiber et la curabilité par la psychothérapie qui, dans les cas douteux, font le diagnostic en même temps que la thérapeutique. Je reviendrai sur cette question au chapitre suivant.

D'autres formes de l'hystérie non convulsives peuvent demander un diagnostic différentiel. Tel est le *sommeil hystérique,* improprement appelé coma, qui, à première vue, sans renseignements, peut être confondu avec un autre coma, apoplectique, uré-

mique, diabétique, toxique. L'examen du malade et
la connaissance de ses antécédents éviteront l'erreur.
Si le sommeil s'accompagne de cataleptibilité, c'est-
à-dire de l'aptitude des membres à garder l'attitude
imprimée, cela prouve d'abord qu'il n'y a pas de
coma, c'est-à-dire d'abolition du psychisme, car ce
phénomène, comme nous l'avons vu, implique un
état persistant de conscience. Mais il n'implique pas
le diagnostic de sommeil hystérique, car tout état de
torpeur cérébrale, avec diminution de l'initiative intellectuelle, due, par exemple, à un état typhoïde
toxique, ou à une psychose, peut s'accompagner de
cataleptibilité.

Le sommeil hystérique est souvent susceptible
d'être réveillé complètement par suggestion ; le coma
pathologique incomplet, dit coma vigil, peut aussi
souvent, quand on excite vivement le sujet, être
réveillé momentanément, mais le sujet intoxiqué par
la maladie retombe dans son sommeil, ou bien, s'il
reste réveillé, il présente un état d'obnubilation intellectuelle ou d'autres symptômes caractéristiques de sa
maladie.

Quelquefois, le dormeur hystérique, obsédé par
l'idée et la sensation du sommeil, résiste à la suggestion du réveil et garde obstinément les yeux clos. Il
fait même, on s'en aperçoit souvent, un effort de
volonté pour serrer les paupières qu'on veut entr'ouvrir, comme s'il voulait maintenir volontairement
l'apparence du sommeil que l'autosuggestion lui
impose. Souvent, dans cet état d'impotence apparente, il se laisse plus ou moins facilement alimenter,
ouvre la bouche, mâche les aliments, avale, puis

retombe dans son apparence de sommeil inconscient.

Ce phénomène de conscience n'indique pas à coup sûr que le sommeil soit hystérique; il existe aussi dans certaines psychoses. Car le sommeil hystérique peut être confondu avec la stupeur de la confusion mentale. On m'a adressé souvent de prétendus dormeurs hystériques qui n'étaient que des aliénés avec stupeur et catatonie. Le malade inerte, la face sans expression, les yeux clos ou ouverts, peut avoir l'aspect du sommeil : il ne réagit pas, ne répond pas aux questions; quelquefois, il reste couché, en résolution. Souvent il reste debout, immobile, insensible, gardant l'attitude cataleptique. Dans ce cas, on surprend souvent les efforts que le malade trahit pour ne pas sortir de cette catatonie. C'est aussi une autosuggestion négative, imposée au malade par l'état mental pathologique, qui commande l'immobilité du corps et de la pensée.

S'il s'agit d'une crise d'hystérie non greffée sur une maladie mentale, d'une auto-suggestion purement dynamique, émotive, la psychothérapie peut arriver souvent, plus ou moins facilement, à modifier cet état. S'il s'agit d'une stupeur mentale pathologique, les antécédents du malade, l'impuissance de la suggestion à la modifier, l'observation ultérieure, les phénomènes de délire, d'agitation, de mélancolie traduits par la parole, l'expression et les actes, les phases nouvelles ultérieures de l'évolution psychique, ne tardent pas à faire la lumière.

Les sommeils dits hystériques qui se prolongent plus de quelques jours, pendant des semaines et des

mois, comme les journaux en publient de temps en
temps un cas, sont excessivement rares. Peut-être
sont-ils entretenus par une sorte de suggestion que
les médecins et l'entourage, observant le cas avec
curiosité et le considérant comme un phénomène,
exercent sur le sujet. Il se confirme dans l'idée qu'on
ne peut pas le réveiller; tandis que si on ne s'occupait
pas de lui, en affirmant que le phénomène n'a rien
d'extraordinaire et qu'il se réveillera spontanément,
le sommeil ou l'idée du sommeil chez lui ne se pro-
longerait peut-être pas indéfiniment. Ainsi en est-il
de certains sujets hypnotisés qui ne se réveillent pas
spontanément et qui, assistant avec leur conscience
qui subsiste aux efforts impuissants que l'assistance
inquiète fait pour les sortir de cet état d'hypnose, se
confirment et se maintiennent dans cet état. Il suffit
alors à un médecin expérimenté de suggérer le réveil
avec assurance, en ouvrant au besoin les yeux du
sujet, pour que l'assurance du médecin le gagne et
qu'il se réveille docilement. C'est ce que j'ai souvent
constaté. Le dormeur hystérique, comme le dormeur
hypnotique, subit facilement les impressions suggestives de son entourage.

D'ailleurs, la question de ces sommeils prolongés
n'a pas été suffisamment étudiée à la lumière de la
suggestion par des médecins sachant la manier. Je
ne me souviens pas avoir vu de cas de sommeil hystérique ayant duré plus de quatre jours. Mais j'ai vu
des cas de stupeur mentale prolongée considérés
comme des sommeils hystériques.

Pour montrer les difficultés du diagnostic, je relate, en la résumant, l'histoire de la dormeuse de

Thenelles, rapportée par Gilles de la Tourette, qui dormait encore après plus de quatre ans :

Mlle X..., vingt-cinq ans, habitant le village de Thenelles (Aisne), travaille dans les champs. Son père est alcoolique, sa mère a eu des crises d'hystérie dans sa jeunesse, une sœur a eu dans son enfance des accès de somnambulisme suivis plus tard d'hystérie, une autre est religieuse mystique. Elle-même a toujours été nerveuse.

Devenue enceinte en 1882, elle accouche le même jour que sa sœur. Elle eut une vive émotion due à l'arrivée des gendarmes venus dans leur chaumière pour faire une enquête sur le cas de sa sœur ; une heure après leur départ, elle fut prise d'attaques d'hystérie très violentes qui se succédèrent pendant 24 heures ; et, après la dernière crise, elle est restée dans l'état léthargique où elle est encore aujourd'hui le 7 avril 1887 ; le début de l'hystérie ayant eu lieu le 31 mai 1883.

Le lendemain et les jours suivants l'état ne se modifiant pas, il fallut songer à l'alimentation artificielle ; l'introduction d'une sonde œsophagienne étant très difficile a cause du trismus, il fallut recourir aux lavements alimentaires continués jusqu'à ce jour.

Les selles devinrent de plus en plus rares ; elle rendit involontairement des matières dures toutes les deux ou trois semaines ; la miction également involontaire devint aussi très rare ; les règles sont suspendues.

L'état de calme léthargique était interrompu à des distances variables, toutes les 4 à 6 semaines environ, par des attaques convulsives survenant brusquement pendant lesquelles la malade se déchirait la poitrine et la figure ; plusieurs personnes durent la tenir ; ces attaques se terminaient par une salivation abondante ou des sueurs profuses.

Jamais l'intelligence n'a reparu ; la perte de connaissance est toujours restée totale. Sur un fonds d'anesthésie générale existait à la partie moyenne du sternum, une petite zone hystérogène dont le moindre attouchement provoquait une attaque convulsive. Cette zone disparut à la suite d'épistaxis et revint plus tard pour disparaître de nouveau après des épistaxis.

Le 7 avril 1887, la malade est pâle, amaigrie, moins cependant que ne le ferait supposer une alimentation purement rectale depuis si longtemps ; elle a l'apparence d'un sommeil calme et profond ; coloration passagère de la face. La respiration est calme ; le pouls à 95 ; la température de 37° à 37°,8. Les yeux en situation normale, si on ouvre les paupières, convulsent fortement en haut, en strabisme divergent.

Anesthésie totale ; les muscles du cou sont contracturés ; le malade est éminemment contracturable ; les membres prennent l'attitude cataleptiforme rigide. Les *réflexes rotuliens sont très exagérés* et le simple relèvement de la plante du pied donne lieu à de la *trépidation spinale* qui envahit l'autre membre et le corps tout entier.

S'agit-il dans ce cas d'hystérie pure? Les crises convulsives du début et celles survenant toutes les six semaines pendant le sommeil, celles que provoque l'attouchement d'une zone hystérogène, ne laissent aucun doute sur l'existence d'une hystérie convulsive. Mais le sommeil continu pendant quatre ans peut-il être considéré comme une simple psychonévrose?

Le sommeil et les crises ne sont-ils pas associés

dans ce cas à une stupeur mentale, à une psychose dépressive? A aucun moment la malade n'est sortie de son inertie, n'a donné le moindre signe d'intelligence. Enfin l'exagération des réflexes patellaires et la trépidation spinale très prononcée ne se rencontrent jamais dans le sommeil hystérique ou hypnotique simple; ces symptômes se rencontrent souvent au contraire dans les psychoses et psychasthénies, accusant une détermination morbide toxique ou infectieuse sur les cordons pyramidaux médullaires. Nous savons d'ailleurs que ces catatonies, avec stupeur mentale et apparence de sommeil prolongé, se trouvent assez souvent dans certaines maladies mentales.

J'ai signalé une variété de crise d'hystérie que les auteurs appellent *crise syncopale*, et que j'appelle plutôt *crise de défaillance nerveuse*, car la syncope, c'est-à-dire la faiblesse ou l'arrêt du cœur fait souvent défaut ou reste douteux dans cet état. Cette crise se greffe souvent sur des sensations anxieuses.

Le malade, cidéré par cette angoisse, reste inerte, il garde sa conscience, mais ne peut parler, ni réagir; il éprouve des sensations variables, de vide, de vertige, de constriction et autres dans la tête, de froid ou d'insensibilité dans les membres. Cet état excessivement pénible ne dure que de quelques secondes à quelques minutes. Sous l'influence de cette angoisse extrême, le pouls peut faiblir et s'accélérer; il peut même se suspendre et la crise devenir syncopale. Mais souvent pendant cette défaillance le pouls reste à peu près normal. J'ai pu par suggestion reproduire chez ces sujets cet accès de défaillance anxieuse et m'assurer que leur cœur continuait à battre régulièrement. La crise de défaillance nerveuse n'est donc pas toujours une crise syncopale.

Mais quand le pouls n'a pas été interrogé et que le médecin n'a pas assisté à la crise, il est difficile de dire s'il s'agit d'une lipothymie ou d'une simple défaillance nerveuse, ou des deux symptômes coexistants. Dans ce dernier cas, il faut se demander quel est celui qui a précédé, car une lipothymie primitive s'accompagne aussi d'anxiété secondaire. Certaines femmes ont souvent des syncopes pendant leur grossesse. Sont-ce toujours de vraies syncopes! Ne sont-ce pas le plus souvent des accès de défaillance nerveuse?

Une autre question se pose. Ces crises de défaillance nerveuse peuvent-elles être considérées toujours comme des variantes de crises d'hystérie? Certainement quand elles s'accompagnent d'autres manifestations psychonerveuses, comme contractures, hallucinations, mouvements convulsifs, on peut les rattacher à l'hystérie. Tel était le cas dans l'observation que j'ai relatée page 56. Mais quand la défaillance existe seule, intimement liée à l'angoisse, sans autre réaction dynamique que les sensations anxieuses paralysantes, faut-il appeler cela de l'hystérie? On me dira que c'est une question de définition. Nous appelons hystérie une réaction dynamique entretenue par représentation mentale et justiciable de la suggestion. Or j'ai pu constater que certaines défaillances nerveuses liées à la neurasthénie anxieuse ou à l'accès d'angoisse nerveuse ne peuvent être inhibées par la suggestion et qu'on ne peut pas en prévenir le retour ; et c'est précisément après ce fait d'observation que je ne pouvais préjuger, que je suis arrivé à me demander si ces crises de défaillance nerveuse sont toujours simplement psychonerveuses, si elles représentent toujours une crise d'hystérie, si elles ne relevaient pas parfois d'un mécanisme toxique, comme la neurasthénie elle-même, comme la névrose d'angoisse qui ne sont pas de pures représentations mentales et résistent à la psychothérapie. Telles sont encore beaucoup de phobies liées à un état constitutionnel et que la suggestion n'influence pas, pas plus que les vraies psychoses.

Toutes les crises d'hystérie, au contraire, dans toutes leurs variétés, avec l'anxiété qui les accompagne, sont éminemment suggestibles.

L'hystérie à forme dyspnéique prédominante peut être confondue avec une dyspnée urémique, organique, asthmatique. L'examen attentif du sujet s'impose. Mais la constatation des symptômes pulmonaires ou cardiaques susceptibles d'expliquer la dyspnée n'élimine pas à coup sûr le diagnostic hystérie, car celle-ci peut, comme nous avons vu, se greffer sur une affection pulmonaire ou cardiaque. L'émotivité hystérogène peut être due à l'*exagération psychonerveuse du symptôme réel dyspnée*.

La maladie fondamentale peut imprimer son cachet à l'hystérie qu'elle provoque.

La possibilité de provoquer artificiellement la crise de dyspnée hystérique m'a toujours permis de faire le diagnostic de ces cas.

Les accès d'*hystérie avec prédominance de l'élément douloureux* peuvent simuler les syndromes morbides douloureux, tels que les coliques hépatiques, néphrétiques, appendiculaires, la péritonite, les crampes d'estomac, la méningite, etc., et cela d'autant mieux que ces syndromes réels existant peuvent engendrer des convulsions, des spasmes, du délire, provoquer de vraies crises d'hystérie se greffant sur eux. Ajoutons que certains sujets psychonerveux gardant dans leur sensorium l'image psychique douloureuse d'un de ces syndromes, coliques hépatiques, par exemple, ou angine de poitrine, peuvent rééditer par autosuggestion cette image douloureuse qui n'est plus alors un vrai accès de colique ou d'angine, mais une simple imitation psychonerveuse à laquelle peut s'associer la psychonévrose hystérie. Ces accès de pseudo-colique ou de pseudo-angine peuvent facilement être différenciés d'avec les vrais, parce qu'ils peuvent être reproduits ou inhibés par la suggestion, avec la crise d'hystérie associée, tandis que la vraie colique ou la vraie angine de poitrine n'obéit pas à la suggestion.

La crise d'hystérie est reconnue. Pour compléter le diagnostic, il faut rechercher si la crise est due à une émotion simple et de quelle nature est cette émotion, ou si elle est due à une maladie préexistante qui a fait l'anxiété hystérogène. Il faut rechercher ensuite si c'est une crise accidentelle unique, ou si elle est sujette à répétition. Dans ce dernier cas, la répétition est-elle due à de nouvelles émotions venues du monde extérieur, ou à la maladie fondamentale hystérogène? Ou bien est-elle due à l'autosuggestion, agissant par représentation mentale émotive? Dans ce cas qui constitue une vraie diathèse hystérique, le médecin doit mesurer l'intensité de cette diathèse, en étudiant l'*hystérabilité expérimentale* du sujet et les causes qui peuvent l'actionner. Enfin il doit rechercher quelles sont les autres psychonévroses qui peuvent être associées à l'hystérie et quelle est la subordination réciproque de tous les symptômes qu'on peut reconnaître chez le malade.

Un mot sur le pronostic.

Les crises d'hystérie, quelque impressionnantes et violentes qu'elles soient, n'ont en général rien de grave. Je n'ai jamais vu de danger en résulter. Les hystériques ne se blessent pas en tombant, ne se jettent pas par la fenêtre, ne tombent pas dans le feu comme les épileptiques. Cependant je ne voudrais pas affirmer que leur délire ou leurs hallucinations soient toujours inoffensifs. On a bien vu des somnambules naturels commettre un meurtre ou se suicider par hallucination. Il semble certain que le délire hystérique peut exceptionnellement avoir la même conséquence.

Je ne connais pas non plus de cas de mort par suffocation ou syncope nerveuse pendant une crise d'hystérie. Le fait en lui-même n'a rien d'impossible. Remarquable est au contraire l'innocuité relative de ces manifestations d'aspect souvent terrifiant.

Le pronostic est plus fâcheux quand une diathèse hystérique est constituée, quand le sujet très hystérisable fait une crise sous l'influence de la moindre

émotion, quand cette crise est constamment suspendue sur sa tête, comme une épée de Damoclès ! Le
pronostic serait grave, si la psychothérapie n'était
pas presque toujours toute-puissante.

Ces crises répétées et continues affaiblissent le sujet, absorbent son activité cérébrale, diminuent son
initiative intellectuelle, augmentent son impressionabilité nerveuse, peuvent engendrer d'autres psychonévroses persistantes, contractures, impotence, douleurs,
anesthésies, cauchemars, etc.; elles peuvent créer
une anxiété nerveuse permanente et même sur un
fonds prédisposé une psychoneurasthénie opiniâtre.
Physiquement et moralement déprimé, l'hystérique
à répétition, perdant son appétit, ses forces, sa gaieté,
obsédé par l'imminence de ses crises, peut devenir
une proie facile aux diverses maladies.

Le pronostic dépend donc surtout des maladies
qui déterminent l'hystérie et des états morbides qui
s'y ajoutent.

CHAPITRE XV

TRAITEMENT DE L'HYSTÉRIE.

Psychothérapie. — Inhibition de la crise constituée. — Inhibition préventive. — Procédés. — Résistance de certains sujets. — Suggestion indirecte. — Exemples. — Prophylaxie de l'hystérie et des autres psychonévroses par l'éducation.

Le traitement de l'hystérie comprend celui de la crise, celui de la diathèse hystérique, c'est-à-dire de l'aptitude à répéter les crises, et celui de la prédisposition à l'hystérie, et aux psychonévroses en général. Je n'hésite pas à dire que la *psychothérapie constitue la seule thérapeutique rationnelle et efficace.* C'est à elle seule que j'ai recours depuis plus de vingt-cinq ans.

Les autres thérapeutiques, bromure de potassium, antispasmodiques, hydrothérapie, balnéothérapie, électricité, isolement, restent le plus souvent inefficaces; elles réussissent parfois par l'influence morale suggestive qu'elles exercent sur le malade; elles peuvent entretenir le mal, si cette influence n'existe pas ou est insuffisante; alors elles peuvent, en démontrant aux malades que les crises sont tenaces et résistent à tous les procédés employés, suggérer la continuation des crises inexpugnables. Souvent cependant, l'émotion et l'impressionnabilité nerveuse disparaissent avec la cause (neurasthénie par exemple) qui leur a donné naissance, ou par un changement de milieu et d'existence. Les crises cessent spontanément de se produire ; la médication peut n'y être pour rien.

Rien de plus facile que de guérir par le seul traitement moral l'hystérie, c'est-à-dire les crises de nerfs et la disposition à en faire. C'est cela seulement, je le rappelle, que je désigne par le mot d'hystérie ; je ne parle pas des maladies auxquelles les crises s'associent et sur lesquelles elles se greffent. De ces maladies, je détache par la psychothérapie la complication, crise de nerfs.

Voici comment je procède dans le plus grand nombre des cas. Je commence en général par provoquer une crise ; cela est d'abord un moyen de diagnostic. Le fait même que je peux créer une crise chez un sujet me fait dire : c'est bien de l'hystérie. De plus cette provocation plus ou moins facile, suivant les sujets, me renseigne sur leur hystérabilité, c'est-à-dire sur leur aptitude plus ou moins grande à réaliser les crises. Je puis m'assurer aussi de la nature spéciale individuelle du syndrome.

Je commence donc par fabriquer une crise ; et pour la faire, il est inutile de comprimer l'ovaire, comme on le fait généralement. L'ovaire, comme nous l'avons vu, n'a aucune vertu provocatrice hystérogène spéciale ; toutes les régions sensibles ou devenues sensibles par compression un peu forte, ou par simple suggestion, agissent comme l'ovaire. Chez la plupart des sujets, surtout chez ceux qui ont

l'aura abdominale ou la boule épigastrique, il suffit
de toucher un point quelconque de l'abdomen, de
préférence l'épigastre plus sensible normalement, et
de dire en même temps : « Voici la douleur, la boule
monte au cou, la crise vient » pour que celle-ci
éclate. L'attouchement d'un point quelconque du
corps peut devenir sensible et hystérogène par simple
suggestion verbale, chez beaucoup. Sans aucun
attouchement, chez certains, la simple affirmation de
la crise suffit à la déchaîner. Le sujet, sachant qu'on
veut la provoquer, se la suggère à son insu ; mais le
moyen le plus efficace consiste à toucher la région
d'où part l'aura, si celle-ci existe.

Si cette aura part du thorax ou de la tête, si elle
consiste, par exemple, dans une anxiété précordiale,
ou une céphalée vertigineuse, je touche ces régions
en suggérant les symptômes initiaux qui préludent à
la crise et dont le malade a conservé le souvenir
émotif ; et la crise éclate. Elle évolue plus ou moins
complète. Chez certains, elle est d'emblée violente ;
chez d'autres, elle est seulement ébauchée, mais elle
peut être perfectionnée par suggestion et par répétition expérimentale ; c'est l'éducation hystérogène.
Cette crise expérimentale est en général identique à la
crise spontanée avec prédominance suivant les cas
de contracture, de convulsions, de strangulation ou
simple sommeil hystérique, ou autre variété.

Dans la grande majorité des cas, ai-je dit, la crise
peut être ainsi réalisée artificiellement. Cependant il
est des sujets chez lesquels on ne réussit pas. Ceux-ci
sont en général peu hystérisables, ils n'ont que des
crises rares et ne les réalisent que par des conditions

spéciales, par des émotions insolites, par une impression morale particulière, par exemple mort d'un enfant, d'un père, ou dans un état de réceptivité nerveuse spéciale, telle par exemple que la crée chez beaucoup de femmes la période menstruelle; toutes conditions qu'on ne peut pas toujours reproduire par simple affirmation; la suggestion ne peut pas toujours créer la même émotivité que la réalité. Le fait même qu'une personne qui a eu quelques crises nerveuses ne peut pas être facilement hystérisée par suggestion, montre en général sa faible hystérabilité; c'est une hystérique accidentelle, d'occasion.

Quand j'ai réussi à produire la crise, et que le diagnostic est ainsi confirmé, je considère le malade comme devant certainement guérir et j'affirme catégoriquement que la guérison est assurée.

Cette crise une fois déchaînée, on peut la laisser évoluer; mais, comme nous l'avons vu, on peut la modifier dans ses allures, on peut aussi l'arrêter à volonté.

Il en est de même des crises spontanées. On peut, le plus souvent, les modifier, les amplifier, et ce qui nous intéresse davantage, les couper en pleine évolution.

Ce n'est cependant pas infaillible. De même qu'on n'arrive pas toujours à provoquer la crise, on n'arrive pas toujours à l'inhiber. Il y a des sommeils hystériques qui résistent aux injonctions les plus vigoureuses de réveil. Il y a des sujets en proie à des convulsions et mouvements désordonnés, irrésistibles, à la constriction thoracique, avec agitation violente, qui s'y abandonnent avec une sorte de frénésie.

L'autosuggestion du sommeil ou de la convulsion peut être plus forte que toute suggestion contraire.

Celle-ci cependant peut réussir sous une autre forme, si on ne s'acharne pas à lui demander un résultat immédiat. Tel un enfant qui a des sanglots irrésistibles et que les parents ont tort de vouloir réprimer du coup par une suggestion vigoureuse. Des paroles douces et calmantes arrêtent, au bout d'un certain temps seulement, ces pleurs spasmodiques dont le mécanisme émotif ne peut être arrêté instantanément.

La première fois que je ne pus enrayer les crises par suggestion directe, c'était chez une jeune fille de Bruxelles qui avait depuis 4 à 5 mois des crises d'hystérie singulières au nombre de trois par jour, survenant régulièrement, durant de une à deux heures chacune, hystérie liée à une évolution de croissance. J'essayai en vain par suggestion de les inhiber. Cette jeune fille avait un esprit de contradiction intinctif et involontaire, exagéré par sa crise d'âge. Plus je lui suggérais d'ouvrir les yeux, plus elle s'obstinait à les serrer, et cela était facile à constater.

Elle était cependant docile à la suggestion. Mais il fallut biaiser. Je recommandai à l'entourage de la malade de ne pas me parler devant elle de ses crises, de ne pas me dire s'il y avait du mieux ou non, et de n'avoir pas même l'air d'y faire attention.

Je dis à la malade très intelligente : « Je considère, mon enfant, que votre état nerveux est en voie de guérison. Que vous ayez encore ou que vous n'ayez plus de crises, cela ne fait rien ; je ne vous en parle plus, parce que je n'y attache aucune importance ; elles disparaîtront spontanément. Elles peuvent persister encore quelque temps par suite de l'habitude acquise. Mais le fond de votre maladie nerveuse est certainement en voie de guérison ; » et je continuai la suggestion.

Je continue ainsi sans insister sur les crises, ne suggérant que l'amélioration générale de l'état nerveux. Après deux ou trois séances, j'apprends, à l'insu de la malade, que ses crises diminuent d'intensité et de durée, alors que la suggestion directe antérieure n'avait pendant une dizaine de jours produit aucune modification.

J'eus l'air de ne pas savoir cette amélioration, et sans lui parler des crises, je continuai à lui suggérer la guérison de sa maladie nerveuse.

Avec ce *modus faciendi*, au bout d'une quinzaine, ces crises avaient complètement et définitivement disparu.

La suggestion a fait son œuvre, indirectement, en ne réveillant pas la contre-suggestion instinctive de la malade.

Lors donc que le médecin se trouve en face d'une crise nerveuse qu'il ne peut pas enrayer tout de suite, soit en raison de l'autosuggestion pour le moment irrésistible de la crise, soit en raison de la mentalité volontairement ou involontairement tenace du sujet, il ne s'entêtera pas dans une suggestion directe qui peut rester inefficace, parce qu'elle provoque la contre-suggestion. Dans ce cas, je fais comme j'ai fait, je dis au malade : « Je vois que votre crise ne peut pas s'arrêter immédiatement. Mais rassurez-vous; elle va s'arrêter spontanément au bout d'un certain temps. » Et je prie l'entourage de ne pas tourmenter le malade, affirmant que tout cela n'est rien et ne tardera pas à se calmer. Cela suffit souvent pour que cette crise, et les suivantes, s'il y en a, soient diminuées en durée et en intensité.

Après cette première opération, soit que j'aie réussi à donner une crise au sujet, puis à l'enrayer, ou bien à enrayer une crise spontanée, soit que je n'aie pas pu l'enrayer, ni en produire une, je commence l'*éducation suggestive*, qui a pour but d'apprendre au malade à faire l'inhibition de ses crises.

Si je n'ai pas pu la produire, ce qui est l'exception, je dis simplement : « Je n'ai pas pu vous produire de crise, parce que c'étaient des crises accidentelles qui doivent guérir; vous ne pouvez plus en avoir, si vous avez confiance. »

Si j'ai pu provoquer une crise, ce qui est la règle, je dis : « Vous voyez que j'ai pu produire une crise et l'arrêter. Je puis donc vous empêcher d'en avoir. Et la preuve, c'est que je vais presser cette même région dont la pression l'a provoquée tout à l'heure et la crise ne viendra pas. Vous sentirez peut-être quelque chose, comme si elle voulait venir, mais elle ne viendra pas. »

Ce disant, je touche et presse légèrement, puis graduellement plus fort la région que j'avais rendue hystérogène. Le sujet ressent d'ordinaire une première impression émotive; souvent la respiration devient haletante, la boule épigastrique monte au cou, la crise est imminente. Mais je dis au sujet, en riant doucement : « Rassurez-vous, cela ne vient pas.

Vous restez maître de vous, malgré la douleur. Personne ne pourra plus vous donner de crise. » Et presque toujours, rassuré par cette suggestion calmante, et gagné par ma confiance, il fait inhibition. Souvent alors, je l'aide à réprimer son émotivité hystérogène, je lui montre que c'est de la fantasmagorie nerveuse à laquelle il ne se laissera plus prendre ; je le fais rire : le rire désarme le diable. C'est une éducation que je fais : je l'exerce à maîtriser l'émotivité d'une imminence de crise. Je fais mine de lui suggérer une crise ; je lui dis, en pressant l'épigastre ou une autre zone douloureuse : « Vous sentez la boule ; la gorge se serre ; voilà la crise qui vient. » Je crée ainsi l'image psychique de la crise que je lui apprends à affronter. Et j'ajoute doucement : « Non, cela ne peut plus venir. »

Le malade, un moment impressionné devant cette image psychique, se ressaisit, sourit avec moi, et la crise ne vient pas. Souvent cette unique suggestion ainsi faite suffit pour guérir une diathèse hystérique invétérée.

Cette leçon suggestive, je la répète tous les jours ; j'apprends au malade d'abord à sentir les sensations prémonitoires, boule, douleur, anxiété ou vertiges qui préludent habituellement à ses crises, et cela sans anxiété et sans que la crise éclate ; je l'habitue ensuite à sentir la pression de ses régions hystérogènes, sans que ces sensations se manifestent, en évitant cependant la pression trop douloureuse.

Il arrive ainsi vite à neutraliser la suggestion expérimentale de la crise artificielle et l'autosuggestion hystérogène.

Je lui démontre ainsi tous les jours qu'il est guéri, que je puis le tourmenter, l'émotionner, lui provoquer des douleurs, sans crise : je puis essayer de lui en suggérer une : elle ne vient plus ; il est maître de lui.

Il est rare que trois jours se passent sans que la guérison définitive soit constatée ; il est exceptionnel qu'il faille plus de dix jours pour achever cette éducation inhibitoire.

Et bientôt, délivrés de cette épée de Damoclès, confiants en eux-mêmes, ils retrouvent leur santé physique et morale, si leur hystérabilité était simplement émotive, si elle n'était pas commandée par une maladie autre.

Si plus tard de nouvelles émotions venaient à surprendre le psychisme et à renouveler le dynamisme et l'autosuggestion hystérogènes, une nouvelle éducation suggestive réussirait comme la première fois à faire l'inhibition.

Cependant il est des cas, peu nombreux, qui paraissent au premier abord rebelles à la suggestion. De même qu'on ne peut pas inhiber directement la crise, il semble qu'on ne puisse pas quelquefois en prévenir le retour ; l'autosuggestion provocatrice paraît plus puissante que la suggestion inhibitoire.

Je viens de relater un fait de ce genre qui montre comment très simplement on peut vaincre parfois la résistance inconsciente.

Voici encore un exemple : une jeune fille me fut adressée par un de mes élèves, de Pagny-sur-Moselle : elle avait depuis des années de grandes crises convulsives, liées à de l'anxiété nerveuse native. Ces crises se répétaient une ou plusieurs fois par jour et mon élève n'avait pas pu la guérir par la suggestion pratiquée comme il l'avait vu faire habituellement à ma clinique. Il était facile de produire les crises, mais difficile de les empêcher. La malade était tellement impressionnable que le moindre attouchement en provoquait une, même si on essayait de lui suggérer d'avance par une insinuation douce et persuasive qu'elle n'aurait ni douleur ni crise. Il suffisait même de s'approcher d'elle et de faire mine de la toucher, pour déchaîner l'orage qui semblait impossible à conjurer, impossible à inhiber, rebelle à toute suggestion.

Le cas cependant n'était pas rebelle. Seulement il fallait modifier le procédé de suggestion, de façon à ne pas éveiller l'autosuggestion hystérogène instinctive.

Qu'ai-je fait alors ? J'ai procédé comme dans l'observation précédente. J'ai dit à la jeune fille : « Rassurez-vous, mon enfant, ce n'est pas votre faute. Je sais que vous avez bonne volonté, mais c'est plus fort que vous. La suggestion fera son effet, puisqu'elle guérit toujours les crises. Mais vous êtes trop nerveuse, puisqu'on ne peut pas vous toucher. Eh bien ! on ne vous touchera plus, on ne vous tourmentera plus. Comme cela, votre système nerveux va se calmer et vous arriverez vous-même à diminuer votre émotion et à garder votre calme, en toutes circonstances, sans avoir de crises. » Je recommande aux élèves et à l'entourage de ne plus s'occuper de la malade. Je passe tous les jours devant son lit, évitant de la toucher, de l'impressionner, disant simplement ;

« Vous voyez que cela va bien. Vous n'avez plus peur, vous n'aurez pas de crise. » Au bout de quelques jours, la malade était guérie.

Je pus alors graduellement explorer le ventre, comprimer la région hystérogène, défier directement les crises sans les produire ; la malade sait faire l'inhibition. Depuis dix ans, malgré l'anxiété native persistante, elle n'a plus eu une seule crise, ni autre manifestation psychonerveuse.

L'observation n'est-elle pas démonstrative du mécanisme des crises qui n'est qu'une réaction émotive ?

C'est la conception même de ce mécanisme hystérogène qui suggère le traitement moral.

L'observation suivante que je relate avec quelques détails est éminemment instructive, c'est la meilleure démonstration de la doctrine que j'ai exposée dans ce livre et de la psychothérapie que je conseille dans ce chapitre.

X..., âgée de 19 ans, bonne à Nancy, entre le 3 janvier 1907, dans mon service, pour des crises nerveuses.

Ses antécédents n'ont rien de particulier : elle a toujours été bien portante, mais très irritable ; elle est sujette aux mouvements de colère, pendant lesquels il lui est arrivé plusieurs fois de lancer les objets qu'elle tenait à la main. Malgré cela, elle était docile et faisait bien son service.

Depuis deux mois environ, cette jeune fille a des discussions avec sa famille : sa mère malade veut la faire revenir dans son village pour la soigner, elle-même ne veut à aucun prix habiter son village et refuse de rentrer. De là des discussions, des lettres irritantes, des remontrances de ses parents. Depuis cette époque, sous l'influence de ces contrariétés, elle changea de caractère, devint plus irritable, perdait souvent la mémoire, ne se rappelait pas quand sa maîtresse lui demandait quelque chose. En outre, maux de tête continuels la prenant le matin, avec élancements, persistant deux ou trois jours de suite. Elle avait des vertiges, un brouillard devant les yeux l'empêchant de lire. Un jour, elle faillit tomber sur le feu et se brûler à la suite d'un vertige.

Elle ne pouvait plus broder, mais pouvait encore faire les gros ouvrages de la maison, malgré un sentiment de fatigue continu. De plus, à partir du mois de décembre, inappétence, cauchemars nocturnes ; elle se levait pendant la nuit. Peu de jours avant son entrée à l'hôpital, elle eut une hallucination le matin au lever, voyant des hommes dans sa cuisine.

Cet état de psychoneurasthénie durait depuis quatre à cinq semaines, lorsque des crises d'hystérie vinrent se greffer sur elle.

La première se déclare le 10 décembre dans les conditions suivantes : sa maîtresse lui ayant fait une remontrance méritée, de son propre aveu, elle se mit en colère, répondit avec irritation, se disputa ainsi pendant un quart d'heure, cassa des assiettes qu'elle tenait à la main, puis tomba et se mit à pleurer. Elle sentit en même temps une boule qui montait à la gorge et eut une grande crise de mouvements désordonnés pendant une demi-heure, criant et se débattant si fort qu'on dut appeler le médecin. Revenue à elle, elle ne se souvenait de rien.

La seconde crise survint, croit-elle, le lendemain, sans cause émotive spéciale, caractérisée par des cris, des convulsions et un sentiment de défaillance. Elle aurait eu ainsi, du 10 décembre au 3 janvier, plusieurs grandes crises, six au dire de sa maîtresse.

Mais outre ces grandes crises, elle présentait tous les jours de petites crises, deux au moins, quelquefois plus. Ces petites crises débutaient par des maux de tête et des vertiges, avec obnubilation visuelle suivie de chute. La malade tombait comme une masse, restait immobile, avait parfois quelques mouvements et revenait à elle au bout de dix à vingt secondes, avec secousses légères dans les membres ; elle ne se souvenait de rien.

Elle vint le 9 janvier 1907 à la consultation du service. Mon chef de clinique, d'après la description de ces crises, leur peu de durée et l'absence complète de souvenir au réveil, pensait à de l'épilepsie, sur laquelle se seraient peut-être greffées des crises d'hystérie. Pour faire le diagnostic, je suggérai une crise, disant aux élèves, que si une suggestion créait une crise ce ne peut être que de l'hystérie, mais que cette hystérie n'impliquait pas l'absence d'autres crises spontanées d'épilepsie. Par simple affirmation de la crise, la malade se renverse, la face et les membres se contracturent ; puis se produisent des mouvements convulsifs assez violents. La crise est enrayée de suite par suggestion.

Je voulus aussitôt après commencer l'éducation suggestive de la malade, lui apprendre à inhiber la crise. Je lui suggère qu'elle ne peut plus en avoir ; que j'ai beau chercher à la provoquer : elle ne viendra pas. Malgré cette suggestion inhibitoire, la crise convulsive se produit ; je l'arrête une seconde fois. Je puis donc inhiber la crise provoquée, mais je ne puis pas en empêcher la provocation.

J'engage la malade à entrer pour quelques jours à l'hôpital ; elle accepte à contre-cœur, craignant de perdre sa place, car sa maîtresse est très bonne pour elle.

Elle nous quitte pour la prévenir de son entrée à l'hôpital. Mais à peine a-t-elle fait quelques pas, qu'elle tombe à la renverse de tout son long, et reste étendue pendant vingt secondes, sans mouvement. Revenue à elle, elle ne se souvient de rien ; elle dit qu'elle a eu un vertige et un brouillard devant les yeux et est tombée. Cela a été une vraie *absence, hystérique ou épileptique* ? La malade n'a d'ailleurs aucun stigmate d'hystérie.

Elle revint vers cinq heures de l'après-midi. Mon interne M. Amselle l'examine et lni provoque une crise par affirmation ; c'était une petite crise convulsive avec perte de connaissance et grands mouvements qui céda immédiatement à la suggestion.

Ensuite il voulut reprendre l'éducation inhibitoire, comme il me l'avait vu faire, en lui affirmant qu'elle n'aurait plus de crise, et en la regardant simplement ; il ne réussit qu'à provoquer deux nouvelles crises ; la dernière, grâce sans doute à la suggestion, n'était plus convulsive ; c'était une crise de défaillance avec résolution.

Aussitôt après, la malade retournant à son lit eut de nouveau une chute subite avec défaillance, si bien qu'elle casse son peigne en tombant. A partir de ce moment, elle n'eut plus de crises convulsives, mais seulement des crises de défaillance.

Les jours suivants, en effet, bien qu'on continuât à affirmer à la malade qu'elle n'aurait plus aucune crise, ni spontanée, ni provoquée, l'affirmation verbale arriva toujours à en provoquer, mais caractérisée maintenant par chute, inconscience et résolution, sans aucun mouvement, le tout durant à peine quelques secondes. Il était démontré ainsi, par cette provocation artificielle, que ces crises, ressemblant à des absences épileptiques, n'étaient que des *absences hystériques* susceptibles d'être créées par suggestion et autosuggestion.

Du reste ces crises provoquées, dont on ne pouvait empêcher la production, on pouvait, une fois commencées, les inhiber. Au moment même où la malade entrait en résolution, fermait les yeux et commençait à tomber, on pouvait les enrayer instantanément par suggestion ; la malade rouvrait les yeux et ne tombait pas.

Outre ces crises provoquées, la malade avait des crises spontanées. Ainsi le 6 janvier, à la suite d'une contrariété, une voisine s'étant moquée d'elle, elle glissa de sa chaise en avant et tomba sans prodromes, la nuque heurtant la barre transversale du lit. Elle resta dix secondes sans bouger, puis revint à elle, avec quelques mouvements dans la tête, puis retomba une deuxième fois. Deux minutes avant de tomber, elle avait dit à sa voisine qu'elle aurait une crise.

Je revois la malade le 7 ; et pour bien confirmer encore une fois la nature hystérique de ces crises si semblables à des absences épileptiques, je lui dis qu'elle va en avoir une. Immédiatement le regard devient fixe, rigide, les yeux se ferment ; elle tomba comme une masse et se releva presque aussitôt, au bout de quelques secondes.

Dans la journée, deuxième crise spontanée semblable. Il suffit de regarder la malade et de prononcer le mot de crise pour que ses yeux se ferment et qu'elle menace de tomber. En lui disant à ce moment qu'elle ne peut pas tomber, qu'il n'y a pas de crise, immédiatement ses yeux se rouvrent ; elle se ressaisit au moment de tomber et revient à elle, sans se souvenir de rien.

Les crises commencent par des vertiges, de l'obnubilation visuelle ; elle ne voit plus rien ; il semble que le cerveau ne recevant plus aucune impression fait défaut. Cependant l'audition et la conscience ne sont pas abolies, puisqu'on peut la réveiller immédiatement, avant la crise complétée, par la suggestion verbale.

Mais je constate encore une fois que si la suggestion peut arrêter la crise commencée, elle ne paraît pas empêcher son éclosion.

Il suffit de mettre la main sur son front, même en lui disant : « Je ne vous endors pas, vous ne pouvez avoir de crise, » pour que celle-ci s'ébauche ; et la malade tomberait, si on ne faisait pas l'inhibition suggestive avant qu'elle ne soit définitivement tombée. C'est vraiment un spectacle impressionnant.

Je recommande alors de laisser la malade tranquille, de ne plus parler devant elle de crise, de ne pas fixer son regard, toutes choses qui l'impressionnent et provoquent l'autosuggestion hystérogène. Je lui dis simplement en riant : « Ce n'est rien. Je suis convaincu que ces crises se dissiperont, si on ne vous tourmente pas. Si on veut vous contrarier, vous rirez et ne prendrez pas la chose au sérieux. Si votre vue veut devenir trouble et que vous ayez un peu de vertige, n'ayez pas peur, gardez les yeux ouverts ou fermez-les, si vous voulez, mais vous ne tomberez plus et ne perdrez plus connaissance. »

Cela dit je ne m'occupe plus de la malade et prie les élèves de ne plus s'occuper d'elle. Je passe tous les jours devant son lit en disant simplement : « Je suis sûr que vous ne pouvez plus avoir de crise. »

En effet, depuis ce jour, elle n'a plus de crise, et ne sent plus de tendance à en avoir.

Elle sort le 10 janvier, n'ayant plus eu de crise depuis quarante-huit heures ; elle tient à rentrer chez sa patronne de peur de perdre sa place.

Mais elle revient le 14 janvier. Tout en n'ayant plus de crise, elle n'a pu reprendre son service, parce qu'elle n'est pas débarrassée de sa neurasthénie. Elle a toujours mal à la tête, avec de violents élancements ; elle voit souvent trouble et ne peut pas travailler. Elle reste assise toute la journée sur une chaise, sans pouvoir rien faire de bon. Cependant elle a bon appétit . et digère bien. Mais elle accuse toujours le mal de tête. Si je mets la main sur le front pour le lui enlever, le mal augmente ; mais il n'y a plus de tendance aux crises.

Ces symptômes continuent les jours suivants. La céphalalgie résiste au pyramidon. Au bout d'un quart d'heure de lecture, sa vue se brouille. Les douleurs sont presque continues, avec exacerbations pendant un quart d'heure, cinq ou six fois par jour. La malade n'a pas d'anxiété générale, ni de tristesse ; on peut la faire rire.

Le 21 janvier au soir, elle a des frissons suivis de chaleur la nuit ; le lendemain elle a 38°,6 de température et le pouls à 120.

La malade s'agite, ne peut rester debout, accuse des douleurs plus fortes dans la tête, avec élancements dans les oreilles. On constate une angine grippale. Malgré cette exacerbation de douleurs et de vertiges, la diathèse hystérique n'existe plus. L'hystérie avait duré 1 mois.

Les troubles neurasthéniques parurent se dissiper à la suite de cette grippe fébrile infectieuse.

En résumé une jeune fille impressionnable est prise, à la suite de contrariétés, de neurasthénie. Sur cette neurasthénie se greffent au bout de cinq semaines des crises d'hystérie.

La suggestion guérit l'hystérie secondaire et n'a pas d'influence sur la neurasthénie primitive hystérogène. Voici un premier fait qui se dégage nettement de cette observation et qui confirme, comme tous les faits précédents, notre doctrine.

Les crises d'hystérie étaient les unes convulsives, les autres étaient des défaillances nerveuses, en apparence identiques aux absences épileptiques. Notre observation prouve donc l'existence d'absences hystériques qu'il serait difficile de différencier d'avec le petit mal comitial, sans la suggestion. Elle seule en reproduisant et inhibant ces absences, ce qu'elle est impuissante à faire s'il s'agit d'épilepsie, fait le diagnostic.

C'est un fait sur lequel je ne saurais trop insister. Dans les cas douteux, je le répète, c'est cette exploration suggestive du malade qui m'a permis le diagnostic différentiel et ici le diagnostic, c'est la thérapeutique.

Dans ce cas, comme dans le précédent, la suggestion directe, perpendiculaire, si je puis dire, visant directement le sujet, était inefficace et même provocatrice. C'est la suggestion indirecte négative, faite de façon à ne pas réveiller l'autosuggestion hystérogène qui a réussi.

Je relate un dernier exemple qui montre bien que dans la suggestion dite hypnotique, comme je la pratiquais autrefois, l'hypnose n'est rien, la suggestion est tout.

Il s'agit de la jeune dame de Rio-Janeiro dont j'ai

parlé, qui avait des crises d'hystérie depuis dix-huit mois à la suite d'un accident de voiture : il y avait notamment une crise à chaque repas entre le premier et le second plat. Aussitôt qu'elle fut dans mon cabinet, elle eut une crise avec perte de connaissance et secousses des quatre membres durant une minute. Pendant cette crise, je lui dis doucement : « Vous savez, cela est votre dernière crise ! » Revenue à elle, je l'endormis instantanément en lui disant simplement de dormir. A cette époque, en 1893, je faisais le plus souvent la suggestion dans le sommeil hypnotique. Quand elle fut endormie, je vis sa respiration devenir haletante, sa face s'injecta, elle était anxieuse. Alors je lui dis : « N'ayez aucune émotion, respirez bien, soyez à l'aise comme quand vous êtes éveillée et parlez-moi. Comment vous trouvez-vous ? » La malade, sortant de son hypnose anxieuse, répondit : « Bien. » — « Vous n'avez plus peur ? » « Non. » — « Et maintenant vous sentez que vous êtes guérie ? » — Elle dit oui d'une voix brève et assurée.

« Vous mangerez avec plaisir et après le premier plat, vous serez très gaie, parce que vous sentez que vous n'avez plus de crise. » Elle dit : « oui. » — « Et quoi qu'il arrive, vos chevaux prendraient-ils de nouveau le mors aux dents, l'émotion ne vous produira plus de crises. » Au réveil elle était convaincue de sa guérison. Et elle fut guérie dès cette première suggestion. Je la répétai seulement pendant trois jours.

Pourquoi ai-je pu guérir si facilement cette malade que les autres médecins même en l'hypnotisant pour la suggestionner n'avaient pas pu guérir? Pendant l'hypnose, elle avait de l'anxiété émotive, avec respiration haletante, qui la dominait et inhibait la suggestion médicale. J'ai calmé cette émotivité, je l'ai fait parler et répondre, pour neutraliser cette tendance à l'extase anxieuse hypnotique, et être sûr qu'elle était tout entière à ma suggestion, sans autre préoccupation. Alors cette suggestion est devenue efficace. Comme un cheval qui se cabre toujours au même endroit, la malade avait toujours une crise au second plat de chaque repas. Je lui ai suggéré pour ce moment une impression de gaieté et de confiance inhibitoire de la crise. Et ce faisant, j'ai fait l'éducation suggestive rationnelle. Les autres médecins se contentaient d'hypnotisme et j'ai pu réussir où ils avaient échoué.

Ces observations que j'ai choisies comme exemples montrent comment je procède dans les cas en apparence rebelles. J'ajoute cependant que certaines variétés décrites sous le nom de sommeil hystérique prolongé, accès subintrants d'hystérie à forme d'épilepsie jacksonienne, sont peut-être plus résistantes, plus difficiles à influencer. Je n'ai pas d'ailleurs une expérience suffisante de ces formes peut-être complexes, et, comme nous l'avons vu, imparfaitement étudiées.

Mais abstraction faite de ces cas exceptionnels, et en ne considérant que les cas habituels, la psychothérapie est toujours efficace. Mais elle doit être adaptée à chaque individualité, pour supprimer la crise et la diathèse. Éducation suggestive par la parole, par l'action, par la persuasion vigoureuse chez les uns, par l'insinuation douce et câlinante chez la plupart, pour neutraliser ou discipliner l'émotivité hystérogène, donner confiance au sujet, refaire son dynamisme moral et lui permettre d'inhiber la réaction psychonerveuse qui constitue la crise, inhibition et dynamogénie psychiques, tel est le traitement moral curatif de la diathèse hystérique.

Si l'hystérie est pure, simplement émotive et auto-suggestive, tout guérit par cette thérapie morale. Si des troubles nerveux et somatiques autres et divers sont associés aux crises, il faut distinguer parmi ces troubles. Les uns, comme nous avons vu, sont simplement émotifs, auto-suggestifs, entretenus par représentation mentale, ils pourront se développer en même temps que les crises, par la même émotivité, ils peuvent être primitifs ou consécutifs aux crises, dus aux impressions produites par les crises mêmes. Tous ces troubles sont plus ou moins facilement justiciables de la même psychothérapie.

D'autres au contraire qui ne sont pas dynamiques, mais de cause organique, infectieuse, cytotoxique, comme les symptômes neurasthéniques et ceux dus aux maladies sur lesquelles l'hystérie se greffe, ne sont pas justiciables de la thérapeutique morale et continuent leur évolution. Mais toujours *la suggestion supprime les crises* et *détache ce qui est dynamique de ce qui est organique.*

Depuis plus de vingt ans, je guéris à peu près tous mes hystériques sans hypnotisme par la méthode que je viens d'exposer et que j'applique, avec des variantes que me suggère chaque cas et chaque individualité, à tous les troubles nerveux d'origine émotive entretenus par autosuggestion, c'est-à-dire à tous les symptômes psychonerveux qui relèvent du traitement moral.

Un mot encore sur la prophylaxie de l'hystérie et des autres psychonévroses. Certains enfants apportent au monde une grande émotivité générale, avec des réactions dynamiques intenses. A la moindre contrariété, simple besoin de boire non immédiatement satisfait, au moindre choc, bruit subit, à la moindre impression, lotion avec l'éponge par exemple, l'enfant crie, trépigne, s'agite, manifeste une vive colère : c'est un psychonerveux. D'autres n'ont cette émotivité et cette réaction qu'à l'égard de certaines causes particulières, par exemple quand on les lave ou quand ils ne sont plus dans les bras de leur nourrice : ce sont déjà de petites femmes capricieuses : ils peuvent supporter sans s'émouvoir d'autres influences, ils ont une psychonévrose spéciale, sans être psychonerveux d'une façon générale. Ces dispositions particulières, qui s'accusent de bonne heure dans la vie et dès la naissance, se corrigent souvent spontanément avec l'habitude qui produit une accoutumance et émousse la sensibilité.

D'autres fois au contraire, certaines tendances non réprimées par l'éducation s'accentuent avec l'âge; l'émotivité peut s'accroître à mesure que la conscience se développe et la perçoit plus intense. Tel enfant qui déjà court, mange et raisonne, convulsionne à la moindre frayeur : c'est de l'hystérie infantile.

J'ai connu de petits enfants qui chaque fois qu'ils étaient en colère, avaient de vrais spasmes de la glotte, avec cyanose, suffocation, vraies crises d'hystérie strangulatoire ; iis subissaient facilement et sans crises les autres émotions.

Avec les progrès de l'âge, les sympathies et les antipathies instinctives peuvent devenir de vraies psychonévroses. Un enfant qui s'est pris d'affection pour la bonne qui le soigne, lorsque l'objet de son affection lui est enlevé, tombe dans le désespoir ; il ne mange plus, ne dort plus, est irritable, a des mouvements nerveux. Tel autre, à la vue de certaines personnes qui ne s'adaptent pas, sans qu'on sache pourquoi, à sa mentalité instinctive, crie, s'agite, en proie à la colère ou à la frayeur.

Les terreurs nocturnes, les cauchemars, la peur de l'obscurité ou de la solitude, l'émotion produite par certains bruits, le canon, le tonnerre, la vue des éclairs chez l'enfant et chez l'adulte, peuvent constituer de vraies phobies qui, avec le temps, se cristallisent dans le cerveau et deviennent constitutionnelles.

De bonne heure aussi se développent et se cultivent certaines répugnances instinctives qui persistent comme des idiosyncrasies psychonerveuses. Il arrive souvent au médecin qui veut prescrire le régime lacté à un malade, de l'entendre dire : « Je n'ai jamais supporté le lait depuis mon enfance ; je le vomis. » Et le médecin ne pourra plus corriger cette intolérance qui n'est cependant pas physiologique, puisque l'enfant a été élevé au lait, mais purement psychique. Un jour peut-être l'enfant a trouvé le lait fadasse, ou bien son goût a été froissé par la sensation de la crème ; il l'a vomi. Depuis, cette même sensation se répète par autosuggestion chaque fois qu'on lui présente du lait. Chez tel autre, c'est le poisson, c'est la carotte ou un autre aliment spécial, dont la vue ou le goût détermine une impression désagréable qui réveille une nausée réflexe. Ce sont là autant de psychonévroses.

Dans chaque psychonévrose, il y a, on le voit, deux choses : l'*élément émotif*, peur, colère, douleur, répugnance, désir violent non satisfait, sensations diverses ; et *l'élément réaction dynamique*, secousse, convulsions hystériques, défaillance hystérique, tremblement, spasmes, oppressions, cris, pleurs, battements de cœur, vomissements, état syncopal, céphalée, etc.

La sensation émotive et la réaction peuvent constituer des phénomènes presque physiques. Une légère éruption provoque un prurit ; ce prurit survit à l'autosuggestion et continue à déterminer un besoin de grattage perpétuel. Un clignement des paupières qu'un enfant ou une jeune fille contracte par imitation autosuggestive, c'est-à-dire par représentation mentale, ce qui est aussi une impression émotive, peut se répéter et devenir à la longue automatique. Chacun, à tout âge, a ses modalités émotives et ses modalités réactionnelles. Tel est hystérisable par la colère seulement et subira sans réaction les plus violentes douleurs physiques et morales. Tel a une aphonie nerveuse au moindre enrouement, tel exagère sa toux et la transforme en toux nerveuse ; tel transforme ses rêves en cauchemars ou en somnambulisme ; tel greffe sur une faiblesse musculaire passagère une paralysie psychique, sur un engourdissement une anesthésie, sur une anxiété thoracique une dyspnée nerveuse, ou une crise d'hystérie dyspnéique et convulsive. L'histoire des psychonévroses revient, on le voit, à chaque page de ce livre, et il ne peut en être autrement ; car l'émotivité et sa réaction constituent la modalité normale de l'organisme humain. L'exagération de cette modalité seule est anormale et devient la psychonévrose.

Maintenir cette modalité dans de justes limites, diminuer l'émotivité générale ou les émotivités spéciales, si elles sont exagérées, apprendre aux sujets à réprimer les réactions trop vives, voilà ce que l'éducation doit faire dès le jeune âge.

Un enfant a peur de l'obscurité ou de la solitude ; on évitera de le violenter pour le corriger, mais on l'habituera doucement, graduellement, en lui servant d'appui moral, à séjourner dans l'obscurité ou la solitude quelques instants d'abord, un temps plus long ensuite : on l'exerce à supporter un peu de peur sans crier. La mère, dirigée par le médecin, sachant que cette phobie peut être longue et sa correction laborieuse, trouvera la patience et l'ingéniosité nécessaires pour la déraciner ou l'atténuer.

Un enfant a horreur du lait et le vomit : on a beau lui persuader que le lait est bon ; l'instinct est plus fort que le raisonnement. On arrivera, sans trop le violenter, un jour qu'il sera bien disposé, à lui faire avaler quelques gouttes et à lui suggérer qu'il n'a pas de nausées, on augmentera la dose progressivement, avec infiniment de patience, et on arrivera, non sans peine, à corriger cette lactophobie.

On cuirassera l'âme infantile et juvénile contre les émotions, contre les douleurs ; on lui apprendra à se maîtriser dans la mesure du possible, à supporter bravement quelques ennuis et quelques contrariétés, à modérer ses colères et ses impatiences, à ne pas manifester les mouvements de l'âme par des réactions trop vives, cris, pleurs, trépignements, actes violents, crises de nerfs. Une fois que l'enfant a l'âge de raison, l'instruction bien dirigée et l'éducation morale, développant l'intelligence et réprimant l'instinctivité défectueuse feront beaucoup pour combattre l'automatisme émotif psychodynamique. Plus tard, les exercices physiques, gymnastique, sports, équitation, etc., le service militaire, l'apprentissage de la vie, sous la direction d'éducateurs intelligents, qui sachent lui donner confiance en lui-même, l'hygiène physique et morale, constituent la meilleure éducation suggestive, la meilleure prophylaxie des psychonévroses en général et de l'hystérie en particulier.

INDEX BIBLIOGRAPHIQUE

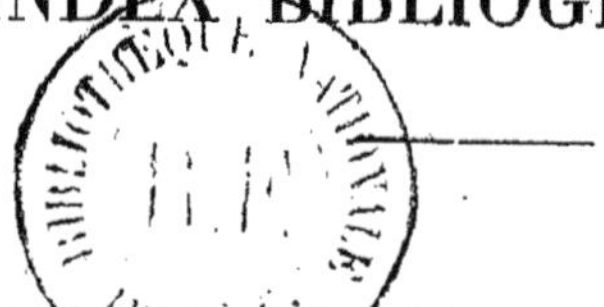

Achard. *De l'apoplexie hystérique.* Thèse, Paris, 1887.
Aetius d'Amide. *Tatrabib. serm. V,* capit. lxviii.
Amselle. *Conception de l'hystérie.* Thèse, Nancy, 1907.
Azam. *Revue scientifique,* 1876, t. XVII, p. 481.
Ballet 1. et Crespin. Attaques d'hystérie à forme d'épilepsie
    partielle. *Arch. de neurologie,* 1884, p. 129-277.
—   2. Attaques d'hystérie à forme d'épilepsie partielle
    (monospasme facial). *Gazette des hôpitaux,* 1891.
—   3. *Rapport au congrès des médecins aliénistes et neurolo-*
    gistes français de 1894.
Babinski. 1. Définition de l'hystérie (*Compte rendu des séances*
    de la Société de neurologie de Paris, 5 et 8 mai
    1900).
    2. *Ma Conception de l'hystérie et de l'hypnotisme*
    (*Pithiatisme*), 28 juin 1906.
Bellenger. *Le magnétisme* (Vérités et chimères de cette science
  occulte). Paris, 1854.
Bernheim. 1. De l'amaurose hystérique et de l'amaurose sug-
    gestive. *Revue de l'hypnotisme,* 1886, n. 65.
—   2. *De la suggestion et de ses applications à la théra-*
    peutique. Paris, 1888.
—   3. De l'anesthésie hystérique ; son mécanisme.
    Revue de médecine, 1901, p. 193-210.
—   4. De l'élément psychique dans l'hémi-anesthésie
    hystérique. *Revue de médecine,* 1902, p. 677-
    686.
—   5. *Hypnotisme et suggestion.* Hystérie. Psychoné-
    vroses. Neurasthénie. Psychothérapie. 3e édi-
    tion, 1910.
—   6. *Conception du mot hystérie.* Critique des doctrines
    actuelles. 1904. Paris, O. Doin.
—   7. Suggestion et persuasion. *Revue bleue,* 1905.
    Bernheim.   24

Bernheim. **8.** Des myélites et névrites d'origine émotive. *Bulletin médical*, mai 1912.

— **9.** De la fièvre prolongée dans certaines maladies infectieuses. *Revue de médecine*, 1911, p. 1.

Bidon. Étude de l'action exercée par la grippe sur le système nerveux. *Revue de médecine*, 1890, p. 684.

Blum. *Des anesthésies psychiques dites nerveuses ou hystériques.* Thèse, Nancy, 1906.

Bourneville. *Recherches cliniques sur l'hystérie*, année 1880 à Bicêtre, années 1881, 1882, 1883, 1884. — Iconographie de la Salpêtrière, t. II.

Briand. *De la fièvre hystérique.* Thèse, Paris, 1877.

Breuer et Freud. **1.** *Studien ueber Hystérie*, 1895.

— — **2.** Ueber den psychischen Mechanismus hysterischer Phœnomenen. *Nevrol. Centralblatt*, 1899.

Bosc. *Société de biologie*, 1912.

Briquet. *Traité clinique et thérapeutique de l'hystérie.* Paris, 1859.

Brissaud. Epilepsie jacksonienne de nature hystérique, guérison spontanée. *Arch. de Neurologie*, 1884, p. 288

Charcot. **1.** *Leçons sur les maladies du système nerveux*, 1887-88.

— **2.** *Leçons du mardi à la Salpêtrière*, 1886-87-88-89. Leçons sur l'hystérie chez l'homme. *Progrès médical*, 2 mai 1885.

— **3.** Obs. de somnambulisme hystérique. *Gazette hebdom. de médecine et de chirurgie*, 1893, p. 1.

— **4.** et Richer (Paul). Diathèse de contracture. *Progrès médical*, 1883.

Colin. *État mental des hystérique.* Thèse, Paris, 1890.

Cruchet. Obs. de psychonévrose. *Province médicale*, 5 octobre 1897.

Debove. **1.** Recherches sur l'hystérie fruste et la congestion pulmonaire. *Union médicale*, 1883.

— **2.** Obs. de fièvre hystérique. *Société médicale des hôpitaux*, 1885.

Dejerine. Obs. de contracture émotive. *Revue neurologique*, 1909, p. 1603.

Despine (Prosper). *Étude scientifique du somnambulisme*, 1880.

Dubois, d'Amiens. *Histoire philosophique de l'hypocondrie et de l'hystérie.* Paris, 1833.

Fabre. **1.** *L'hystérie viscérale*, 1893.

— **2.** *Thèse, Paris*, 1888.

FERRAND. Obs. d'hémiplégie hystérique. *Soc. méd. des hôpitaux de Paris*, 1892.

FOURNIER. Hystérie syphilitique. *Société française de dermato·logie et syphiligraphie*, 1895.

FRANK (Joseph). *Traité de pathologie interne.* Traduction française de Bayle, 1857. T. III, p. 420.

GALIEN. *OEuvre.* Trad. de Daremberg. T. II, p. 39.

GAGET. *Des accidents fébriles qu'on remarque chez les hystériques.* Thèse, Paris, 1869.

GAUBE. *Recherches sur les zones hystérogènes.* Thèse, Bordeaux, 1882.

GILLES DE LA TOURETTE. 1. *Traité clinique et thérapeutique de l'hystérie.* Paris, 1889.

— — 2. Attaques d'hystérie à forme de névralgie faciale. *Progrès médical*, 1891.

— — 3. et CATHELINEAU. Nutrition dans l'hystérie. *Progrès médical*, 1882.

— — 4. *Amyotrophie hystérique à type myé·lopathique.* In Thèse de Souques·

GEORGET. Article Hystérie. *Dictionnaire de médecine*, 1824.

GELINEAU *Narcolepsie.* 1881.

GRASSET. 1. Article Hystérie. *Dict. encyclopéd. des sciences médicale*, 1889.

— 2. *Leçons de clinique médicale.* 1896, p. 30; 1898, t. III, p. 128.

3. et RAUZIER. *Maladies du système nerveux.* T. II.

GUINON. 1. Du somnambulisme hystérique. *Progrès médical*, 1891 et 1892.

— 2. *Les agents provocateurs de l'hystérie.* Thèse, Paris, 1889.

— 3. et WOLTKE. *Archives de neurologie*, mai 1891.

HARTENBERG. *L'hystérie et les hystériques.* Paris, 1910.

HANOT et BOIX. Obs. d'hystérie simulant la fièvre typhoïde. *Société médicale des hôpitaux*, 1893.

HENROT. *De l'anesthésie et de l'hyperesthésie hystériques.* Thèse, Paris, 1847.

HIPPOCRATE. *OEuvres complètes.* Traduction Littré. T. VIII.

HOFFMANN (Frédéric). *Diss. de morbi hysterici vera indole, sede, origine et cura.* Hall, 1733.

JANET (Pierre). *État mental des hystériques. Les stigmates mentaux et accidents mentaux:* 2 volumes, 1892 et 1893

KRAFFT-EBING. *Traité classique de Psychiatrie.* Paris, 1897, p. 584 et seq.

Ladame. Observ. de somnambulisme hystérique. *Société médico-psychologique*, 30 janvier 1888.

Landouzy. *Traité complet sur l'hystérie.* Paris, 1847.

Laruelle. *Les psychoses hystériques.* Rapport au congrès de neurologie et de psychiatrie de Gand, 1908.

Lapponi. Observ. d'infanticide en somnambulisme. *Traité de médecine publique et d'hygiène.* 1815.

Lasègue. **1.** *Études médicales,* 1884.

— **2.** Toux hystérique. *Arch. générales de médecine,* 1854. Anesthésie et ataxie hystériques. *Ibidem,* 1864. Anorexie hystérique. *Ibidem,* 1873. Hystéries périphériques. *Ibidem,* 1878.

Laurent. De l'hystérie pulmonaire chez l'homme. *L'Encéphale,* 1889.

Lepois (Charles). *Selectionum observationum et consiliorum de praetervisis hactenus morbis, effectibusque præter naturam ab aqua seu serosa colluvio et diluvio artis,* liber singularis, Ponte ad Monticulum, 1618.

Louyer-Villermay. *Traité des maladies nerveuses proprement dites.* Paris, 1887.

Legrand du Saulle. **1.** Obs. d'état de mal hystérique à forme d'épilepsie jacksonienne. *Progrès médical,* 1884.

— — **2.** *Les hystériques.* Paris, 1883.

Mairet et Salager. *De la folie hystérique.* Paris et Montpellier, 1910.

Mesnet. **1.** Somnambulisme spontané avec tentative de suicide. *Archives,* 1860.

— **2.** Automatisme dans le somnambulisme pathologique consécutif à une fracture du crâne. *Archives,* 1874.

— **3.** Somnambulisme provoqué et fascination. Outrages publics à la pudeur. Paris, 1894.

Marie P. Crises simulant l'état-de mal épileptique. *Progrès médical,* 1884, p. 755.

Millard. Hémiplégie hystérique avec hémi-anesthésie sensitivo-sensorielle. *Société méd. des hôpitaux,* 11 décembre 1885.

Moebius. Ueber den Begriff der Hysterie. *Centralblatt für Nervenheilkunde,* t. XI, 1888.

Moreau, de Tours. *Traité pratique de la folie névropathique,* Paris, 1869.

Morel. *Traité des maladies mentales,* p. 252-263. Paris, 1860.

Mac-Nish. *Philosophy of sleep.* 1877.

Negrier. *Recueil de faits pouvant servir à l'histoire des ovaires et des affections hystériques de la femme,* 1850.

PARÉ (Ambroise). *OEuvres complètes.* Édition de Malgaigne, 1861, t. III, p. 54 et suivantes.

PATER. *Études sur le rapport du goitre exophtalmique et de l'hystérie.* Thèse, Paris, 1895.

PINARD. *De la pseudo-fièvre. hystérique.* Thèse, Paris, 1869.

PITRES. **1.** *Leçons cliniques sur l'hystérie et l'hypnotisme.* Paris, 1891.

— **2.** *Des anesthésies hystériques.* Bordeaux, 1887.

PLATON. *Timée.* Édition Cousin, t. XII, p. 241.

POMME. **1.** *Traité des affections vaporeuses des deux sexes ou maladies nerveuses vulgairement appelées maux de nerfs.* Imprimerie royale, 1780.

— **2.** Obs. sur un vomissement hystérique. *Revue périodique d'observations de médecine.* Paris, 1755.

PARINAUD. Troubles oculaires dans l'hystérie. *Annales d'oculistique,* juillet-septembre, 1910.

PARMENTIER. Forme narcoleptique du sommeil hystérique. *Arch. générales de médecine,* 1891.

PINEL. *Nosographie philosophique,* 1799.

RAULIN. *Traité des affections vaporeuses des deux sexes,* 1758.

RICHER (Paul). *Études cliniques sur l'hystéro-épilepsie ou grande hystérie.* Paris, 1881.

RENDU. Paralysie hystérique avec hémi-anesthésie sensitivo-sensorielle. *Société médicale des hôpitaux,* 1895.

RIGAUX. **1.** Fièvre larvée ou pseudo-intermittente hystérique. *Gaz. hebdom.,* 1876.
Revue neurologique, 9 mai 1908, nº 8, p. 375.

— 14 mai 1908, nº 10, p. 404.

SCHUTZENBERGER. Recherches sur les eaux organiques et le mécanisme de production des affections appelées hystériques. *Gaz. méd. de Paris,* 1848.

SOUZA-LEITZ. ternuement hystérique. *Arch. de neurologie,* 1885, p. 53.

SOUQUES. **1.** *Contribution à l'étude des syndromes hystériques simulateurs de maladies organiques de la moelle épinière.* Thèse, Paris, 1891.

— **2.** Hystérie à début sénile. *Société médicale des hôpitaux,* 25 avril 1912.

— **3.** Essai sur l'amnésie antéro-rétrograde. *Revue de médecine,* 1892.

SOLLIER. *Genèse et nature de l'hystérie.* Paris, 1897.

SYDENHAM. **1.** *Médecine pratique.* Traduction Jault, 1799.

— **2.** *Lettre à Guillaume Col,* 1682. Trad française de

Jault. Édition de J.-B. Baumès, 1846, t. II,
p. 15.
Tostivent. *Contribution à l'étude de l'hystérie pulmonaire.* Thèse,
Paris, 1889.
Wernicke. *Lehrbuch der Zehirnkrankheitsten.* T. I.
Willis. *Opera omniæ.* Genève, 1695.
Whytt. *Les vapeurs ou maladies nerveuses hystériques.* 1767.

TABLE ALPHABÉTIQUE
DES AUTEURS ET DES MATIÈRES

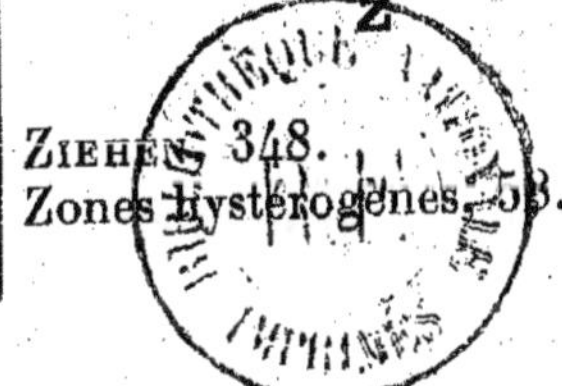

TABLE SYSTÉMATIQUE DES MATIÈRES

BERNHEIM.   25

CHARTRES. — IMPRIMERIE DURAND, RUE FULBERT.

www.ingramcontent.com/pod-product-compliance
Ingram Content Group UK Ltd.
Pitfield, Milton Keynes, MK11 3LW, UK
UKHW022052120726
13694UKWH00001B/103